探寻抽动障碍之谜

——看专家解析

主编　郭小州

主审　刘振寰

编者　黄媛媛　李彦均　李海芹　李　诺
樊风海　黄奇伟　林高亮　詹开成

北京大学医学出版社

TANXUN CHOUDONG ZHANG'AI ZHI MI——KAN ZHUANJIA JIEXI

图书在版编目（CIP）数据

探寻抽动障碍之谜 ： 看专家解析 / 郭小州主编 . 北京 ： 北京大学医学出版社，2025.9. -- ISBN 978-7-5659-3427-8

Ⅰ. R748

中国国家版本馆 CIP 数据核字第 2025MT0433 号

探寻抽动障碍之谜——看专家解析

主　　编：郭小州

出版发行：北京大学医学出版社

地　　址：（100191）北京市海淀区学院路 38 号　北京大学医学部院内

电　　话：发行部 010-82802230；图书邮购 010-82802495

网　　址：http://www.pumpress.com.cn

E-mail：booksale@bjmu.edu.cn

印　　刷：北京瑞达方舟印务有限公司

经　　销：新华书店

责任编辑：靳新强　　**责任校对**：靳新强　　**责任印制**：李　啸

开　　本：787 mm × 1092 mm　1/16　　**印张**：14.75　　**字数**：370 千字

版　　次：2025 年 9 月第 1 版　2025 年 9 月第 1 次印刷

书　　号：ISBN 978-7-5659-3427-8

定　　价：58.00 元

目 录

第一篇 基础知识

第二篇　心理行为治疗

第三篇　西医治疗

第四篇　中医治疗

第五篇　共患病的综合治疗

第六篇 护理

第七篇 健康教育策略

第八篇 预后

第九篇　预防抽动障碍

第一篇　基础知识

1. 什么是抽动障碍

抽动障碍（tic disorder，TD）是一种起病于儿童时期、以抽动为主要表现的神经精神疾病。其临床表现多样，可伴多种共患病，部分患儿表现为难治性。共患的各种精神和（或）行为障碍有注意缺陷多动障碍（attention deficit hyperactivity disorder，ADHD）、强迫行为 / 障碍（obsessive-compulsive behavior/disorder，OCB/OCD）、焦虑障碍、抑郁障碍和睡眠障碍等。对我国 1992 年至 2010 年的 13 项流行病学研究荟萃分析显示，我国短暂性抽动障碍、慢性抽动障碍和 Tourette 综合征（Tourette syndrome，TS）的患病率分别为 1.7%、1.2% 和 0.3%。

起病年龄和性别差异：抽动障碍起病年龄大多在 18 岁之前，4 ~ 8 岁起病最多见，平均年龄为 6 岁，在 10 ~ 12 岁最严重，然后逐渐减少，有些在青春期后期和成年早期消退。在抽动障碍及其各种亚型中，男童较女童多见，男女比例为（3 ~ 4）：1。我国抽动障碍的 Meta 分析显示，短暂性抽动障碍男女患病率比例为（2.22 ~ 3.68）：1，慢性抽动障碍男女患病率比例为（1.57 ~ 2.79）：1，TS 男女患病率比例为（2.17 ~ 10.6）：1。

2. 抽动障碍的临床主要症状有哪些

抽动障碍的临床表现主要包括：运动性抽动和发声性抽动，具体症状如下：

（1）核心症状

1）运动性抽动

简单型：突发、短暂、无意义的动作，如眨眼、耸肩、摇头、噘嘴、面部扭曲等。

复杂型：看似有目的的组合动作，如跳跃、拍打、触摸物体、模仿他人动作等。

2）发声性抽动

简单型：无意义地发声，如清嗓、咳嗽、吸鼻、尖叫等。

复杂型：有语言意义地发声，如重复单词或短语、秽语等。

（2）其他临床特征

1）症状波动性：抽动频率和强度可随时间变化，常因压力、疲劳或情绪波动加重，放松时减轻；部分患者在专注活动时抽动减少，睡眠中消失。

2）先兆感觉：部分患者在抽动前会感到局部不适（如痒、压迫感），抽动后暂时缓解。

3）可短暂抑制：患者可能通过意志力暂时控制抽动，但抑制后会爆发式释放。

（3）共患病

抽动障碍常合并其他神经发育或心理行为问题：

1）注意缺陷多动障碍（ADHD）：注意力不集中、多动冲动。

2）强迫障碍（OCD）：重复行为或强迫思维。

3）情绪障碍：焦虑、抑郁等。

4）学习困难或社交障碍：因抽动或共患病影响造成。

（4）分型与病程

根据症状持续时间和类型分为：

1）短暂性抽动障碍：症状持续时间＜1年，以简单抽动为主。

2）慢性抽动障碍：运动或发声抽动持续时间＞1年。

3）Tourette综合征：多种运动性抽动＋发声性抽动，持续时间＞1年。

总结：抽动障碍的核心是运动性抽动和发声性抽动，症状可从简单到复杂，并可能伴随共患病。临床表现的多样性和波动性是诊断与管理的关键依据。

3. 抽动障碍的发生有什么规律

抽动障碍发生的规律为：

（1）抽动通常从面部开始，逐渐发展到头、颈、肩部肌肉，而后波及躯干及上、下肢。90%首发为眨眼、挤眉扮鬼脸等动作，随着病情进展，抽动逐渐累及身体各部位，从上而下。

（2）常从一组肌肉转移到另一组肌肉，可表现为多组肌肉同时抽动，故临床上可以看到扮鬼脸和甩手踢足同时存在，从一种形式转变为另一种形式，或者出现新的抽动形式，时轻时重，症状时好时坏，可暂时或长期自然缓解，也可因某些诱因而加重或减轻。

（3）15%～60%的TS患者有秽语。

4. 加重抽动障碍的因素有哪些

导致抽动障碍加重的因素有：

（1）紧张、焦虑、压力大。

（2）被打，受恐吓、惊吓、刺激。

（3）看手机、电视、电子产品，打游戏，过度兴奋，疲劳，困倦及睡眠不足。

（4）感染，如鼻炎、结膜炎、感冒、鼻窦炎等。

（5）抽动发生时被他人提醒注意。

5. 减轻抽动障碍的因素有哪些

病情减轻的因素：休息充足，进行户外活动，参加集体活动，有轻松愉快幸福的生活氛围，放松、情绪稳定，无过大压力，有安全感，有家长、老师的表扬和鼓励。

6. 抽动秽语综合征的命名是如何演变的

抽动（tic）一词源于法语 tique，原意扁虱，即扁虱叮咬牛马时，牛马出现急促、欲甩掉扁虱的皮肤收缩动作，用于表达原发性三叉神经痛时所伴随的面肌痉挛。

抽动与抽动障碍不同，它是一个形象的概念，并不是一个疾病的概念。有关抽动症状的描述和命名已有 100 多年的历史，最早在 1825 年由神经病学家 Itard 提出，1830 年 Bell、1852 年 Hall 分别描述并报道其病例特征，一位法国年轻贵族女性 Marquise 的病情：7 岁起患有不自主抽动，开始头部和手臂抽动，以后累及面部和肩部，当时并无命名，法国神经学家 Tourette 于 1885 年系统描述了 9 例较严重的病例，便称此病为 Tourette 综合征，从而确定 Tourette 综合征的存在。有部分病例若干年后出现秽语现象，即称为抽动秽语综合征。1961 年，氟哌啶醇被发现能够用于控制抽动症状。1963 年，由林庆首次在国内报道该病后，陆续有病例报道。1970 年，我国首次在国际上报道该病例，开始了对抽动障碍的探讨和研究。

7. 为什么早期抽动障碍容易被误诊

临床可见多数患儿在症状出现几年以后才被诊断。造成误诊的原因主要有以下几方面：

（1）非专科医生对此病不熟悉，以致常被多种多样的症状所迷惑，将喉肌抽动而致的干咳、清嗓误诊为慢性咽炎、气管炎；将眨眼、皱眉误诊为眼结膜炎；将吸鼻误诊为慢性鼻炎等。

（2）家长对此病的不认同，导致很少因为不停眨眼、耸肩而就诊，多被认为是不良习惯。当到医院看其他病时，被医生发现而询问有关情况时，家长多不配合回答，多被告知“没事，就有点小毛病”。医生告诉家长是此病后，家长多因不信任而反对就诊，从而使确诊时间延后。

（3）患儿对症状有一定的抑制能力，当轻症患者有意掩盖其抽动障碍症状时，导致家长及医生不易察觉。

（4）某些医生认为抽动秽语综合征必须具备秽语，但实际上只有1/3患者在发病几年后才出现秽语现象。目前由于家长对抽动障碍的认知不足，以及临床医师的诊断、治疗和随访水平有待提高等原因，导致对抽动障碍的诊断与治疗缺乏有效管理，治疗的依从性欠佳，大量抽动障碍患儿病情控制不理想，未能达到最大的功能改善。因此，提高专科医生及人群对此病的认识，有助于本病得到及时诊断和治疗。

8. 临床上如何诊断抽动障碍

抽动障碍的评估和诊断要通过完整的信息采集和全面评估，依据诊断标准进行规范诊断、鉴别诊断和共患病诊断。信息采集需要多视角、多渠道进行，除了围绕抽动障碍的主要临床表现、病程、共患病、社会功能和影响因素采集病史以外，还需特别注意收集患儿全面的发育史和可能存在的精神障碍史，进行访谈并观察家长的心理精神状态和行为表现，重视教师和同学提供的在校信息，结合儿童临床评估和辅助检查结果综合判断。

抽动障碍的诊断要采用生物–心理–社会模式，进行动态化评估和诊断。抽动障碍目前尚缺乏特异性诊断指标。主要采用临床描述性诊断方法，依据患儿抽动症状及相关的精神行为表现进行诊断。因此，详细的病史询问是正确诊断的前提，而体格检查包括精神检查和必要的辅助检查，也是必需的。

临床医师与家长进行临床访谈，对患儿进行检查观察。仔细审查诊断标准，从多个层面获得更多信息，同时需要考虑到这些症状可能暗示其他类似抽动的问题，录制的抽动发作视频对医师的诊断参考意义重大。

抽动障碍的诊断标准包括：WHO发布的《国际疾病分类（第11版）》（ICD–11）、

美国精神医学学会发布的《精神疾病诊断与统计手册（第 5 版修订版）》（DSM-5-TR）和《中国精神障碍分类与诊断标准（第 3 版）》（CCMD-3）。临床医师可以根据这些诊断标准对抽动障碍患儿予以诊断。

9. 抽动障碍如何分类与诊断

依据临床症状和病程长短将抽动障碍分为三个类型（表 1-9-1）。

表 1-9-1 抽动障碍的分类与诊断

分类	患病率（%）	病程	临床表现
短暂性抽动障碍	5 ~ 7	1 年以内	一种或多种运动性抽动和（或）发声性抽动
慢性抽动障碍	1 ~ 2	1 年以上	仅表现有运动性抽动或发声性抽动，两者不兼有
Tourette 综合征（TS）	0.1 ~ 0.3	1 年以上	既有运动性抽动，又有发声性抽动，但两者不一定同时出现

根据美国《精神疾病诊断与统计手册（第 5 版修订版）》（DSM-5-TR），三个类型抽动障碍患病率分别为 5% ~ 7%、1% ~ 2% 和 0.1% ~ 0.3%。

10. 抽动障碍中秽语的表现形式是怎样的

抽动障碍秽语的特点是在最不适宜的场合和地点，以罕见的、高亢的语调，毫无道理地大声表达淫秽词语。秽语多见于交谈的初始或结尾，内容涉及性、排泄、亵渎性词语。国外有人用计算机模拟抽动秽语综合征中秽语的形式，分析发现，秽语概率发生最多的原因设想可能与“脑功能短环形路”有关，使类似秽语的相关文字高概率、系列出现，产生多量秽语词汇。本病患者有良好的自知力，但对秽语几乎无自制力，有时为了控制秽语的出现反而呈现连串的脏话。为了防止秽语，患者常自行修正文字或乔装词语，以摆脱难堪境地。另外还有精神秽语和秽语行为。精神秽语是患者头脑中重复思索某个秽语词汇，但不表达出来。秽语行为是用手势或发泄秽语的行为表达秽语内容，其手势表达的方式或姿态与个体文化教养有关。

11. 抽动障碍流行病学如何

抽动秽语综合征可发生于各民族和各社会阶层。据 D. Staley 等研究抽动障碍的综合资料显示，抽动障碍多见于男性，男女发病之比为 4∶3，平均起病年龄为 7 岁。抽动障碍通常在 3 ~ 15 岁发病，多见于学龄前期和学龄期儿童。不同文化背景患儿的临床特征、家族史、伴发症状、并发症和治疗结果甚为相似（可能是该病具有相同的生物学和遗传基础的缘故）。抽动障碍是一种世界范围广泛性的疾病。1981 年 Shapiro 报道有 10% ~ 24% 的儿童在童年某个时期会出现短暂性抽动障碍；文献报道的抽动障碍发病率差异很大，发病率为 0.02% ~ 18% 不等。我国 2012 年调查结果显示，短暂性抽动障碍的患病率约为 2.99%，抽动秽语综合征患病率为 0.77%。患者男性多于女性。

12. 抽动障碍发病相关因素有哪些

抽动障碍是一种神经发育障碍性疾病，其发病机制可能是遗传、免疫、心理和环境因素共同作用的结果。病理生理学和临床症状之间的联系机制可能在于皮质 – 纹状体 – 丘脑 – 皮质环路去抑制。抑制 – 兴奋信号在这个环路中的失衡是产生抽动和相关症状的分子机制。如纹状体多巴胺系统的过度活跃或突触后多巴胺受体的过度敏感可导致抽动症状。抽动障碍与多种神经和神经递质异常有关，最常见的为多巴胺能、肾上腺素能、γ– 氨基丁酸能和谷氨酸能神经通路。最近，遗传学、药理学和脑功能成像研究显示，组胺能神经通路可能与抽动障碍有关。基底节、额叶皮质和边缘系统是抽动障碍的主要病变部位。其发病与遗传因素、神经递质失衡、心理因素和环境因素等诸多方面有关，可能是多种因素在发育过程中互相作用所致。

（1）遗传因素：抽动障碍有较高的遗传性，遗传度高达 0.77%，但未鉴定出明确的易感基因。

（2）神经递质失衡因素：多种中枢神经递质异常在发病过程中起着重要作用，其中主要是多巴胺、5– 羟色胺、去甲肾上腺素、氨基酸类、乙酰胆碱、阿片肽、催产素等递质异常。尤其是多巴胺能神经系统功能亢进，兴奋性氨基酸递质（如谷氨酸和天冬氨酸）及抑制性氨基酸递质（如酪氨酸）含量与比值的变化，可能与 TS 的发病有关。

（3）围生期异常：就孕期母亲的身体状况而言，妊娠的前 3 个月是胎儿神经系统发育的关键时期。在孕早期，母体出现先兆流产、情绪紧张、惊吓过度、极度悲伤、营养不良、为了保胎而活动较少等情况，以及在生产过程中，母体出现早产、过期产或难产等问题，可造成患儿窒息缺氧、大脑损伤，也会影响到大脑的发育。所以围生期损害被认为是导致抽动障碍的重要危险因素。妊娠期母亲严重的精神心理压力（应激）、吸烟、饮酒、疾病等不良因素的影响，均可导致胎儿脑发育过程中的损伤和发育障碍。

（4）免疫病理损害：研究人员发现许多病例的发病和复发（加重）与某些病原微

生物感染后的自身免疫反应有关，尤其与 A 组 β 溶血性链球菌感染有关。链球菌感染后的免疫应答参与 TS 发病的机制尚不明确，目前认为是细菌抗原和脑组织靶器官可能有交叉免疫反应，血清中出现抗神经元抗体所致的免疫损害。

（5）精神心理因素：严重的精神创伤、反复的精神压力、极度的情绪激动或偏离常态的社会家庭教育等会诱导或加重 TS 发作。文献报道，38.2% 的 TS 患儿存在家庭管教严厉的现象，家庭的物质环境、情绪气氛、父母养育方式和家庭生活事件，如家庭不和、父母离异、亲人死亡、学习负担过重等对儿童心理发展、个性形成可产生重要影响，抽动成为心理应激的一种表现。

（6）过敏因素：一些研究者认为抽动障碍患儿的症状与变态反应有关。Bruun 于 1984 年检查 300 例多发性抽动症患者，虽然没有证据表明变态反应是本病的病因，但在临床上可观察到抽动障碍症状的恶化常与季节性变态反应、食物中摄入过敏原及使用治疗变态反应的药物有关。

（7）食物因素：食物的不合理摄入，能够增加脑内神经递质的产生，推测这可能与抽动障碍的发病有一定的关系。色氨酸是 5- 羟色胺神经递质合成的前体，基于二者之间的关系，人们食用富含色氨酸的食物，将可能影响 5- 羟色胺的合成和释放。如果过多食用含大量色氨酸的精制食物，将导致 5- 羟色胺代谢障碍的发生，可能导致脑内神经递质的平衡失调，从而诱导 TS 的发生。

（8）药源性因素：精神病药物（如氯氮平）、左旋多巴、卡马西平及氨茶碱、哌甲酯等，慢性间断性使用可卡因和其他精神刺激性药物也是抽动障碍发生的原因之一，长期或大剂量地应用中枢兴奋剂（如盐酸哌甲酯片）可能诱发或加重抽动症状。

（9）诱发因素：抽动障碍的诱发因素比较多，有的患儿由于某些部位的不适感，产生保护性或习惯性的动作而固定下来，如眨眼可因眼结膜炎或异物进入眼引起，挤眉蹙额可因戴帽过小或眼镜架不适合引起，摇头或扭脖可因衣领过紧等引起，嗓子不自主发声可因咽炎产生咽部不适引起。以上原因去除后，动作本身虽已失去合理性，可是由于在大脑皮质形成了惰性兴奋灶，因而可以反复出现抽动动作。此外，精神创伤、情绪波动、受惊吓、不良家庭环境、学习负担过重等心理应激因素及模仿别人的类似动作，也可诱发本病。

（10）近年来有报道提示患儿抽动障碍与颈椎损伤特别是上颈段损伤有关。血铅水平的升高、雄性激素的应用也与儿童抽动障碍有一定的相关性。此外，患儿脑损伤、脑发育障碍或器质性损害，如癫痫、脑发育不良、脑瘫、脑外伤、一氧化碳中毒，在发育过程中相互作用所引起的损害，可能与抽动障碍病情的严重性有关，同时，也是导致抽动障碍发病的重要危险因素。

13. 抽动障碍是否有神经系统器质性病变

国外学者研究认为，一些抽动障碍患者肌张力有改变或精细运动能力缺损，这些神经系统体征提示有器质性损害。而围生期有损伤病史的儿童发病率较高，亦支持以上结论。从少数尸检报告（因本病是非致死性疾病，尸检病例很少，多为个案报告）发现在纹状体含多巴胺丰富的细胞群中有一种异常的细胞类型，这种异常细胞可能是损伤后的结果，也可能是本病的病理学基础。另有人在尸检中进行精细细胞系统病理学和免疫组织化学检查后发现，抽动秽语综合征患者苍白球外侧背部完全缺乏 dynorphin 绒毛纤维，腹侧亦很少。因此认为从纹状体纤维投射至苍白球中的 dynorphin 绒毛纤维减少，可能为此病患者的脑病理改变。影像学检查显示，18 例抽动秽语综合征患者全部为苍白球左侧明显小于右侧。豆状核平均体积比正常人小，两侧基底神经节体积不对称。从以上国内外资料看，基底神经节的病理性改变可能是抽动秽语综合征的病因，即此病可能合并基底神经节部位的器质性改变，详见图 1–13–1。

- 基底神经节是组成锥体外系的主要结构，包括尾状核、豆状核（壳核和苍白球），以及其他与锥体外系功能相关的丘脑底核、黑质等
- 基底神经节区的核团与大脑皮质、核团与核团以及核团与脊髓之间有着广泛的神经联系，并组成神经束。这些神经结构与大脑皮质和小脑共同起到控制和调节运动的功能
- 对 TS 患者尸体解剖发现，大脑半球内部的基底神经节及其与皮质、丘脑、中脑的联系纤维走向不规则、紊乱

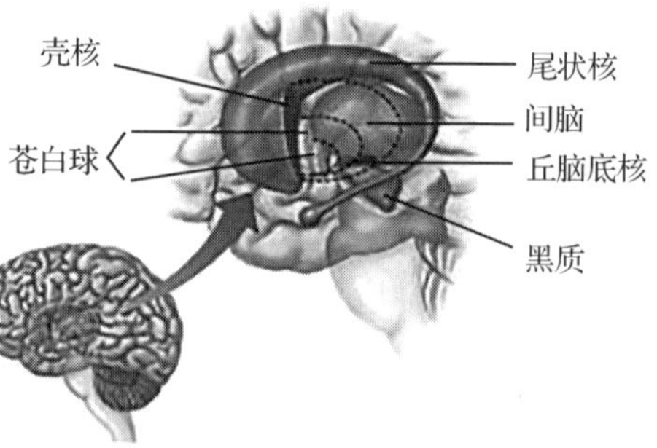

图 1–13–1 基底神经节的结构和功能异常可能与 TS 发病相关

14. 抽动障碍病因相关因素主要与哪些神经递质有关

抽动障碍病因尚未完全清楚，近年来随着神经解剖学、药理学及神经生物化学和影像学技术方面的发展，对抽动秽语综合征的神经递质学说有更进一步的认识，大多认为大脑基底神经节病变及边缘系统的皮质多巴胺系统功能紊乱所致的相关神经递质失调，可能是抽动障碍的主要发病机制。神经解剖学与功能影像学研究提示，抽动障碍的发病与大脑皮质 – 基底节 – 丘脑 – 皮质神经回路结构及功能的异常有关。有学者发现，除多巴胺能神经系统功能紊乱外，抽动障碍发病还与去甲肾上腺素，兴奋性氨

基酸如色氨酸、5-HT，抑制性神经递质 GABA 等神经递质的功能失调有关。

主要涉及以下几种：

（1）多巴胺（DA）：氟哌啶醇是一种高效多巴胺受体阻滞剂。用氟哌啶醇治疗抽动秽语综合征有效，故反过来证明患者的纹状体内存在过度活跃的多巴胺系统。服用增强多巴胺系统活性的药物如 L- 多巴、苯异丙胺、苯哌啶醋酸甲酯等可使抽动秽语综合征病情恶化，似乎亦能间接证明这一观点。但由于大脑取样的困难，至今并未见到抽动秽语综合征患儿脑组织内多巴胺含量测定的直接证据。高香草酸（HVA）是中枢神经系统中多巴胺的主要代谢产物，通常被作为检测多巴胺活性的主要指标。在临床观察中，抽动秽语综合征患儿治疗前，脑脊液中高香草酸水平低于正常对照组，而在治疗后水平提高。这种变化，推测为突触后多巴胺受体被药物阻断后，突触后神经元反馈性兴奋，突触前神经元使多巴胺细胞释放更多的多巴胺，从而相应的代谢产物增加。由这一现象得出结论，抽动秽语综合征不单是存在中枢多巴胺能神经系统活性过度，而且有突触后受体超敏感，虽递质释放正常，但超敏的受体引起效应细胞的反应活动过度。

（2）去甲肾上腺素（NE）：3- 甲氧基 -4- 羟基苯乙二醇是去甲肾上腺素在神经中枢内的主要降解产物，国外有人测定了抽动秽语综合征患者血浆中降解产物的水平，发现在有些患者中水平升高，从而推测可能存在中枢去甲肾上腺素活性增高的因素。

（3）5- 羟色胺：在生理情况下，5- 羟色胺脱氨基代谢为 5- 羟吲哚醋酸排出体外。丙磺舒可以阻断此代谢产物的运转，故丙磺舒负载试验可以增加脑脊液中 5- 羟吲哚醋酸的浓度。国外有人进行抽动秽语综合征患者丙磺舒负载试验后，发现 5- 羟吲哚醋酸浓度水平低于正常对照组。故推测抽动秽语综合征患儿存在 5- 羟色胺能神经元的缺陷或受体的高敏感性，应用 5- 羟色胺的前体——L-5- 羟色胺酸使患儿症状改善，也间接证明抽动秽语综合征与 5- 羟色胺代谢有关，另外也有报道与乙酰胆碱和 γ- 氨基丁酸的代谢有关。

15. 如何认识抽动障碍有遗传家族性

抽动障碍的发病机制尚未明确，但有学者发现抽动秽语综合征的早期，与遗传有关。一般认为其遗传方式倾向于常染色体遗传或多基因遗传，存在性别差异，男性多于女性。有学者研究发现 *Neuroligin4*（*NLGN4*）基因缺失及位于 13 号常染色体上的 *Slitrk1* 基因突变可能与抽动障碍发病有关，进一步提供了抽动障碍与遗传相关的证据。最近，一项由 4819 例 TS 病例组和 9488 例对照组组成的有史以来最大的全基因组关联研究和家系研究仅发现1个有意义的位点（13号染色体上的*FLT3*基因，*rs2504235*，比值比为1.16），并且在人群样本中TS多基因风险评分可显著预测TS和抽动谱系障碍的状态。另外，有研究在232 964例病例组和494 162例对照组的样本中，对8种精神疾病（包括独立的注意缺陷多动障碍、强迫障碍和TS）进行Meta分析，检测到109个位点至少与2种精神疾病有关，这些位点在脑组织高表达的基因中富集，并且在神经发育过程中起重要作用。

大量的研究发现家族性抽动秽语综合征的发生。在一些家族成员中伴有慢性运动性抽动的发生率可达30%～40%。几乎各种遗传方式均可发生，通常认为常染色体显性遗传伴有基因突变是主要遗传方式，但不能除外多基因遗传。疾病严重性亦不因代代相传而增加，男性患者具有阳性家族史的为45.9%，女性患者具有阳性家族史的为62.2%，有人报告一组9对双胞胎儿童中7对同患抽动秽语综合征，随访发现，他们的子女亦有患此病者，Jenkins报告了一对同卵双胎者同时患抽动秽语综合征。以上均说明抽动秽语综合征有家族性、遗传性。

更有大量家系调查表明，抽动障碍患者的亲属如果有抽动障碍的病史，则家族成员中抽动障碍的发生率为40%～50%，这提供了抽动障碍与遗传因素有关的证据。Guggebhin于1979年对一个大家系的遗传调查发现，43名家庭成员中有17名患有多发性抽动障碍。1986年Kurlan等对另一个家系中的69名成员进行访问，结果确诊或疑诊多发性抽动障碍分别为10名和15名，确诊或疑诊慢性抽动障碍分别为3名和1名。国内杨任民等1984年报道同一家族中同胞兄妹二人和其父均患有多发性抽动障碍；宋佃梅等于1999年报道同胞兄弟同患此病，表明该病有家族遗传倾向。这些研究表明，抽动障碍在本质上可能是多基因遗传，抽动障碍与其共患病可能有相同的家族遗传起源、致病途径和潜在的神经环路。

16. 上呼吸道感染会诱发抽动障碍吗

上呼吸道感染（上感）诱发抽动障碍的报道较多见，可能因为溶血性链球菌和病毒感染影响纹状体部位的神经递质，诱发遗传缺陷的人发病。中医认为，上感多为风邪外侵，风善动摇，外感风邪易致抽动，外风引动内风则肝风内动而致此病。其具体表现为，初起可见咽痛、发热，同时或后期患儿清喉声不断，有强迫性或怪异发声，至上感症状及咽部充血消失，其症状不减或渐加重，伴有头面部及肢体的不自主抽动。此类患儿在治疗时要注意在治疗外感药中加用熄风镇惊之品。有的患儿随上感症状好转其抽动可消失。如仍有抽动，则按中医辨证论治原则，进行辨证分型治疗。

17. 抽动障碍和免疫因素有关吗

抽动障碍的发病发展可能与A组β溶血性链球菌（group A β-hemolytic streptococci，GABHS）感染、巨细胞病毒感染、支原体感染等所致自身免疫病损害有关。Kurlan等对抽动障碍儿童进行前瞻性研究提示，GABHS感染不是唯一使抽动加重的诱因，仅是最多见的加重因素之一。临床上予静注免疫球蛋白等免疫调节及抗病毒治疗，可以在一定程度上减轻抽动症状，亦证实了感染及免疫功能紊乱可能是抽动障碍的发病影响因素。

18. 如何认识抽动障碍的社会心理精神因素

精神创伤、精神压力过大、情绪波动等可诱发或加重抽动。近年来的调查发现，抽动障碍与家庭教养不当有关，抽动障碍患儿有不同程度的个性异常，如孤僻、易冲动、性格内向、焦虑、适应外界环境能力差等，行为问题发生率较高，且存在家庭精神环境不良（如不和谐、多冲突、少娱乐、少情感交流），均提示这些因素对患儿的发病和病情加重可能有一定的影响。

19. 抽动障碍症状的发展路径如何

在大多数抽动障碍患儿中，抽动障碍的发展都会有一个时好时坏的路径。焦虑、压力、疲劳经常会使抽动变得更为频繁；而睡眠期间或患儿专心于某个活动时症状会明显消失；精神药物尤其是可卡因与中枢兴奋剂，则会使抽动障碍症状明显恶化。

20. 抽动障碍诊断标准是什么

目前尚未找到一种特异性的方法来诊断抽动障碍，它的诊断主要采用临床描述性诊断方法。依据患儿的临床症状表现的病史收集和临床常规检查，还要排除继发性抽动障碍。头颅CT、MRI等辅助检查对抽动障碍的价值不在于诊断，而在于排除脑部其他器质性病变。

抽动障碍主要诊断要点如下：

- ◆ 发病年龄。
- ◆ 临床表现有特征性，且有明显的共病性。

◆ 一般无神经系统阳性体征。

◆ 电生理及神经影像学检查排除脑部其他器质性疾病。

抽动障碍目前比较公认的有以下三种诊断系统：①美国《精神疾病诊断与统计手册》。②《中国精神障碍分类与诊断标准》。③世界卫生组织《国际疾病分类》。

（1）美国《精神疾病诊断与统计手册（第 5 版）》（Diagnostic and Statistical Manual of Mental Disorders-5th Edition，DSM-5）关于短暂性抽动障碍的诊断标准为：①一种或多种运动性抽动和（或）发声性抽动；②自从首发抽动以来，抽动的病程少于 1 年；③ 18 岁以前起病；④抽动症状不是由某些药物（如可卡因）或内科疾病（如亨廷顿舞蹈病或病毒感染后脑炎）所致；⑤不符合慢性运动性或发声性抽动障碍或 Tourette 综合征的诊断标准。

关于慢性运动性或发声性抽动障碍的诊断标准为：①一种或多种运动性抽动或发声性抽动，但在病程中仅有一种抽动形式出现；②自从首发抽动以来，抽动的频率可以增多和减少，病程在 1 年以上；③ 18 岁以前起病；④抽动症状不是由某些药物（如可卡因）或内科疾病（如亨廷顿舞蹈病或病毒感染后脑炎）所致；⑤不符合 Tourette 综合征的诊断标准。

关于 Tourette 综合征（抽动秽语综合征）的诊断标准为：①具有多种运动性抽动及一种或多种发声性抽动，而不必在同一时间出现；②自从首发抽动以来，抽动的频率可以增多和减少，病程在 1 年以上；③ 18 岁以前起病；④抽动症状不是由某些药物（如可卡因）或内科疾病（如亨廷顿舞蹈病或病毒感染后脑炎）所致。

（2）《中国精神障碍分类与诊断标准（第 3 版）》（Chinese Classification and Diagnostic Criteria of Mental Disorders-3rd Edition，CCMD-3）关于短暂性抽动障碍（transient tic disorders）的诊断标准为：①有单个或多个运动性抽动或发声性抽动，常表现为眨眼、扮鬼脸或头部抽动等简单抽动。②抽动天天发生，1 天多次，至少已持续 2 周，但不超过 12 个月。某些患者的抽动只有单次发作，另一些患者可在数月内交替发作。③ 18 岁前起病，以 4 ~ 7 岁儿童最常见。④不是由于 Tourette 综合征、风湿性舞蹈病、药物或神经系统其他疾病所致。

关于慢性运动性或发声性抽动障碍（chronic motor or vocal tic disorders）的诊断标准为：①不自主运动抽动或发声，可以不同时存在，常 1 天发生多次，可每天或间断出现；②在 1 年中没有持续 2 个月以上的缓解期；③ 18 岁前起病，至少已持续 1 年；④不是由于 Tourette 综合征、风湿性舞蹈病、药物或神经系统其他疾病所致。

关于 Tourette 综合征的诊断标准为：Tourette 综合征是以进行性发展的多部位运动性抽动和发声性抽动为特征的抽动障碍，部分患者伴有模仿言语、模仿动作，或强迫、攻击、情绪障碍，以及注意缺陷障碍等行为障碍，起病于童年。①症状标准：表现为多种运动性抽动和一种或多种发声性抽动，多为复杂性抽动，两者多同时出现。抽动可在短时间内受意志控制，在应激下加剧，睡眠时消失。②病情严重的标准：日常生活和社会功能明显受损，患者感到十分痛苦和烦恼。③病程标准：18 岁前起病，症状可延续至成年，抽动几乎天天发生，1 天多次，至少已持续 1 年以上，或间断发生，且 1 年中症状缓解时间不超过 2 个月。④排除标准：不能用其他疾病来解释不自主抽动和发声。

（3）根据《国际疾病分类（第 11 版）》（International Classification of Diseases–11th Edition，ICD–11）抽动障碍（tic disorders）被归类为神经系统疾病中的原发性抽动和抽动障碍（primary tics and tic disorders），具体包括以下几个主要类型：

① Tourette 综合征（Tourette syndrome）诊断标准：a. 运动性抽动和发声性抽动：必须存在两种或两种以上的运动性抽动和一种或一种以上的发声性抽动，这些抽动可能同时出现，也可能不同时出现。b. 症状持续时间：抽动症状持续至少 12 个月。c. 发病年龄：通常在儿童期或青少年期发病。d. 排除其他原因：症状不是由药物、物质或其他医学条件引起。

②慢性运动性抽动障碍（chronic motor tic disorder）诊断标准：a. 运动性抽动：存在一种或多种运动性抽动。b. 症状持续时间：抽动症状持续至少 12 个月。c. 发病年龄：通常在儿童期或青少年期发病。d. 排除其他原因：症状不是由药物、物质或其他医学条件引起。

③慢性发声性抽动障碍（chronic phonic tic disorder）诊断标准：a. 发声性抽动：存在一种或多种发声性抽动。b. 症状持续时间：抽动症状持续至少 12 个月。c. 发病年龄：通常在儿童期或青少年期发病。d. 排除其他原因：症状不是由药物、物质或其他医学条件引起。

④一过性抽动障碍（provisional tic disorder）诊断标准：a. 运动性抽动或发声性抽动：存在一种或多种运动性抽动或发声性抽动。b. 症状持续时间：抽动症状持续时间在 2 周到 12 个月之间。c. 发病年龄：通常在儿童期或青少年期发病。d. 排除其他原因：症状不是由药物、物质或其他医学条件引起。

⑤药物或物质引起的抽动障碍（substance–induced tic disorder）诊断标准：a. 抽动症状：存在运动性抽动或发声性抽动。b. 与药物或物质相关：症状与药物或物质的使用直接相关。c. 排除其他原因：症状不是由其他医学条件引起。

⑥由一般医学条件引起的抽动障碍诊断标准：a. 抽动症状：存在运动性抽动或发声性抽动。与医学条件相关：症状与某种已知的医学条件直接相关。排除其他原因：

症状不是由药物或物质引起。b. 诊断要点：抽动的定义：抽动被定义为突然、快速、非节律性、反复的运动或发声。症状的波动性：抽动症状可能在某些情况下加重（如压力大时），而在其他情况下减轻（如睡眠或专注活动时）。c. 与其他疾病的区分：需要与刻板运动障碍、强迫障碍、自伤行为等进行区分。例如，强迫障碍中的重复行为是有目的的，而抽动则是无意的。d. 文化因素：如果某些行为在特定文化中有特定的功能或意义，则不应被视为抽动障碍。

21. 抽动障碍的评估检查和评估工具有哪些

对于抽动障碍，必须进行全面的临床评估。不仅要对症状进行评估，还要评估抽动的性质、病程、当时的功能状况以及对社交、家庭、学校生活的影响程度和有无共患病。

常用的抽动障碍和疗效评定的量表有：①多发性抽动障碍综合量表（Tourette Syndrome Global Scale，TSGS）。②耶鲁综合抽动严重程度量表（Yale Global Tic Severity Scale，YGTSS）。③斯旺森抽动综合征量表（Swanson Tourette Syndrome Scale，STSS）。④ Hopkins 抽动量表（Hopkins Motor and Vocal Tic Scale，HMVTS）。⑤综合临床印象量表。⑥家长抽动调查问卷（PTQ）。⑦关于临床上常见的先兆冲动测评量表等。

◆ 首先用于评定抽动障碍的是多发性抽动障碍综合量表（Tourette Syndrome Global Scale，TSGS）

它是由临床医生完成的症状调查量表。该量表于 1984 年由 Harcherik 等编制，基于医生在临床访问时的直接观察或者从患者及其家属那里所获得的资料编制，由于多方面的信息被利用，这种类型的评定量表是比较好的评估方式（表 1-21-1）。

表 1-21-1 多发性抽动障碍综合量表（TSGS）

抽动障碍分类	抽动的频率（frequency，F）	抽动的功能影响（disruption，D）	得分计算
简单运动性抽动（SM）	0 1 2 3 4 5	1 2 3 4 5	F×D=
复杂运动性抽动（CM）	0 1 2 3 4 5	1 2 3 4 5	F×D=
简单发声性抽动（SP）	0 1 2 3 4 5	1 2 3 4 5	F×D=
复杂发声性抽动（CP）	0 1 2 3 4 5	1 2 3 4 5	F×D=

TSGS 的结构及评分标准是一个评估抽动障碍症状和社会功能的多维量表，由 8 个单维量表组成。

抽动方面主要包括4个单维量表：A. 简单运动性抽动；B. 复杂运动性抽动；C. 简单发声性抽动；D. 复杂发声性抽动。每个单维量表用于评估抽动的频率（分0 ~ 5级）和抽动的功能影响（分1 ~ 5级）。对每一类抽动，其频率分和功能影响分是多样的，最后要合计成一个总分。

社会功能方面主要包括4个单维量表：A. 行为问题；B. 运动不宁（motor restlessness）；C. 学校和学习问题；D. 社会维度。由0（无损害）~ 25（严重损害）个连续等级分组成。抽动和社会功能评估分最后通过数学公式转换成一个总分。

下面是对多发性抽动障碍综合量表评分的说明：

①抽动的频率（frequency，F）评分

0分　　没有抽动发生。

1分　　很少抽动，在5分钟内有1次或更少。

2分　　偶尔抽动，在2 ~ 4.9分钟内1次。

3分　　频繁抽动，从1.9分钟内1次~ 1分钟内4次。

4分　　几乎总在抽动，在1分钟内5次或更多。

5分　　总是抽动，实际上数不清。

②抽动的功能影响（disruption，D）评分

1分　　抽动通过伪装能够加以掩盖。

2分　　运动性抽动可以被看见，发声性抽动可以被听见，但没有问题。

3分　　运动性抽动可以被看见，发声性抽动可以被听见，有一些问题。

4分　　抽动造成功能损害。

5分　　抽动造成功能丧失。

③行为问题评分

0分　　无行为问题。

5分　　轻微的行为问题，有正常的伙伴、学校和家庭关系。

10分　　有一些行为问题，至少在一个方面的人际关系受到影响。

15分　　较多的行为问题，在一个方面以上的人际关系受到影响。

20分　　严重的行为问题，在所有方面的人际关系受到影响。

25分　　有不被社会接受的行为问题，需要长期监督。

④运动不宁（motor restlessness，MR）评分

0分　　正常运动。

5分　　偶有可见的运动不宁。

10分　　有较多清晰可见的运动不宁。

15 分　　有中等程度可见的运动不宁。

20 分　　绝大部分时间处于运动不宁，但偶尔停下来，功能受损。

25 分　　不停地运动，明显地不能执行功能。

⑤学校和学习问题评分

0 分　　无问题。

5 分　　少许学习问题。

10 分　　学习跟不上，有留级行为。

15 分　　学习困难，上特殊班级。

20 分　　上特殊学校。

25 分　　不能待在学校，家庭依赖。

⑥总分计算评分

SM：简单运动性抽动的 F×D 分。

CM：复杂运动性抽动的 F×D 分。

SP：简单发声性抽动的 F×D 分。

CP：复杂发声性抽动的 F×D 分。

[（SM+CM）/2]+[（SP+CP）/2]+[（行为＋运动不宁＋学校和学习问题）×2/3]=总分。

◆　耶鲁综合抽动严重程度量表（YGTSS）（表 1-21-2）是对抽动障碍严重程度的评估。该量表旨在通过一系列指标（如次数、频率、强度、复杂性、干扰性）评估抽动障碍总的严重程度。评定者需具有 TS 的临床经验。最终评定是基于全部现有的资料并反映出临床医生对每一评定项目的总的印象。1988 年由美国耶鲁大学儿童研究中心 Leckman 教授研制用于评估抽动障碍患儿症状的严重程度，是目前应用最广泛的量表之一。

表 1-21-2　临床耶鲁综合抽动严重程度评估分数报告单

姓名:________；性别:________；年龄:________岁；评估号:________；日期________；评估状态:

结果:

项目	次数	频率	强度	复杂性	干扰性	项目分
运动性抽动						
发声性抽动						
总损害率						
总分						

印象:　　　　请结合临床。　　　　　　　　　　　　医生签名:

YGTSS 测评方法：

目的：评估 Tourette 综合征及其他抽动障碍的抽动严重程度（过去一周）。

年龄：儿童、青少年、成人（以 5 ~ 51 岁为研究对象）。

对象：临床医师根据与患者或家长的半结构式访谈完成量表。

方式：临床医生访谈。

说明：会见的形式是半有组织的，接见者应先填写抽动观察表（即一份上周内所发生的运动和发声方面的抽动，根据父母和患者本人的讲述及评定中的观察）。然后逐个项目进行提问，用参考点内容作引导。

根据量表分别对运动性抽动和发声性抽动 5 个方面评价：抽动的次数、频率、强度、复杂性、干扰性。评判为 6 级：0 ~ 5 分，得分越高越严重。独立评估抽动障碍所导致的损害（0 ~ 50 分）。加入抽动总分，得出量表总分。

具体抽动障碍症状观察表如下：

①运动性抽动的描述（上周出现的运动性抽动情况）。

②简单的运动性抽动描述（快的、突然的、无意义的）

—眨眼、眼睛转动、鼻子动、嘴动、做怪相、头动。

—耸肩、肩动。

—手动，腹部紧张。

—腿或脚或脚趾动。

—其他。

③复杂的运动性抽动

—眼的表情和眼球的转动、嘴动、面部动作和表情、头部姿势和动作。

—肩的姿势、臂和手的姿势、书写样抽动。

—肌张力障碍姿势。

—旋转或弯曲。

—腿、脚或脚趾动。

—与抽动相关的强迫行为（触摸、轻拍、修饰发鬓、起床）、猥亵行为。

—自我辱骂（具体说明）。

—阵发性抽动（具体说明）。

—不能控制的行为（具体说明）（不要将此项包括在评定顺序表中）。

—其他。

—说明任何管弦乐队的模式或抽动的顺序。

④发声性抽动障碍症状的说明（上周发生的发声性抽动情况）

简单的声音症状（快、无意义的声音），声响、喧叫声（周期性的：咳嗽、清嗓子、吸鼻子、吹口哨、模仿动物的声音或鸟叫）。

⑤顺序表（ordinal scale）（除非另有说明，分别评定运动性抽动和发声性抽动）

对表 1-21-2 评分的说明如下：

次数：运动性抽动分（　　）发声性抽动分（　　）

0 分	无。
1 分	抽动一次。
2 分	多次不连续的抽动（2 ~ 5 次）。
3 分	多次不连续的抽动（5 次以上）。
4 分	多种不连续的抽动加上至少有 1 次是多种同时的管弦乐队的模式或顺序的抽动，以致难以分清不连续抽动。
5 分	多种不连续抽动加上至少有 2 次以上的多种同时的管弦乐队的模式或有顺序的抽动，以致难以分清不连续抽动。

频率：运动性抽动分（　　）发声性抽动分（　　）

0 分	无	无抽动行为的迹象。
1 分	很少	每周中有抽动行为，不是经常发生。不是每天都抽动。如有一阵抽动，经常是短暂和罕见的。
2 分	偶尔的	抽动经常每天有，但一天当中也有长时间的不抽动，有时发生一阵抽动，但持续时间一次不超过几分钟。
3 分	时常发作	每天都抽动，长达 3 小时的不抽动是常有的，持续抽动的间期是规律的，但可能被限于一个单独的姿势。
4 分	几乎总在抽动	实际上每天醒着的时候都在抽动，持续抽动的间期是有规律的，抽动常发作且不限于一个单独的姿势。
5 分	总在发作	实际上是一直在抽动，间歇很难看出，且间歇时间最多不超过 5 ~ 10 分钟

强度：运动性抽动分（　　）发声性抽动分（　　）

0 分	无	
1 分	最小强度	抽动看不出也听不见（仅根据病人自己的体验）或者抽动比同样的自主行为更无力，因其强度小，不易被注意到。
2 分	轻微强度	抽动不比同样的自主行为或声音明显，由于强度小，不易被看出来。
3 分	中等强度	抽动比同样的自主行为和声音明显，但不超出同样的自主行为和声音的范围，由于其有力的特点，可引起别人注意。
4 分	明显强度	抽动比同样的自主行为和声音较有力并有夸张的特征。因其力量和夸张的特点，这种抽动经常引起别人的注意。

5分	严重强度	抽动极有力，表情夸张，由于其强烈的表情，这种抽动引起人们的注意并可能导致身体受伤（意外事故、挑逗别人或自我伤害）。

复杂性：运动性抽动分（　　）发声性抽动分（　　）

0分	无	抽动很明显地具有“简单”抽动的特征（突然，短暂，无目的）。
1分	边缘	抽动并不明显地具有“简单”的特征。
2分	轻度	抽动有明显的“复杂”性（外表上是有目的的），并有模仿的短暂的“自主”行为，如修饰、发出音节或短的“ah huh hi”的声音，这些可能就是伪装。
3分	中度	抽动更加有“复杂”性（外表更有目的性并持续），且可有多种肌群同时抽动，以致难以伪装，但可被认为是合理的或被“解释”为正常行为或正常说话（如撕、轻敲、说“当然”或“宝贝”等短的模仿语言）。
4分	明显	抽动有非常“复杂”的特点，并趋向于持续的多种肌群同时性抽动，这些是难以伪装的，不能轻易地合理地认为是正常行为或说话。因为有持续性或不正常的、不恰当的、奇怪的或猥亵的特点（如长时间的面部扭曲、抚摸生殖器、模仿语言、不成句的说话、多次反复地说“这是什么意思”或发出“fu”或“sh”的声音）。

干扰：运动性抽动分（　　）发声性抽动分（　　）

0分	无	
1分	极轻度	抽动时并不中断连贯的行为或说话。
2分	轻度	抽动时偶尔中断连贯的行为或说话。
3分	中度	抽动时有时中断连贯的行为或说话。
4分	明显的	抽动时经常中断连贯的行为或说话，偶尔中断想干什么的行为和说话。
5分	严重的	抽动时经常中断想干什么的行为或说话。

损害：总损害（运动性抽动和发声性抽动的总损害）

0分	无	
10分	极轻度	抽动对自尊、家庭生活、社交、学习或工作上带来一点困难（偶尔的忐忑不安、担心未来、由于抽动导致家庭紧张气氛的增加，朋友或熟人有时用一种焦急的方式关注和谈论抽动）。
20分	轻度	抽动对自尊、家庭生活、社交、学习或工作上带来少量困难。
30分	中度	抽动对自尊、家庭生活、社交、学习或工作上带来明显问题（焦虑发作，家庭中周期性的苦恼或烦乱，经常被人嘲弄或回避社交，抽动周期性地影响学习和工作）。
40分	明显的	抽动对自尊、家庭生活、社交、学习或工作上带来严重的困难。
50分	严重的	抽动对自尊、家庭生活、社交、学习或工作上带来极大的困难［带有自杀念头的严重抑郁症、家庭破裂（分开 / 离婚、分居），断绝社交，由于社会上名声不好和回避社交，生活受到严重的限制，离开学校或失去工作］。

YGTSS 量表的意义：

评分标准：轻度 ＜25 分，中度 25 ~ 50 分，重度 ＞50 分。

疗效判断：减分率＞60% 为显效，减分率在 30% ~ 59% 为好转，减分率＜30% 为无效。

特点及使用中的注意事项：优点是容易施行，抽动及其损害被分开评定，也涉及了部分心理内容。应用评定者需具有多发性抽动障碍的临床经验。最终评定是基于全部现有的资料，并反映出临床医生对每一评定项目总的印象。

YGTSS 量表信度：为组内相关系数（ICC），运动性抽动为 0.78、发声性抽动为 0.91、总损害为 0.80、总严重程度为 0.85。YGTSS 量表效度：为与临床就诊抽动样本的相关系数，运动性抽动为 0.86、发声性抽动为 0.91，总严重程度为 0.62，提取运动和发声为 2 个分析因子，信度、效度好。YGTSS 主要用于评估抽动严重程度和评定疗效。

◆ 斯旺森抽动综合征量表（Swanson Tourette Syndrome Scale，STSS），是一种用于评估抽动障碍（尤其是儿童和青少年患者）症状严重程度、共病情况及功能影响的量表。由美国学者 Swanson 等人设计，主要针对抽动障碍（包括运动性抽动、发声性抽动）及常见共病（如注意缺陷多动障碍、强迫障碍、情绪问题等）进行综合评估。适用于：儿童和青少年抽动障碍患者（通常年龄范围为 6 ~ 18 岁），需由家长、教师或临床医生根据患者表现填写。特点为，兼顾抽动症状本身和共病 / 功能影响，评估维度更全面，可辅助临床医生判断病情复杂性及治疗优先级。

（1）STSS 的核心评估项目

1）抽动症状评估：①分为“运动性抽动”和“发声性抽动”两部分，分别评估症状的频率（如每天发作次数）、强度（如轻微 / 剧烈）、持续时间（如短暂 / 持久）及复杂性（如简单抽动 / 复杂抽动）。②评分通常采用 0 ~ 4 分或 0 ~ 5 分制（0= 无此症状，分数越高表示症状越严重）。

2）共病症状评估：抽动障碍常伴随其他精神行为问题，STSS 重点纳入以下共病项目：①注意缺陷多动障碍（ADHD）：如注意力不集中、冲动、多动等；②强迫障碍（OCD）：如反复洗手、重复检查、闯入性想法等；③情绪问题：如焦虑、抑郁、易怒、情绪波动等；④行为问题：如对立违抗、攻击性行为、社交退缩等。

3）功能影响评估：评估抽动及共病症状对患者日常生活的干扰，包括：①学业 / 学习：如课堂注意力受影响、作业完成困难；②社交功能：如与同伴交往受阻、被嘲笑或孤立；③家庭生活：如与家人冲突、自理能力下降；④自我认知：如自卑、羞耻感、对自身症状的困扰程度。

（2）STSS 的临床意义

1）辅助全面诊断与病情分级：①相较于仅关注抽动症状的量表（如 YGTSS），STSS 通过纳入共病和功能影响评估，能更全面反映患者的“整体病情复杂性”。例如：一名患者抽动症状轻度，但合并严重强迫障碍和社交退缩，STSS 可通过综合评分提示“需优先干预共病以改善整体功能”。②帮助医生区分“单纯抽动”与“复杂抽动障碍（合并多共病）”，为制定个体化治疗方案（如同时针对抽动和 ADHD 的药物选择）提供依据。

2）监测治疗效果与长期随访：①在治疗过程中，通过重复评估 STSS，可追踪抽动症状、共病及功能影响的变化；②药物治疗后，抽动频率降低，但 ADHD 症状无改善，提示需调整治疗方案（如联合针对 ADHD 的干预）；③长期随访中，可通过 STSS 评分变化观察病情自然波动（如青春期抽动加重 / 缓解）或治疗对整体功能的持续影响。

3）沟通与科研工具：①为家长、教师和医生提供统一的“症状描述语言”，便于多方协作（如家长反馈在家表现，教师反馈在校情况，医生综合判断）；②在科研中，可作为标准化评估工具，比较不同治疗方案对“抽动 + 共病 + 功能”的综合效果。

◆ Hopkins 抽动量表（Hopkins Motor and Vocal Tic Scale，HMVTS）

是明确部位抽动简单方便的有效方法，包括症状评定和伴随问题两部分。症状分为运动性抽动和发声性抽动，前者根据抽动的部位又分为眨眼、面部抽动、颈部抽动、肩部抽动、腹部抽动、手指抽动及腿部抽动。

各部位抽动的严重程度按 5 级 0 ~ 4 分进行评定：无，0 分；轻度，1 分；中度，2 分；较严重，3 分；最严重，4 分。该量表由家长根据患儿过去一周的情况进行填写，并记录有无伴随学习问题、品行问题及其他问题。Hopkins 抽动量表具有简单、条目少、易理解及好掌握等特点。

临床评估优势如下：

林英明等于 1998 年试用 Hopkins 抽动量表对 17 例抽动障碍患儿进行评定，结果显示 Hopkins 抽动量表能从抽动部位、抽动形式、抽动严重程度及伴随问题等角度全面客观地反映抽动障碍的病情，它能帮助临床医师进行抽动障碍的有效病情分析、疗效评定，克服随意性和主观性。

◆ 综合临床印象量表

综合临床印象量表（Global Clinical Impression Scales，GCIS）用于抽动障碍症状对于日常功能影响的评估，由耶鲁大学制订。这是一个七点顺序量表，从正常到极端严重，每一点包含一个评估严重程度的特别描述。其特点是集中评估抽动障碍、强迫障碍和注意缺陷障碍。该量表未涉及心理特征方面的评估。

◆ 家长抽动调查问卷（PTQ）

通过家里最亲近的人进行抽动障碍调查评估。

（1）目的方法：评估运动性和发声性抽动的次数、频率和强度，提供整体运动、声音和整体抽动严重程度评分（表 1-21-3）。适用对象为 7 ~ 16 岁儿童。

表 1-21-3　家长抽动调查问卷（PTQ）

类型		目前		频率	强度
		是 1	否 0	C H D W 4 3 2 1	(0 ~ 8)
运动性抽动	眨眼	–	–	–	
	眼球滚动 / 像飞镖	□	□	C H D W	______
	扭头	□	□	C H D W	______
	扮鬼脸	□	□	C H D W	______
发声性抽动	咕噜声	□	□	C H D W	______
	吸鼻声	□	□	C H D W	______
	吮吸声	□	□	C H D W	______
	咳嗽声	□	□	C H D W	______

注：C，复杂运动性抽动，complex motor tics；H，过度活跃的抽动，hyperkinetic tics；D，功能损害，disability；W，整体严重程度，overall severity。

（2）效度

趋同效度：耶鲁综合抽动严重程度量表（YGTSS）与家长抽动调查问卷（PTQ）评分之间的相关性较强（以下为第一次和第二次访谈的相关性）。

运动性抽动严重性 r 为 0.72 和 0.73

发声性抽动严重性 r 为 0.54 和 0.68

总体抽动严重性 r 为 0.72 和 0.72

这里的 r 指强度评分（robustness rating）。

区分效度：YGTSS 与 PTQ 得分的偏相关系数在控制了儿童 Yale-Brown 强迫量表（CYBOCS）总分和儿童行为检查表（CBCL）注意子量表 T 分后仍保持较强。运动性抽动严重性 r = 0.66 和 0.70，发声性抽动严重性 r = 0.45 和 0.53，总体抽动严重性 r = 0.65 和 0.62。

◆　抽动障碍的先兆冲动（PUTS）评估

抽动障碍最常见的先兆冲动是唯一一种经过充分验证的专门测量与抽动相关的先兆冲动的工具，需要进行测评项目如下：

目的：衡量与抽动相关的先兆冲动。

年龄：年轻人（约 10 岁及 10 岁以上）。

填写人：患者完成信息。

方式：自我报告，9 项先兆冲动（PUTS）：

在我出现抽动之前，觉得我的内心很痒。

在我出现抽动之前，感到压力在我的大脑或身体内。

在我抽动之前，感到“受伤”或内心紧张。

在我抽动之前，觉得有些事情不太对劲。

在我抽动之前，觉得有些事情并不完整。

在我抽动之前，觉得我的身体里有能量需要释放出来。

在我抽动之前，我几乎一直有这种感觉。这些感觉发生在我的每一个抽动之前。

在我抽动之后，那种发痒、精力充沛、压力、紧张的感觉，或者觉得有些事情不太对劲或不完整的感觉，至少会消失一段时间。即使只是很短的一段时间，我也可以停止抽动。

抽动障碍常用的评估量表工具小结见表 1–21–4。

表 1–21–4　有关抽动严重程度测评的分级表的结构和临床用途

评估工具	抽动相关维度	临床应用的主要优点	主要局限
YGTSS	次数 频率 强度 复杂性 干扰 总损害程度	· 综合性强 · 与抽动检查量表对接的有效性高 · 评分数值的有效性变化能表明临床治疗的效果	· 需管理培训 · 管理时间长
STSS	强度 妨碍程度	简明且易于管理	· 未评估频率、复杂性和频数分布 · 抽动严重程度测量的时间范围不确定
CGIS	总体不利影响	简明且易于管理	不单独评估各个维度
PUTS	先兆冲动	· 唯一一种经过充分验证的专门测量与抽动相关的先兆冲动的工具 · 简明且易于管理	对 10 岁以下青少年心理测评性能差

评估工具的主要意义在于：评估抽动障碍临床表现严重程度的诊断及预后。

轻度：抽动症状轻，不影响患儿生活、学习及社交。

中度：抽动症状重，但对患儿生活、学习及社交影响较小。

重度：抽动症状重，且严重影响患儿生活、学习及社交。

22. 抽动障碍共患病伴发行为症状的评估有哪些

抽动障碍伴发共患病越多，病情越严重。

抽动障碍共患病的评估途径有：访谈、行为观察、录像。

概述

抽动障碍共患病是与抽动障碍相联系的一些心理行为障碍，其轻重程度不一，表现形式多种多样。

轻者只表现为躁动不安、过度敏感、易激惹或行为退缩，重者则表现为强迫障碍（obsessive-compulsive disorder，OCD）、注意缺陷多动障碍（attention-deficit hyperactivity disorder，ADHD）、学习困难（learning difficulties，LD）、睡眠障碍（sleep disorder，SD）、自伤行为（self-injurious behavior，SIB）、情绪障碍（emotional disorder，ED）、品行障碍和暴怒发作等。

有研究报道，在包含3500例抽动障碍患者的多国数据库中约12%的患者仅有单纯抽动症状；大多数抽动障碍患者合并其他心理行为障碍，其中最常见的是注意缺陷多动障碍和强迫障碍。另有研究报道只有少部分的Tourette综合征患者不伴有共患病，详见表1-22-1，表1-22-2。

表1-22-1　414例TS患儿共患病种类情况（例，%）

共患病种	临床诊断共患病情况	MINI诊断后共患病情况
未共患病	371（89.61）	36（8.70）
共患1种精神疾病	42（10.15）	221（53.38）
共患2种精神疾病	1（0.24）	94（22.70）
共患3种精神疾病	0（0）	51（12.32）
共患＞3种精神疾病	0（0）	12（2.90）

表1-22-2　414例TS患儿共患病具体情况（例，%）

共患病情况	临床诊断共患病情况	MINI诊断后共患病情况
重型抑郁发作	3（0.72）	201（48.55）
自杀	0（0）	31（7.49）
恶劣心境	0（0）	128（30.92）
（轻）躁狂发作	0（0）	82（19.81）
离别性焦虑障碍	0（0）	10（2.42）
社交恐怖（社交焦虑障碍）	0（0）	28（6.76）

续表

共患病情况	临床诊断共患病情况	MINI 诊断后共患病情况
强迫障碍	10（2.42）	72（17.39）
注意缺陷多动障碍	31（7.49）	308（74.40）
品行障碍	0（0）	67（16.18）
对立违抗障碍	0（0）	54（13.04）
精神病性障碍	0（0）	3（0.72）
广泛焦虑障碍	0（0）	3（0.72）
适应障碍	0（0）	24（5.80）

23. 抽动障碍共患注意缺陷多动障碍如何评估

关于抽动障碍患者共患 ADHD 的观点有：

（1）在抽动障碍患者中，约 50% 患者合并 ADHD；ADHD 患者中，大约 20% 可见抽动障碍。

（2）TS 症状越严重，伴随 ADHD 越多。轻、中、重度 TS：所伴随 ADHD 的发生率分别为 30%、50%、70%。

（3）ADHD 共患抽动障碍的类型有 3 种：短暂性抽动障碍，占 50%；慢性抽动障碍，占 28.6%；Tourette 综合征（TS），占 21.4%。

（4）随着年龄增长，ADHD 患者共患抽动障碍的共患率有逐渐升高的趋势，不同年龄段 ADHD 患者共患抽动障碍的比例见图 1-23-1。

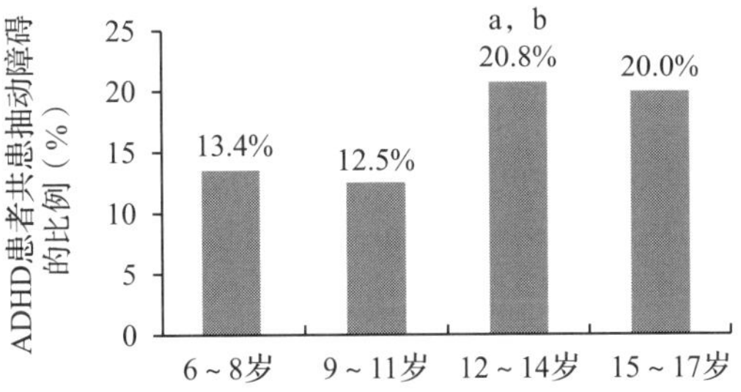

a，b：12～14 岁年龄组分别与 6～8 岁、9～11 岁年龄组相比有显著性差异。

图 1-23-1 ADHD 患者共患抽动障碍的比例（%）

共患 ADHD 的评估量表有：

A. 诊断量表

K-SADS-PL 量表（Kiddie Schedule for Affective Disorders and Schizophrenia for School-age Children–Present and Lifetime Version）；

MINI–KID 量表（Mini International Neuropsychiatric Interview for Children and Adolescents）。

B. 症状量表

SNAP– Ⅳ量表（the Swanson，Nolan，and Pelham– Ⅳ Rating Scale）；

ADHD 评定量表；

注意缺陷多动及攻击评定量表（Inattention / Overactivity with Aggression，IOWA）；

Vanderbit（范德比尔特）ADHD 评定量表（VADRS）。

C. 共患病评定量表

Conners 评定问卷（父母、教师）；

Achenbach 儿童行为量表（Child Behavior Check List，CBCL）；

Rutter 儿童行为问卷；

长处和困难问卷（Strengths and Difficulities Questionnaire，SDQ）；

儿童焦虑性情绪障碍筛查表；

儿童抑郁障碍自评量表；

Piers–Harris 儿童自我意识量表（Piers–Harris Children's Self–concept Scale，PHCSS）；

儿童气质问卷；

儿童感觉统合能力发展评定量表；

语言评估；

儿童睡眠习惯问卷等。

D. 功能量表

Weiss 功能缺陷量表（父母版）（WFIRS–P）；

儿童用综合评定量表（Children's Global Assessment Scale，CGAS）。

E. 其他辅助量表

韦氏智力测验；

执行功能行为评定量表（Behavior Rating Inventory of Executive Function，BRIEF）；

视听整合连续执行测试（Integrated Visual and Auditory Continuous Performance Test，IVA–CPT）；

划消测验。

F. Stroop 测验

反应 / 不反应任务（Go/NoGo）；

威斯康星卡片分类测验（Wisconsin Card Sorting Test，WCST）；

相同图形选择测验（Matching Familiar Figures Test，MFFT）。

24. 抽动障碍共患强迫障碍如何评估

抽动障碍共患强迫障碍使用量表有：

Yale-Brown 强迫量表（Yale-Brown Obsessive-compulsive scale，YBOCS）；

Leyton 强迫问卷（Leyton Obsessive Inventory，LOI）；

Maudsley 强迫问卷（Maudsley Obsessive-Compulsive Inventory，MOCI）。

（1）通常用于评估强迫障碍严重程度的量表有 CYBOCS 儿童版。CYBOCS 可在 5 个方面评估是否存在强迫障碍，包括强迫观点、强迫检查、强迫清洗、强迫对称排列行为、强迫储藏等，可进一步评估强迫障碍严重程度，分别涉及强迫观念或行为耗费时间、悲观抑郁情绪、干扰正常生活程度、抵抗或控制过多的强迫观念或行为及次数。

临床上，为了节省时间，通常可选择 18 项的 OCI-R 儿童版（Obsessive Compulsive Inventory-Revised Version，OCI-R）和 21 项的 OCI-RCV 成人版评估，抽动障碍共患 OCD 的评估详见表 1-24-1。

表 1-24-1 抽动障碍共患 OCD 的评估

OCI-R

以下描述的是人们在日常生活中的经历，圈出在过去一个月里对您造成干扰的程度最严重的数字。

题目	完全没有	轻微	中等	比较严重	很严重
1. 我囤积了很多物品	0□	1□	2□	3□	4□
2. 不管有没有需要，我都经常重复检查	0□	1□	2□	3□	4□
3. 如果事情没有安排好，我会心烦意乱	0□	1□	2□	3□	4□
4. 我做事情的时候会强迫自己去数数	0□	1□	2□	3□	4□
5. 如果我知道一样东西被陌生人或谁碰过我就很难接受让自己再去碰	0□	1□	2□	3□	4□
6. 我很难控制自己的思想	0□	1□	2□	3□	4□
7. 我收集我不需要的东西	0□	1□	2□	3□	4□
8. 我反复检查门、窗、抽屉等	0□	1□	2□	3□	4□
9. 如果别人改变了我计划好的事情，我会觉得心烦意乱	0□	1□	2□	3□	4□
10. 我强迫自己重复某些数字	0□	1□	2□	3□	4□
11. 有的时候我强迫自己洗澡或清洗我自己，因为我觉得脏	0□	1□	2□	3□	4□

续表

题目	完全没有	轻微	中等	比较严重	很严重
12. 当有和我意愿相反的想法时我会觉得心烦意乱	0□	1□	2□	3□	4□
13. 我不乱丢东西，因为我怕以后会用到	0□	1□	2□	3□	4□
14. 关掉后我还会反复确认煤气、水龙头、电灯开关	0□	1□	2□	3□	4□
15. 我需要事情按照特定的顺序安排	0□	1□	2□	3□	4□
16. 我觉得有好的和坏的数字	0□	1□	2□	3□	4□
17. 我比一般情况下洗手次数更多，洗手时间更长	0□	1□	2□	3□	4□
18. 我经常会有龌龊的想法，然后无法摆脱	0□	1□	2□	3□	4□

评分注释：
和检查有关：2，8，14 项。
和囤积有关：1，7，13 项。
和神经中枢有关：4，10，16 项。
和强迫观念有关：6，12，18 项。
和排序有关：3，9，15 项。
和清洗有关：5，11，17 项。
总分是各项分值的总和。

（2）对于 TD 患儿共患病的诊断有较大帮助的量表为 Vanderbilt 父母评定量表（VADPRS）。Vanderbilt 父母评定量表是遵照 DSM-5 的诊断标准制订的行为评定工具，量表信息采集来自父母，能够有效筛查 TD 患儿及共患病。可靠，成本效益较好。在我国使用较少，缺乏临床医生最关注的阴性和阳性预测值，缺少最佳诊断界值。不能代替专业人员的判断。

25. 抽动障碍共患情绪障碍如何评估

抽动障碍共患情绪障碍通常从以下两方面进行评估：

（1）情绪障碍焦虑评估

焦虑自评量表（Self-rating Anxiety Scale，SAS）

儿童焦虑性情绪障碍筛查表（Screen for Child Anxiety Related Emotional Disorders，SCARED）

儿童青少年多维度焦虑量表（Multidimensional Anxiety Scale for Children，MASC）

焦虑敏感指数问卷（Anxiety Sensitivity Index-Revised，ASI-R）
汉密尔顿焦虑量表（Hamilton Anxiety Scale，HAMA）
儿童社交焦虑量表（Social Anxiety Scale for Children，SASC）
症状自评量表（Symptom Checklist 90，SCL-90）
艾森克个性问卷（Eysenck Personality Questionnaire，EPQ）
（2）共患情绪障碍的抑郁评估
症状自评量表（Symptom Checklist 90，SCL-90）
艾森克个性问卷（Eysenck Personality Questionnaire，EPQ）
Beck 抑郁调查表
儿童抑郁障碍自评量表（Depression Self-Rating Scale for Children，DSRS）
儿童抑郁量表（Children's Depression Inventory，CDI）
抑郁自评量表（Self-rating Depression Scale，SDS）
汉密尔顿抑郁量表（Hamilton Depression Rating Scale，HAMD）

26. 抽动障碍共患孤独症评估量表有哪些

孤独症行为量表（Autism Behavior Checklist，ABC）
改良婴幼儿孤独症量表（Modified Checklist for Autism in Toddlers，M-CHAT）
婴幼儿孤独症量表（Checklist for Autism in Toddlers，CHAT）
儿童期孤独症评定量表（Childhood Autism Rating Scale，CARS）
社会交往问卷－终生版（Social Communication Questionnaire. Lifetime，SCQ）
社交反应量表（第二版）(Social Responsiveness Scale – Second Edition，SRS-2）
孤独症诊断访谈问卷修订版（Autism Diagnostic Interview-Revised，ADI-R）
孤独症诊断观察量表（Autism Diagnostic Observation Schedule，ADOS）

27. 抽动障碍共患学习障碍如何评估

丹佛发育筛查测验（Denver Developmental Screening Test，DDST）
发育筛查测验（Developmental Screening Test，DST）
0～6 岁儿童发育量表（Developmental Scale for Children Aged 0－6 years）
韦氏成人智力量表（Wechsler Adult Intelligence Scale，WAIS）
联合瑞文测验（Combined Raven Test，CRT）

Peabody 图片词汇测验（Peabody Picture Vocabulary Test，PPVT）

Gesell 发育诊断量表（Gesell Development Diagnosis scale，GDDS）

贝利婴幼儿发育量表（Bayley Scales of Infant Development，BSID）

（1）格里菲斯发育量表－中文版［Griffiths Developmental Scales-Chinese（GDS-C）］：根据孩子从出生到 8 岁大脑发育的不同时段，设立了相应的标准，通过六大神经发育领域，做了可靠的对比，并且提供非常实用的分析。裸值指的是孩子在测试中成功完成的项目数值；测试结果使用发育年龄表示，发育年龄代表孩子在该领域的表现，相当于该年龄段孩子的平均表现水平，在一定范围内，该年龄比孩子实际年龄高或低一些，是非常正常的情况；结果也用百分位来表示，即将儿童的能力与 100 个该年龄段儿童的平均能力作对比，平均值表示第 50 个百分位，该数值在 16% ~ 84% 内为正常的表现，当该数值低于 16% 时可能需要进一步的诊断、随访和干预。

（2）感觉统合功能评估量表（Sensory Integration Function Assessment Scale，SIS）

执行功能测验：威斯康星卡片分类测验（Wisconsin Card Sorting Test）、Stroop 测试（Stroop Test）。

婴儿－初中学生社会技能发展量表（Normal Development of Social Skills from Infant to Junior High School Children，S-M）

（3）学业成就测验发展

汉语学习困难类量表（Scale for Chinese Learning Difficulties）

汉语阅读技能诊断测验（Chinese Reading Skills Diagnostic Test，CRSDT）

儿童汉语阅读障碍量表（Dyslexia Checklist for Chinese Children，DCCC）

学习障碍儿童筛查表（The Pupil Rating Scale Revised Screening for Learning Disabilities，PRS）

数学学习困难的诊断和评估量表（Key Mathematics Diagnostic Test，KEY MATH）

28. 抽动障碍共患睡眠障碍如何评估

儿童睡眠习惯问卷中文版（Children's Sleep Habits Questionnaire，CSHQ）

青少年睡眠卫生评估量表修订版（Modified Adolescent Sleep Hygiene Scale，M-ASHS）

青少年睡眠问题评估问卷（Adolescent Sleep Disturbance Questionnaire，ASDQ）

儿童睡眠紊乱量表（Sleep Disorders Self-Report Checklist，SDSC）

匹兹堡睡眠质量指数量表（Pittsburgh Sleep Quality Index，PSQI）

阿森斯失眠量表（Athens Insomnia Scale，AIS）

29. 如何对抽动障碍及共患病的个案进行评估

下面举例说明：

当有如下诊断时：

A. Tourette 综合征伴强迫障碍

B. 孤独症谱系障碍

C. 注意缺陷多动障碍

需要针对以下方面的评估：首先，对抽动障碍疾病本身严重程度的评估。其次，针对共患病的评估，包括对强迫障碍的评估，对孤独症谱系障碍的评估，对注意缺陷多动障碍的评估。

评估时的注意事项：

临床上对于抽动障碍病情严重程度的判定最好能够依据抽动障碍严重程度量表进行客观、量化评定，可用于病情严重程度分析和疗效判定，但不能用于判断预后。此外，抽动障碍相伴随的一系列心理行为障碍，也相应地增加了病情的复杂性和严重性；抽动障碍伴发共患病越多，病情越严重。

对抽动障碍的病情评估，须进行全面的评估，不仅要对抽动症状进行评估，还要评估抽动的性质、病程、当时的功能状况，共患病的情况以及对社交、家庭、学校生活的影响程度等。抽动障碍的最终严重程度和转归宜在青春发育期开始后评估。

30. 抽动障碍有哪些临床常规检查

（1）血液检查：血常规、微量元素、肝功能、血沉（ESR）、铜蓝蛋白（CER）、肺炎支原体抗体、性激素六项、病原体感染（A 组 β 溶血性链球菌感染、巨细胞病毒感染）。

（2）尿常规检查。

（3）B 超检查、心电图检查。

（4）DR 检查、MRI 检查（排除脑实质问题）。

（5）脑电图检查：诱发电位检查。

31. 抽动秽语综合征的鉴别诊断有哪些

抽动障碍需要注意与其他疾病的鉴别，如注意缺陷多动障碍、肌张力障碍、风湿性舞蹈病、肝豆状核变性、癫痫、心因性抽动、其他锥体外系疾病等。多种器质性疾病也可引起抽动障碍，即继发性抽动障碍，应该注意排除。继发性抽动障碍的原因很多，包括遗传因素（如唐氏综合征、脆性 X 综合征、结节性硬化、神经棘红细胞增多症等）、感染因素（如链球菌感染、脑炎、神经梅毒、克 – 雅病等）、中毒因素（如一氧化碳、汞、蜂毒等中毒）、药物因素（如匹莫林、安非他明、可卡因、卡马西平、苯巴比妥、苯妥英钠、拉莫三嗪等）及其他因素（如脑卒中、头部外伤、发育障碍、神经变性病等）。必要时可以进行脑电图、神经影像、血常规、肝肾功能、电解质、铜蓝蛋白、抗链球菌溶血素 O、过敏原检测，基因及染色体等检查进行辅助诊断与鉴别。

（1）抽动障碍与风湿性舞蹈病的区别

抽动障碍与风湿性舞蹈病均见不同肌群的不自主抽动，症状类似，但抽动障碍症状为突然产生、动作迅速、瞬间消失，抽动形式在一定时期内是固定的，且症状可自行缓解或加重，男孩多于女孩。

风湿性舞蹈病的特点为：一个动作持续时间相对较长，全身及部分肌肉不规则变化，上肢近端大动作如舞蹈样，动作时有不同。女孩多于男孩，部分患者伴有风湿热表现。

（2）抽动障碍与注意缺陷多动障碍（ADHD）的区别

多发性抽动障碍患儿的快速、无节律性的运动和无目的发声性抽动易被当作“活动过度”，加上伴有注意力不集中和易冲动的特点，更容易被误认为 ADHD。但多发性抽动障碍表现的抽动的多样性、发作时的波动和反复性等能明显区别于 ADHD。不过临床 ADHD 和多发性抽动障碍可同时伴存。

（3）抽动障碍与肝豆状核变性的区别

抽动障碍与肝豆状核变性患者均有不自主肌群抽动，可见面部肌肉抽动和异常发音，均为儿童期常发病。但抽动障碍是神经系统异常疾病，病情较轻，预后良好；肝豆状核变性是一种常染色体隐性遗传病，病情中等，预后差。

（4）抽动障碍与结膜炎的区别

当小儿不注意卫生，用脏手、脏毛巾擦眼后，或病毒性感冒时，均可引起结膜炎。相应的症状为感冒，不停眨眼，眼结膜充血、水肿，眼分泌物多，用抗炎眼药水可使症状减轻；而抽动障碍虽有不停眨眼的情况，但还伴有其他肌群的抽动和异常发音，结膜不充血，无其他感染症状。

（5）发声性抽动与咽炎的区别

小儿上呼吸道感染后，引起咽部发炎，由此出现清嗓、干咳等现象，急性期还有发热、咽痛等症状；但若未出现感染情况也有清嗓声，并有眼、眉、鼻等异常动作，不能长时间控制，反复发作，此时应考虑是抽动障碍。

此外，抽动障碍还要与苍白球黑质变性、神经棘红细胞增多症、手足徐动症、迟发性运动障碍、感染后脑炎、小儿精神病、沙眼等疾病相鉴别。

因此，临床上需要与抽动障碍进行鉴别诊断的疾病有很多，需要抓住临床特征，及时鉴别，早日治疗。

32. 抽动障碍和癫痫有什么区别

在孩子初期表现出一些抽动症状时，由于家长对抽动障碍的了解较少，就误以为孩子患有癫痫，又没有带孩子到正规医院进行治疗，导致长期的误诊误治，对孩子的身心都造成了很大的伤害。

虽然癫痫与抽动障碍在发病时有一些相似，比如会出现一些面部抽动，有人就把抽动障碍当作癫痫，但这是两种性质完全不同的疾病。癫痫俗称羊癫疯，是大脑神经元突发性异常放电，导致短暂大脑功能障碍的一种慢性疾病。

（1）症状不同：癫痫是神经元系统异常所造成的疾病，癫痫患者发病时会出现突然意识丧失，然后倒地、全身僵硬、口唇青紫、咬牙、流口水等。当患者停止抽搐后，会缓慢地恢复意识。癫痫病发作后，患者会感觉头晕和精神错乱。

抽动障碍患儿在发病时，会表现出不自主的、突发的身体肌肉抽动，例如眨眼睛、耸肩、清嗓子等，少数孩子有控制不住地骂人、说脏话的表现。

（2）发作时段不同：癫痫有时也会在睡眠时发作，并且患者的意识有改变。

抽动障碍患儿的各种形式的抽动症状常因心理紧张而加重，在睡眠时基本不会出现症状。当患儿全神贯注于某项活动，如看电视、读书或做游戏时，抽动也会随之减少。

（3）脑电图表现不同：多数癫痫患者发作间歇期脑电图存在异常。癫痫发作时意识模糊或者不清楚，癫痫是由于脑电活动异常导致的神经系统异常，脑电图检查出现明显的癫痫波等。

抽动障碍发作时患儿的意识是清醒的，脑电图检查脑电波并没有明显的变化，大多数抽动障碍患儿脑电图检查正常。

（4）患病群体不同：抽动障碍多起病于儿童时期，然而癫痫患病不会受到年龄以及性别的限制，不管是小孩还是老年人都有可能出现癫痫。

33. 抽动障碍可以自愈吗

“抽动障碍可以自愈吗？”“长大了是不是自然就好了？”这是很多抽动障碍患儿家长都非常关心的问题。有些家长认为抽动障碍不需要治疗，随着孩子的年龄增长会逐渐自愈。这种想法，让很多家长对抽动障碍放松了警惕，但是实际上孩子的情况很可能不但没有好转，反而越来越严重。因而很多家长就产生了更大的疑问：“为什么有的孩子抽动障碍好了，我的孩子没好呢？”其实是要看具体病情程度，对于症状较轻微的，抽动可能会持续几周或几个月后自行减退或消失。但是仍需注意，在特定情况下，可能会复发。对于症状持续时间已经超过 1 年以上，出现多个部位的抽动且症状较严重的，则很难自愈，一般需要通过药物治疗等方式加以控制。

有些孩子的症状较轻，即使不加以干预也能自然缓解，但这种自愈的概率是很低的，只有 5% 左右，大部分抽动障碍患者随着病程延长，症状会变得更加严重，治疗也更加困难。

一项由 22 个国家 3500 例抽动障碍患者参加的研究结果显示，在接受治疗的情况下，16 岁以后的抽动障碍患者仍有 19.4% 存在明显抽动障碍症状。小儿抽动障碍的自愈率是很低的，所谓的自愈仅是一个很长时间段的无症状表现，并不代表抽动障碍已经彻底痊愈，只能说明患者在这个时期身体免疫力、抵抗力、病情等处于一个最佳的状态，在这个时期治疗反而会收到更好、更快的疗效，进而彻底治愈。很多大龄患者 25 ~ 38 岁甚至到 40 多岁的抽动障碍患者追溯到小时候都曾经患过抽动障碍，只是后来症状不明显，这期间的十多年其实就是人们经常所说的自愈。

抽动障碍可以自愈其实是一个认识误区，这种观念容易延误孩子的病情，有些 TS 是难治性的，严重时是一种慢性致残性障碍。

34. 我国 30 多年来对抽动障碍的研究和认知如何

30 多年来，我国学者主要从大量的临床病例总结分析，脑电图和神经影像学分析，药物疗效观察（包括中医技术方面的临床治疗研究），神经心理学缺陷、病因学调查，神经生化及遗传学研究等方面，进行了比较多的研究工作，同时也取得了不少成果。目前认为多发性抽动障碍是一种于儿童期起病，由遗传因素、社会环境、家庭环境、感染等因素造成的与神经细胞递质代谢障碍有关的发育障碍性疾病。近年来，本病的发病有明显增多的趋势，引起了国内许多学者的广泛关注和研究，现已逐渐认识到多发性抽动障碍系一种关联到儿科学、神经科学、精神病学、遗传学、心理学和教育学等多学科交叉的重大课题。目前中国已成立了抽动障碍协作组，是一个非政府、非盈利的学术组织，建立了健康教育，患者与医师、患者与患者，医师与患者及其家属之间信息交流的平台，为抽动障碍患者和他们的家人提供规范诊疗信息和支持。

美国、英国、加拿大和澳大利亚等发达国家早已先后成立了多发性抽动障碍协会（Tourette Syndrome Association），专门从事抽动障碍的研究工作。当今对于多发性抽动障碍的研究热点主要集中在分子遗传学、病因学、神经心理学、神经影像学、临床治疗学和教育学等方面。预计在不久的将来，抽动障碍的致病基因将会被阐明，抽动障碍的治疗将会有更多的重大突破。

第二篇　心理行为治疗

1. 什么是抽动障碍的心理行为治疗

心理行为治疗指的是专业人员向抽动障碍患者科普及分享关于抽动障碍症状、病因、预后、管理、治疗及日常护理经验等通俗易懂的最新信息，心理行为治疗为抽动障碍进行干预治疗的第一步，尤其适用于病情轻、不影响患者学习、生活、社会活动的独立干预治疗。此外，研究发现抽动障碍患儿的课堂注意力不集中、难以完成实际任务，遭遇社交孤立和校园欺凌等都是抽动障碍儿童在学校中的常见问题。

有学者总结了以老师和同学为研究对象的心理教育与 TD 认知之间的关系，发现为教师提供心理教育有助于增加教师对疾病知识的了解。为同学提供心理教育，使他们对 TD 患者持有更积极的态度，有助于 TD 患者更好地融入校园生活。因此，在对患者及其家属进行心理教育的同时，也应加强对教师和同学乃至整个社会的科普教育工作，减少对 TD 患者的歧视、嘲笑与孤立，帮助患者建立自尊心与自信心。

心理行为治疗是抽动障碍治疗必不可少的一部分。它一方面有助于改善抽动症状，另一方面有助于改善社会功能。因此，除了药物治疗外，应对抽动障碍患儿积极进行心理调适、心理疏导。

2. 抽动障碍为什么要进行心理治疗

心理行为因素是抽动障碍的重要致病因素之一。研究表明，压力、焦虑、情绪波动等心理因素可以显著影响 TD 的发生和发展。Ruhrman 等对住院的 60 名 8 ~ 12 岁患儿的压力、情绪（焦虑、抑郁）、共患病（强迫障碍及注意缺陷多动障碍）和抽动表现进行评估。结果显示，压力及情绪与抽动表现和共患病的发生和严重程度均显著相关。抽动障碍患儿的症状会使患儿与同龄人疏远。在家里或学校，孩子对抽动症状的紧张心理和被周围人讥笑的恐惧给他们带来了很多痛苦，使他们产生受害感，甚至导致抑郁、发怒。他们较正常儿童有更多的焦虑、疲劳和注意力集中困难的表现。

伴有注意缺陷多动障碍的孩子更易出现心理问题。抽动患儿在青春期后，被同龄人理解和接受的要求及求知欲望逐渐增加，这在病情未控制的情况下常难以实现，这就使患儿的自尊心受到不同程度的伤害，也使他们更痛苦。想到难以控制的症状，患儿往往会退缩，变得害羞、孤独、抑郁。随着病程的延长与年龄的增长，患儿的心理问题越发明显。

所以抽动障碍患儿的心理治疗非常重要，治疗的目的不是直接消除抽动症状，而是支持和帮助患儿消除心理困扰，减少焦虑、抑郁情绪，适应现实环境。因此，对多发性抽动症除药物治疗外，还应进行心理行为治疗，这对于任何一个抽动障碍患儿都是必不可少的，包括行为疗法、支持性心理咨询、家庭治疗等。在治疗开始时，主要是对患儿的支持指导及对患儿家庭、学校等有关人员的教育，药物治疗不可代替这些工作。其中对于具有良好社会适应能力的轻症抽动障碍患儿，只需要进行心理行为治疗，而不需要使用药物治疗，主要是予以心理调适，进行心理疏导就可以缓解症状和促进患儿的康复。

3. 抽动障碍心理教育的要点有哪些

抽动障碍心理教育包括以下几点：

（1）首先对患儿、照顾者及教师等提供与疾病相关的病因、病程、研究以及治疗的知识；

（2）讨论与个体相关的可能病因；

（3）讨论治疗的选择；

（4）推荐自助小组；

（5）由于抽动的慢性、波动性病程的特点，采取“观望（wait-and-see）”的策略很重要。

4. 抽动障碍如何进行心理教育

抽动障碍的心理治疗重要的是提高认知。首先教给患儿及其家庭成员关于抽动障碍症状及与之相关的行为障碍方面的知识。在诊断时应与患儿及其家庭成员作详细的讨论，帮助患儿消除因得了这种“怪病”产生的紧张和自卑心理。医务人员应帮助患儿及其家长正确认识这种疾病，让家长知晓患儿所出现的症状是疾病本身的病态表现，而不是患儿调皮或有意所为，千万不可因此责备或惩罚他们。同时，要向家长解释疾病的性质和可能的转归，让家长了解到抽动对患儿的精神活动和身体健康并无明显影响，患儿也不会因为抽动而变傻，更不会发展为精神病，这样可以解除患儿家长一些不必要的思想顾虑，消除他们因不了解这类病情的严重程度而出现的过分紧张与担心，并获得他们的合作与支持，有利于家长对患儿正确教育及耐心帮助。

家长对患儿既要关心又不能表现过于焦虑，不要带患儿反复求医就诊，不要过分关注与提醒患儿出现的抽动症状，更不要整天唠叨或责骂患儿的异常动作，以免造成患儿的病情加重。要给患儿创造轻松愉快的环境，合理安排好患儿的日常生活，鼓励和引导患儿参加各种有兴趣的游戏和活动以转移其注意力，避免过度兴奋、紧张、疲劳，可以进行韵律性体育活动锻炼。要减轻学习压力和负担，不要贪玩电子游戏和观看恐怖电影或电视，不要勉强患儿做一些他极为反感的事情，如练琴、超额的课外作业等。

对于学龄儿童，要和学校教师和同学进行良好沟通，应向患儿的教师讲解有关的医疗知识，使教师能够理解患儿所出现的一些异常动作是病态表现，而不是故意捣乱。并通过教师教育其他同学，不要取笑或歧视患儿。同时也要教育周围人不应歧视患儿。

对于发展同伴关系有困难的患儿，有必要进行社交技能训练。争取做到家庭、学校和社会对患儿均能予以关心和理解，增强患儿的自信心，这将有利于疾病的康复。

精神心理治疗通常需要医生、家庭和学校三方面充分合作，才能取得较好的效果。其中，主要是对患儿及其家长进行心理支持和指导。轻重不同的抽动障碍，会对患儿自身及其家庭的学习和日常生活产生不同程度的干扰和影响。患儿的症状往往也易受情绪波动、精神创伤或学习负担过重等因素的影响而加重。

5. 抽动障碍行为治疗、习惯逆转训练的主要构成是什么

（1）信息收集。

（2）觉察训练。

（3）竞争性反应训练。

（4）刺激控制。

（5）压力管理训练（放松和呼吸训练）。

（6）认知重建。

（7）预防复发。

（8）正念和接受与承诺治疗。

6. 什么是抽动障碍的认知行为治疗

行为治疗（behavior therapy）是把治疗的着眼点放在可观察到的外在行为或可具体描述的心理状态上，充分运用从实验与研究所获得的有关“学习的原则”，按照具体的治疗步骤，改善非功能性或非适应性的心理与行为。

行为治疗的基本观点是：人的行为，不管是功能性的还是非功能性的、正常的或病态的，都经学习而获得，而且也能通过学习而更改、增加或消除。

认知行为疗法（cognitive behavioral therapy，CBT）是一种常用的心理干预方法，通过改变患者的认知和行为模式，减轻抽动症状。研究表明，CBT 可以显著改善抽动障碍患儿的症状和功能。常用的认知行为疗法包括习惯逆转训练（habit reversal training，HRT）、抽动综合行为干预（comprehensive behavioral intervention of tic，CBIT）、暴露与反应预防（exposure and response prevention，ERP）等。CBT 是国内外多项指南推荐的行为干预方法。一项纳入了 12 项随机对照研究的 Meta 分析结果显示，CBT 的效果优于对照组，不同的 CBT 降低抽动障碍总分和运动性抽动的得分，优于降低发声性抽动的得分。

学习的原则是指一个个体的行为，假如是受“正性反应”，如受鼓励或夸奖，或获得令人满意的结果，就容易学习到且能维持，相反是受“负性反应”，如被处罚或获得令人不悦的结果，不易学习或维持，或者逐渐放弃该行为。因此，操作这些奖赏或惩罚的条件，适当地选择且及时地供给正性或负性的反应，就可控制行为的增减或病情发展方向。

7. 抽动障碍的认知行为治疗技术有哪些

多种行为治疗方法已被用于治疗抽动障碍，并已取得不同程度的疗效。多种行为治疗主要包括：密集练习（MP）、放松训练、自我觉察（SM）、基于功能或情境的管理方法（FCMP）、习惯逆转训练（HRT）、暴露和阻止应答（ERP）、认知行为疗法（CBT）、综合性抽动行为干预（CBIT）等，其中习惯逆转训练（HRT）、综合性抽动行为干预（CBIT）以及暴露和阻止应答（ERP）等技术或方法均得到可靠的实证性支持。

8. 什么是抽动障碍的密集练习

密集练习（massed practice，MP）又称为密集消退练习，要求患儿主动重复其抽动症状，1 min 内重复数次。原理是通过反复重复靶抽动症状，引起反应抑制或产生疲劳，导致症状消退。

MP 是较常用的行为治疗之一，早期的几个案例表明 MP 有效，但随后报道结果不一，有一项随机对照研究发现，接受 MP 治疗的患儿 17% 症状缓解，但目前证据不能证明其有确切疗效。

9. 什么是放松训练

放松训练（relaxation training）有两个目的：一是放松肌肉，二是缓解焦虑。由于抽动症状会因负性生活事件或环境因素影响而加重，部分患者合并焦虑障碍。当患者焦虑情绪加重时，其抽动症状也加重，放松训练常可减轻焦虑。

放松训练是一种通过放松身体和精神，减轻压力和焦虑的方法。放松训练的形式多种多样，包括深呼吸、渐进性肌肉放松、冥想和瑜伽等。研究表明，放松训练可以有效地减少抽动症状的频率和强度。一项评估放松训练的系统评价纳入了 3 项对照试验，共有 40 名参与者，在所有 3 项研究中，放松疗法都降低了抽动症状的严重程度和（或）频率。然而，唯一一项将放松疗法与其他两种行为技术进行比较的试验发现，放松训练疗效最差，仅减少了 32% 的抽动次数，而自我监控疗法减少了 44%，习惯逆转疗法减少了 55%。但也有研究发现虽然放松训练与 CBIT 结合使用时效果显著，但单独使用放松训练并不能有效降低 TS 患者的抽动严重程度。

10. 什么是抽动障碍的自我觉察

自我觉察（self-monitoring，SM）是指让患者刻意注意自己的抽动症状，按时间不间断地记录抽动行为频率，通过提高自我对抽动症状的觉察，从而减少抽动频度。自我监察用于治疗 TD 的报道较少，Woods 等发现 SM 能阻止抽动行为的发生，短期有效，但长期疗效不确切。SM 作为单一治疗手段其疗效未被证实，与放松训练一样，可与其他方法联合应用。

11. 什么是抽动障碍的基于功能或情境的管理方法

基于功能或情境的管理方法（functional or context-based management approach，FCMP）指管理问题方式视情境而定，这种干预方法的目的不是治疗抽动症状，而是建立一种系统性管理方法将抽动症状的发生尽可能减少。如 Watson 等发现，当儿童出现抽动症状时，若给予关注，抽动行为会增加，当要求父母忽视患儿的发声抽动并在未抽动时给予每 15 s 关注 1 次，抽动症状很快减少、消失。另一研究发现，患儿抽动症状与姿势有关，抽动症状坐着时频繁、躺下时减少。因此建议，作为综合治疗的一部分，在情况允许时尽可能躺下。

这种管理方法需要对能使抽动症状恶化的因素进行全面评估，确认哪些情境容易引起抽动增加，并制定特殊方法进行干预，以达到减轻抽动症状。此外，还有研究试图以阳性强化减少抽动发生，或使用暂停（time-out）方法惩罚抽动症状的出现。目前，这些研究结果主要来自小样本非对照研究，短期疗效得到肯定，但长期效果并未得到验证。FCMP 尽管与 TD 理论上的假设一致，但作为单一治疗手段尚未得到足够验证。

12. 什么是抽动障碍的习惯逆转训练

习惯逆转训练（habit reversal training for tic disorders，HRT）由 Azrin 和 Nunn（1973 年）首先应用，是一种由多种疗法组成的综合性干预方法。最初版本使用标准化的行为治疗，包括多种技术的结合，如自我觉察、放松技术，而后增加了抽动特异的觉察训练、对抗反应训练和社会支持等方法。在自我觉察训练中，强调提高父母对抽动的预测能力和在精确时间察觉症状出现的能力。同时，也要教会患儿本身识别抽动症状即将发生的先兆信号，包括先于抽动出现的想要抽动的冲动或运动性抽动的早期症状。

治疗中，治疗师训练患儿发现抽动症状和抽动先兆的能力，直到其能准确掌握。在对抗反应训练（competing response practice）中，治疗师帮助患儿选择一种身体上与抽动症状相矛盾的行为，在出现抽动欲望或开始抽动时，有意识地实施这种行为。比较理想的动作为对抗反应，比较隐蔽，不易让人发现，令患儿维持这种行为至少 1 min 或直至抽动冲动消退。这种训练能阻止抽动发生或至少使抽动更难发生。

Miltenberger 等比较了最初的 HRT 版本和其后的简短版本（只有觉察训练和对抗反应训练）结果显示：这两种版本均可减少抽动频度，这一发现也被其他研究证实，提示起主导地位的是觉察训练和对抗反应训练。

HRT 的机制不清，一种解释是对抗反应训练阻止了抽动症状，并增强了与抽动拮抗的肌肉力度。另外一种解释则认为，主要是通过表扬等社会支持使对抗反应得到增强。还有的假设认为，HRT 允许个体习惯于先兆冲动，从而降低抽动需要。HRT 是迄今研究最多的心理社会干预，随机对照研究表明，HRT 可使抽动症状减少 32%～99%，随后的追踪研究发现，这一效果可维持长达 10 个月。上述随机试验主要针对成人，因此，进行大样本的儿童研究很有必要。

13. 什么是抽动障碍的暴露与反应预防

暴露与反应预防（exposure and response prevention，ERP）通过逐渐增加 TD 患者对先兆冲动和不良环境（如活动、会话或场景等）刺激的暴露，从而提高对先兆冲动的耐受性，减少抽动症状的发生。与 HRT 不同的是，ERP 需更长时间忍受先兆冲动的不适感，并抵抗抽动的执行阶段。此外，ERP 不需要按照抽动严重程度创建控制点层次结构，可同时针对多种抽动症状对应的多种先兆冲动。

目前有关 ERP 的研究较少，Verdellen 等学者在一项研究中纳入 43 例 7 ~ 55 岁抽动障碍患者并将其随机分为 ERP 组（21 例）和 HRT 组（22 例），随访时间为 3 个月，结果表明 ERP（效应值 1.42）与 HRT（效应值 1.06）短期内治疗抽动障碍患者疗效相当。然而，该研究存在样本量较少，随访时间较短的局限性，因此未来仍需开展更多的循证研究来探讨 ERP 的长期疗效。

ERP 是基于认为抽动是对感觉刺激（例如，感觉上的不适或冲动）的条件反应，而这些抽动行为的出现是在消除这些不愉快的感觉（即冲动）基础上发生的行为学表现。ERP 行为干预的核心在于通过逐渐暴露患者于引发焦虑或不适的情境或刺激，同时预防以上情况而采取的行为干预反应，以减少这些情境或刺激引发的焦虑和不适。与 HRT/CBIT 不同，ERP 可同时治疗所有的抽动。在 ERP 的初始疗程中，患者训练抑制所有抽动的发生（即反应预防）。随后，他们会被指导集中注意力于前兆性冲动，以习惯于不愉快的冲动。一项研究中，221 例患有 TS 或慢性运动或发声抽动障碍（chronic motor or vocal tic disorder，CTD）的儿童和青少年接受了为期 10 周的治疗师支持的互联网 ERP 或治疗师支持的互联网教育。两组参与者在一系列测量指标上都得到了有意义且相似的改善。

ERP 使患儿暴露于先兆感觉，从而阻止抽动症状出现，理论依据是当个体习惯于先兆冲动，并学会容忍抽动不发作所致的不适时，抽动频率减少。与 HRT 不同的是，患者不是学会对抗，而是学会压抑抽动，集中注意于先兆冲动有关的不适感觉，结果是压抑时间越来越长。持续暴露被认为会导致习惯化，从而减少抽动频率。

HRT 和 ERP 有共同机制，即习惯先兆冲动。因患者可能抵制故意和持续性暴露于负性的感觉，ERP 治疗依从性和可接受性可能受影响。选择何种治疗方案取决于先兆冲动的类型，迟发性运动性抽动障碍患者合并强迫症（OCD）或原发精神性先兆冲动，可能 ERP 的治疗效果更好。如果是合并单纯感觉性先兆冲动或完全没有可辨认的冲动，那么 HRT 治疗效果可能更好。

14. 抽动障碍的认知行为疗法应与其他行为策略干预相结合应用

抽动障碍的认知行为疗法（cognitive behavioral therapy，CBT）是认知治疗和行为治疗结合的方法，它强调认知活动在心理或行为问题发生和转归中的重要作用。在治疗过程中既采用认知技术，又采用行为矫正技术。

在抽动障碍治疗中，CBT 常与其他行为策略联合应用。Fuata 等在 1 例个案报道中将认知治疗和 HRT 相结合，认知成分在克服患者不舒适感方面起重要作用。如患者在抽动前感觉口中湿湿的，以为口中唾液过多从而引起不断吐口水，采用认知治疗的目的是改变这种负性认知。另一项研究发现，CBT 在减轻抽动的同时可减轻焦虑、抑郁，并增加患者的自尊。

O'Connor 随机分组比较 HRT 和 CBT 结果显示，虽然 CBT 组的抽动减少，但效果并不优于 HRT，提示认知成分并未起到作用。目前研究证据表明，认知成分减轻抽动症状不明显，但对减轻其合并的焦虑和抑郁情绪有效。

15. 什么是针对抽动障碍的综合行为干预

抽动综合行为干预（comprehensive behavioral intervention for tics，CBIT），帮助患儿更加意识到自己的抽动及抽动冲动，训练患儿在有抽动冲动时做出对抗行为，以及改变日常生活活动以有助于减少抽动。让患儿学会更好地管理自己的抽动症状，提高生活质量，核心成分是反向习惯训练（HRT），包括抽动警觉训练和对抗性反应训练，通过这些训练破坏抽动障碍循环机制。研究证实 CBIT 可以有效减少抽动。

CBIT 是习惯逆转训练的进一步发展和整合，它以习惯逆转训练为核心，辅以基于功能的评估和干预、放松训练等多种治疗手段，形成一套系统的手册化治疗方案。其中，功能的评估和干预（function-based assessment and intervention），主要基于抽动障碍的行为模型，分析日常生活中会强化抽动发作的环境因素（如陌生环境、压力和紧张），并通过对环境因素的调控减少抽动的发作。而渐进性肌肉放松和腹式呼吸等放松方法将有利于患者在习惯逆转训练过程中进行阶段调整。此外，对于儿童患者，在训练过程中通常使用与行为奖励机制相结合以强化训练效果和提高儿童的治疗兴趣。

美国加州大学精神卫生系 John Piacentini 教授通过研究指出：CBIT 的疗效与药物

治疗相当，而且没有药物副反应。CBIT 可以单独使用或者和药物联合使用。

进行了以下两项试验研究。

（1）CBIT 多中心随机对照试验（randomized controlled trial，RCT），比较针对抽动的综合行为干预与心理教育支持疗法（PST）的疗效。

（2）儿童 CBIT 的 RCT 研究。

两项试验结果均显示，与对照组相比，CBIT 治疗后抽动严重程度显著降低。

在儿童试验中，53% 接受 CBIT 的儿童被评为治疗反应者，而对照组为 19%，87% 的应答者在 6 个月的随访中保持治疗效果。

在成人试验中，38% 接受 CBIT 的患者被评为治疗反应者，而对照组为 6%，80% 接受 CBIT 治疗的患者在 6 个月的治疗随访中保持了治疗效果。症状减轻的程度与药物治疗中报道的相似。

他们将 126 名抽动障碍儿童随机分到 CBIT 组和对照组，其中对照组儿童共接受 10 次的一般心理支持和教育（PST），而 CBIT 组儿童则接受 10 次的 CBIT 治疗。研究者分别在治疗结束时、治疗结束 3 个月、治疗结束 6 个月三个时点对两组儿童进行评估，发现在减轻抽动症状上 CBIT 明显比心理教育支持疗法（PST）更有效。同时，研究结果显示：CBIT 不仅适用于儿童，对成年患者同样有效。

在 Wilhelm 等的随机对照研究中，以 122 名抽动障碍成年患者为研究对象，比较 CBIT 和心理教育支持疗法（PST）的治疗效果。结果发现在 CBIT 组中 38% 的患者抽动症状得到明显减少，而 PST 组中仅 6% 的患者抽动症状有所缓解。在 6 个月后的随访中，CBIT 组中 80% 患者表示疗效保持较好。此外，有临床研究显示其治疗抽动障碍的有效率达到 87%，已经被美国、欧洲、加拿大等多个国家的抽动障碍临床指南推荐为一线治疗方法。还有研究发现，CBIT 除了对抽动症状的缓解效果显著外，在提高患者社会功能、减少焦虑和破坏性行为方面也有帮助。

16. 抽动障碍为什么要进行家庭心理治疗

患儿一旦被诊断为抽动障碍，不同的家庭、不同的父母会有各种不同的反应。有的认为，这简直就是对父母的惩罚。对孩子不自主地抽搐、挤眉弄眼等一系列的表现，有的家长不能接受，充满负罪感。也有的家长认为孩子是“完美”的，根本不相信孩子得了多发性抽动症，特别是患儿出现喉部声响，甚至是“秽语”时，家长会更加忧虑和不安。所以，正确地教会家长认识多发性抽动症，对患儿的治疗与患儿康复有着重要意义。

首先，家长切忌在患儿面前讲本病的难治性，更不要在患儿面前过多提及或过分关注其所表现的症状。患儿出现的抽动症状均为病理原因所致，并非患儿品质问题或坏习惯，家长不要进行责骂或体罚。要知道，抽动障碍患儿对症状无控制能力，斥责或体罚只会加重孩子的精神负担，会使病情加重或反复，还会造成父母之间、父母与孩子之间的矛盾。

除此之外，父母之间的争吵、有激烈情节的动画片及电影等均对儿童病情不利，家长要尽量避免此类因素对患儿的影响。还有，极少数患儿有自残及伤害他人的行为，父母应把利器、木棒放在适当的位置，以免孩子轻易拿到。另外，父母对患儿也不要过分溺爱、纵容，避免使孩子养成任性、固执、暴躁或不合群等不良性格。

家长应积极配合医生对孩子进行治疗，特别是“治疗没有必要，到青春期就会自愈”的观点是要纠正的，对于伴有行为异常的更应该积极干预治疗。还要提醒家长，要克服急于求成的心理，任何药物都不会在 1 周之内取得明显效果，医生会根据病情逐渐调整药物。若频繁更换医生或同时在多名医生处就诊并使用多种药物，极有可能给患儿带来更多的药物副作用。

17. 对抽动障碍患儿家长心理治疗的几点建议

（1）不要对患儿的抽动做出反应，不当“抽动警察”。

（2）只有当患儿不在场时，才能表现出对孩子状况的任何担忧。

（3）与患儿互动，让患儿了解自己的优势。

（4）让患儿在精神和身体上忙碌起来。

（5）准备好睡前放松，确保患儿睡眠充足。

（6）提醒患儿释放压力。

（7）抽动永远不应成为降低对患儿期望的理由。

18. 在心理治疗中如何对抽动障碍进行症状的功能分析

寻找前因和后果，理解抽动行为的功能。

前因，例如：紧张焦虑时，做作业时，吃饭时。

后果，例如：得到了妈妈的爱和关注，停下来不做作业，给他看电视。

针对前因的干预：

在教室——告知老师，安排坐在抽动不易被同学关注的位置，把复杂的任务分解。

放学刚回家——提供 15 分钟自由时间，不询问。

公众场合——提供孩子一个可以使用的解释；提醒孩子使用合适的竞争性反应（CR）。

看电视——限制总时间，家长陪伴以便必要时提供帮助。

吃饭时——在进餐前30分钟消除使抽动加剧的活动或刺激。

针对结果的干预：

如果是获得了社会性关注

——周围人不允许再去阻止抽动。

——周围人不再表现出不安。

——周围人不再嘲笑。

如果是逃避了什么：

——不鼓励因为轻微的抽动离开。

——允许孩子休息片刻的要求，但是还是要完成任务。

——做作业时每半小时，休息15分钟。

——促进孩子使用管理抽动的技巧。

19. 怎样进行抽动障碍的察觉训练

察觉训练是帮助患者识别先兆冲动或其他即将发生抽动的信号，进行自我监控，预先警告，产生竞争性反应（表2–19–1）。

①与抽动相反或不相容。②能够维持一段短暂的时间（约1分钟）。③社交不起眼，能够兼容正常的持续进行中的活动。

表2–19–1　抽动与合适的竞争性反应

抽动	竞争性反应
身体扭曲	站立或坐直同时紧张背部、保持手在身体两侧
眨眼	控制地主动地眨眼；凝视前方，聚焦某个物体
动眉	缓慢地、控制性地眨眼
扮鬼脸	温和地缩拢上下嘴唇
皱鼻	鼻子轻轻地下拉，保持嘴唇压紧，深呼吸
手指的动作	把手放在膝盖上，必要时推压，双手抱臂
瞪眼	紧张眉毛，同时控制呼吸
动脚趾，卷脚趾	把所有脚趾压在地板上
点头，甩头	温和地紧张颈部的肌肉，眼睛注视某处；伸直紧张颈部，同时降低紧张肩部
动下巴	让下巴松松地悬着，同时做放松性呼吸，在呼气前屏息2～3秒

续表

抽动	竞争性反应
动上肢关节	双手抱臂；双手握住
抬腿和扭脚踝	把脚跟压向地板；让双膝紧靠
伸腿	紧张臀部
舔嘴唇	温和地紧张下巴，双唇紧闭
张口	缩拢嘴唇，牙上下闭合，舌头顶住口腔的上颚
转脖子	紧张颈部的肌肉，同时下巴轻轻地下压
吸鼻子	用口呼吸，同时紧张鼻子和眉毛
鼻孔张大	紧张下巴，同时双唇紧闭
左右摇头	紧张颈部，将下巴压向胸部，同时深呼吸
绕舌	将舌头推向上颚，紧闭双唇，深呼吸
紧张或挥舞手臂	内扣手指，肩膀下压，同时夹紧手臂

20. 孩子抽动障碍反反复复，家长如何摆脱焦虑情绪

很多家长都说自从孩子被诊断出抽动症后，自己一刻也不敢放松。每天都观察孩子，看他是否有好转。同时，还担心病情加重、落下病根，及抽动障碍给孩子心理造成不好的影响。由于家长长时间处于神经紧绷的状态，还没等孩子康复，大人就先崩溃了。孩子生病，家长会感到“焦虑”，本是正常的反应。但是，如果反应过度、过激，就会造成负面的影响。不仅影响家长自己的身心健康，也会阻碍孩子症状的改善。下面介绍家长焦虑产生的原因和对策。

（1）为何会“过度”焦虑?

大部分家长担忧、焦虑是对即将来临的危险或威胁所产生的紧张、不安、忧虑等不愉快的复杂情绪状态。当得知孩子确诊抽动症后，很多家长都会有这样的担忧：抽动症会不会影响孩子发育？会不会影响学业？会不会一直都治不好？这一系列问题背后反映的是，家长缺乏对本病的正确认知。很多家长不明白、不清楚自己以及孩子接下来将要面对怎样的情况，会在无意中放大每个问题的严重性，尤其当这些问题与孩子的健康和未来息息相关时，自然会产生焦虑。

（2）对治疗的不合理期待：

许多父母在孩子的治疗上投入了大量时间、精力和金钱，相应地对治疗期望就很高，一旦遇到抽动症状有所波动或反复，内心容易有挫败感。当孩子的表现不尽如人

意时，这种挫败感就会转而变为焦虑、愤怒，甚至是对自己产生否定的想法，“我都已经尽力了，孩子怎么还不见好转？”过度期望的结果，往往是期望越高，失望越大，久而久之，自己的心态也变得越来越不好。

（3）如何摆脱焦虑：

首先，要正确认识抽动障碍这种疾病，抽动障碍是遗传、心理和环境等多种因素相互作用所产生的结果，并不是什么不治之症。其次，疾病不是一两天形成的，也不可能一两天就治好，要有坚持长期治疗的打算。

通常来说，暂时性的抽动障碍，一般至少持续 2 ~ 4 周；慢性抽动障碍及更复杂的 Tourette 综合征，病程通常在 1 年以上。因此。家长要做好长期治疗的思想准备。与其担心、焦虑，不如将焦虑转化为具体的行动，多了解抽动障碍的基本常识，多关心孩子。

（4）调节自身状态：

在治疗抽动症的过程中，家长的状态非常重要。如果家长的状态不好，这种情绪会传递给孩子。很多孩子表示：“我爸妈知道我得病了需要帮助，他们天天看着我，让我更有压力了”。所以，家长首先要学会调整自己的情绪，不要将焦虑传递给孩子，做到“不关注、不指责、不安慰”。

感觉焦虑的时候，可以找些事情来做，用来转移注意力。比如可以听一些舒缓的音乐，或者是去跑步健身，做些自己喜欢的事情，调整好自己的情绪，再去和孩子沟通，更有利于自己和孩子的身心健康。

（5）营造轻松、自由的家庭环境：

轻松、和谐的家庭环境，不仅对抽动症状的改善有帮助，还在于能提供家庭成员间的互相支持与理解，让孩子能够在温馨和谐、舒适的氛围内成长，有助于孩子的身心健康发展。反之，过分严厉的教育、充满焦虑不安的家庭环境，会导致孩子心理的恐惧和压抑，使孩子缺乏自信和主见，这种长期的不良刺激也会成为抽动症发病的诱发因素。在生活中，要适当鼓励和表扬孩子，给予更多的关心和理解。偶尔放下家长的架子，与孩子平等交流，也许孩子会带给我们更多惊喜。

事实证明：建立良好的家庭环境，是促进抽动障碍的康复、避免儿童心理发展受到影响的有效方法。认知支持治疗的目的不是直接消除抽动症状，而是支持和帮助患者消除心理困扰，减少焦虑、抑郁情绪，适应现实环境。认知支持疗法通常需要医生、家庭和学校三方充分合作，才能取得较好的效果，其中主要是对患儿及其家长进行心理支持和指导。

家长对患儿既要关心又不能表现过于焦虑，不要带患儿反复求医就诊，不要过分注意与提醒患儿出现的抽动症状，更不要整天唠叨或责骂患儿所出现的这些异常动作，以免造成患儿的病情加重。要给患儿创造轻松愉快的环境，合理安排好患儿的日常生活，鼓励和引导患儿参加各种有兴趣的游戏和活动以转移其注意力，避免过度兴奋激动和紧张疲劳，减轻学习压力和负担。

（6）心理转移疗法：

临床观察发现抽动障碍的症状在紧张着急时加重，放松时减轻，睡眠时可消失。因此，当儿童抽动症状发作时，不要强制其控制，最好采用转移法。如发现患儿抽动明显时，可让他们帮忙递个报纸或做些轻松的事情，这样可减轻由抽动带来的紧张、焦虑和自卑感，通过有目的的肢体活动而逐渐减轻和缓解抽动症状。

要对患儿的学习问题、社会适应能力和自尊心等方面进行教育干预策略，涉及家庭、学校和社会。鼓励患儿多参加文体活动等放松训练，避免接触不良刺激。家长可以将患儿的发作表现摄录下来，就诊时给医师观看，以便于判断病情。同时，家长应与学校老师多沟通交流，并通过老师引导同学不要嘲笑或歧视患儿。鼓励患儿大胆与同学及周围人交往，增进社会适应能力。

第三篇　西医治疗

1. 抽动障碍为什么要进行及时的治疗

对抽动障碍及时有效地治疗极为重要。但不少父母对此类障碍存在认识上的误区。这些认识上的误区会延误最佳治疗时机，使孩子产生实质性的、多方面的损害。及时治疗的原因包括以下几点：

（1）首先会影响孩子的外貌形象：孩子会产生自卑感、抑郁、不合群、孤独，影响社会人际交往。同学、老师的歧视或嘲笑使患儿不喜欢上学，甚至厌学、逃学。

（2）记忆与注意缺陷：专家用儿童神经心理成套量表测试 30 例抽动障碍患儿，提示抽动障碍患儿有严重的空间记忆力缺陷。通过进行听觉诱发电位及测验表明，抽动障碍患儿会出现特殊注意缺陷及视觉注意广度损害。另外有研究表明，抽动障碍至少有 30% 出现秽语症。严重者还会出现模仿动作、模仿和重复言语、强迫动作或猥亵行为。这种疾病对儿童的伤害是多方面的，一般抽动障碍的儿童不会影响智力，但是生活上却会受很大的影响。

（3）影响到孩子自身心理健康状况：孩子会有个性发展问题。2.5 ~ 12 周岁的儿童会从自然人向社会人发展，是儿童自我意识形成的重要时期。这一时期，外界积极或消极的评价，会对儿童自我意识和个性形成产生重要影响。如果在这一阶段经常受到家长责骂、老师批评、同学嘲笑，会对儿童身心发展产生巨大伤害。不但难以建立自尊、自信，难以形成健全的人格，而且很容易产生反社会心理。部分患儿到了青少年时期发展成为品行障碍，从而影响孩子一生。

（4）影响孩子的生活和社交能力：孩子会有社会退缩和社交障碍。随着年龄的增长，儿童的社会交往和人际交往范围逐渐扩大，会产生一些高级的情感体验，如荣誉感、责任感等。如果患儿得不到及时有效的治疗，特别是抽动得不到控制，则会严重影响患儿与同学、同伴的交往，产生自卑感、社会退缩、行为不成熟、社交障碍、口吃以及品行纪律等问题，严重影响他们的社会交往和人际关系。

（5）影响孩子学习成绩：引起继发性学习困难，经常不自主地抽动和发声，上课时因要努力控制自己的发声性抽动，注意力不能集中在老师的讲课上，学习成绩一般较差。抽动障碍还容易使孩子注意力分散，眼睛很难盯在书本上，日久则影响记忆力，造成学习能力差，成绩下降。

（6）给家长带来沉重的心理负担，深刻影响家庭关系。给家庭带来不良影响，面对孩子的这种找不到原因的疾病，许多父母感到百般困惑甚至互相责备，他们往往会体验到巨大压力、焦虑、自责、病耻感及家庭关系的不和谐。

（7）患病例数的增加趋势，增加社会负担。病情严重者，可影响未来就业。

所以，抽动障碍已经成为影响孩子健康成长的新的危机。与此同时，抽动障碍也已经成为一个重要的公共卫生问题。如何有效地关注和帮助这类孩子，使他们能够顺利健康地成长，是我们全社会的责任。

2. 抽动障碍的治疗目标是什么

抽动障碍按照慢性病管理策略进行管理。根据总体原则和个体情况设定治疗目标，制订长期治疗计划，定期随访、评估，监测治疗效果和不良反应。治疗的目标包括缓解抽动症状和最大限度改善功能损害，提高生活、学习和社交能力。医务人员、家庭和学校需密切合作，以期完善诊疗方案和达到治疗目标。

（1）治疗的总体目标不是为了完全控制症状，而是减轻症状和不再产生进一步的心理社会功能损害。

（2）抽动障碍的治疗目标主要包括以下两个方面。

控制核心症状或目标症状。抽动障碍治疗前应确定治疗的目标症状，即对患者日常生活影响最大的症状。抽动经常是治疗的目标症状，但也有些患者的目标症状是强迫观念和行为、注意缺陷多动障碍等。目前随着认识的深入，我们渐渐认识到真正损害孩子社会功能、对孩子造成巨大伤害的都是抽动症的共患病或并发症。所以积极控制并发症成为本病的治疗目标之一。

（3）治疗前要评估，内容包括：分析抽动的形式、共患病情况、严重程度、损害程度、治疗经过等。

（4）药物治疗前，应当首先开展心理教育和饮食（生活方式）的调整。

（5）评价治疗效果时，必须考虑到抽动障碍病程本身自然波动的因素和安慰剂效应。

（6）治疗的最终目的是恢复社会功能。使患儿能够成为比较正常的人，能够融入成年人的社会里。

3. 对抽动障碍如何进行有效的治疗管理

抽动障碍按照慢性病管理策略进行管理。根据总体原则和个体情况设定治疗目标，制订长期治疗计划，定期随访、评估，监测治疗效果和不良反应。治疗的目标包括缓解抽动症状和最大限度改善功能损害，提高生活、学习和社交能力。治疗原则是在规范化治疗基础上，注重治疗的个体化。对于影响到日常生活、学习或社交活动的中至重度抽动障碍患儿，通常需要药物治疗联合心理和行为干预。部分病情较轻的患儿不需药物治疗，采取忽略的方式和心理疏导即可，不要太注意其不自主的动作与声音，因过度注意反而使他产生自觉意识，甚至表现出更多的抽动症状。但若患儿的病情严重到足以影响生活、学习及人际关系，甚至合并出现多动、学习困难、情绪障碍、强迫症、反社会行为时，那就要积极评估与治疗。

4. 抽动障碍药物治疗的注意事项有哪些

对于影响到日常生活、学习或社交活动的中至重度抽动障碍患儿，通常需要药物治疗联合心理和行为干预。抽动障碍的治疗药物包括盐酸硫必利、舒必利、阿立哌唑、可乐定透皮贴片、氟哌啶醇、托吡酯、利培酮、菖麻熄风片、芍麻止痉颗粒、九味熄风颗粒等，心理行为干预包括心理疏导、习惯逆转训练、暴露与反应预防、抽动综合行为干预、放松训练等。同时需要注意均衡饮食、避免不良刺激和进行文体活动等有益于抽动障碍患儿的事项。如果疗效未达预期，应评估诊断和治疗是否正确、依从性如何以及是否存在共患病等情况。

抽动障碍的药物治疗注意事项：

（1）大多数药物是“超常规治疗量”。

（2）仅在严重导致患者不适或干扰了其功能时使用。

（3）加量缓慢。

（4）仅在持续一年后考虑停药。

（5）至青春期后期减量。

（6）用药前完成详细的体格检查和实验室常规检查：包括：血常规，肝功能，泌乳素，EEG，ECG 等。

一般有两大类药物可以用于控制抽动症状。一类是非精神抑制药物，用于轻度抽动的治疗。另一类是典型的或非典型的精神抑制类药物，用于严重抽动障碍的治疗。

这些药物对于抽动症状的控制比较适度，是治疗抽动障碍的有效常用药物。很多孩子服用后可能会比较不易怒、不强迫，多动的现象也会得到改善。

5. 抽动障碍的常用治疗药物有哪些

常用药物：阿立哌唑、硫必利、舒必利、可乐定、肌苷、胍法辛等（详见表3-5-1）。

表3-5-1 抽动障碍常用治疗药物

药名	作用机制	起始剂量	治疗剂量	常用副作用	备注
硫必利	D_2受体阻滞	50 ~ 100 mg/d	150 ~ 500 mg/d	嗜睡、胃肠道反应	一线药物，有TD适应证
匹莫奇特（哌迷清）	D_2受体阻滞	0.5 ~ 1 mg/d	2 ~ 8 mg/d	锥体外系反应，心电图改变	一线药物，有TD适应证
舒必利	D_2受体阻滞	50 ~ 100 mg/d	200 ~ 400 mg/d	嗜睡、体重增加	一线药物，有TD适应证
阿立哌唑	D_2受体部分激动	2.5 mg/d	5 ~ 20 mg/d	嗜睡、体重增加	一线药物，有TD适应证
可乐定	α_2受体激动	0.025 ~ 0.05 mg/d	0.1 ~ 0.3 mg/d	嗜睡、低血压、心电图改变	一线药物外用，有TD适应证
胍法辛	α_2受体激动	0.25 ~ 0.5 mg/d	1 ~ 3 mg/d	嗜睡、低血压、心电图改变	一线药物（TD+ADHD），有TD适应证
氟哌啶醇	D_2受体阻滞	0.25 ~ 0.5 mg/d	1 ~ mg/d	嗜睡、锥体外系反应	二线药物，同服等量盐酸苯海索（安坦），有TD适应证
利培酮	D_2受体阻滞	0.25 mg/d	1 ~ 3 mg/d	体重增加、锥体外系反应	二线药物，有TD适应证
奥氮平	D_2受体阻滞	2.5 mg/d	2.5 ~ 15 mg/d	体重增加，静坐不能	二线药物，有TD适应证
托吡酯	增强GABA作用	0.5 mg/（kg·d）	1 ~ 4 mg/（kg·d）	体重下降、认知损害	二线药物，有TD适应证
丙戊酸钠	增强GABA作用	5 ~ 10 mg/（kg·d）	15 ~ 30 mg/（kg·d）	体重增加、肝功异常	二线药物，有TD适应证

注：治疗剂量建议根据年龄进行选择，＜7岁者使用最小治疗剂量至约1/2最大治疗剂量，如硫必利150 ~ 300 mg/d；＞7岁者使用约1/2最大治疗剂量至最大治疗剂量，如硫必利300 ~ 500 mg/d。

6. 抽动障碍在临床治疗时为什么需要联合用药

尽管大多数患有抽动障碍的儿童和青少年都受益于循证的社会心理治疗和药物治疗，但仍有一部分患儿未能达到预期治疗效果，可能需要考虑采用更深入或更复杂的治疗方法。治疗不佳情况包括：症状控制不佳；症状有所改善但存在持续功能受损；有明显的药物不良反应；因患儿自身、家长、外部环境等原因而导致在实施治疗时存在挑战等。未能达到预期治疗效果的患儿，还需要重新评估是否因其他疾病或存在共患病影响预后的情况。

尤其是临床药物治疗时，有些病情较重，当使用单一药物不能改善症状或者仅能改善部分症状，或有共患病时，可考虑联合用药；还可以进行中医中药、针灸、物理、心理、音乐疗法等多学科综合干预治疗，尤其是难治性抽动障碍更需要多学科综合干预治疗，才能缓解病情，以达康复。

7. 抽动障碍的治疗药物多巴胺受体阻滞剂的疗效如何

多巴胺受体阻滞剂是儿童抽动障碍治疗的经典药物，尤其是中重度抽动障碍的治疗。典型抗精神病药物包括氟哌啶醇、硫必利（泰必利）等。虽然这类药物疗效肯定，但不良反应多，目前很少作为一线药物使用，而是选择非典型抗精神病药物，如，舒必利、利培酮、阿立哌唑等。

（1）氟哌啶醇：

【特点】至今是临床常用并且非常有效的抗抽动药物，有效率为 60% ~ 90%。

【用法用量】从小剂量开始，缓慢增加剂量为原则。起始剂量为 0.25 ~ 0.5 mg，每晚睡前顿服，以后每隔 5 ~ 7 天增加剂量 0.25 ~ 0.5 mg。儿童常用治疗剂量为 1 ~ 4 mg/d，分 2 ~ 3 次口服。服用等量的苯海索（抗胆碱能药物）以拮抗药源性锥体外系反应。在加量过程中应根据治疗效果和副反应调整剂量。

【副作用】副作用相对比较大，发生与剂量直接相关。常见的副作用包括：嗜睡、乏力、头昏、便秘、心动过速、锥体外系反应、静坐不能等，还有些患者在服用过程中出现流泪、悲伤、乏力等相关性抑郁症状以及攻击行为等病症。

（2）硫必利：

【特点】副作用少，耐受性好，是目前国内首选的药物之一，有效率 76% ~ 87%，但抗抽动作用不如氟哌啶醇。适用于 7 岁以上患者。

【用法用量】起始剂量为每次 50 ~ 100 mg，每天 2 ~ 3 次口服。然后根据抽动控制情况适当增加剂量，治疗剂量一般在 150 mg/d，分 2 ~ 3 次口服，推荐剂量范围为 100 ~ 400 mg/d。最大剂量为 600 mg/d。

【副作用】副作用少而轻，可能出现的副作用有头昏、乏力、嗜睡、胃肠道反应等，一般不需要特殊处理。几乎无锥体外系不良反应，亦未见有肾功能和外周血象异常改变。

选择性单胺拮抗剂包括以下两种药物：

①舒必利：起始剂量为 50 ~ 100 mg/d，分 2 ~ 3 次口服，推荐剂量为 200 ~ 400 mg/d。不良反应主要有嗜睡、体重增加，轻度锥体外系反应等。

②匹莫齐特

【特点】在欧美较为广泛地应用于抽动障碍的治疗。

【用法用量】起始剂量一般为 0.5 ~ 1 mg，睡前一次口服，一周后可缓慢上调剂量，至疗效最佳而副作用最小为止。常用剂量为 2 ~ 8 mg/d，分 2 ~ 3 次服用，最大剂量为 0.2 mg/（kg · d）。

【副作用】镇静、体重增加、抑郁、静坐不能、帕金森病急性肌张力障碍等。特别要注意心脏副作用及心电图改变。

8. 抽动障碍的治疗药物多巴胺自身受体激动剂、α_2 受体激动剂类疗效如何

多巴胺自身受体激动剂具有抗多巴胺受体的作用，临床现已应用于治疗抽动障碍。代表性药物如培高利特和阿立哌唑。

（1）培高利特：

【特点】对多巴胺 D_1 和 D_2 受体具有高度的亲和力，具有缓释型、强的长时间作用的特点。临床较多应用于帕金森病的治疗。

【用法用量】个别报道用量为每天 0.15 ~ 0.75 mg，分 3 次口服。

【常见副作用】有较小的致锥体外系症状的可能性，最常见的副反应为胃部不适，如厌食、恶心等，个别还可引起幻觉、体位性低血压等。

（2）阿立哌唑：

【特点】起效快，用药便捷，目前是很多医生作为治疗儿童抽动障碍的一线药物。

【用法用量】用于治疗抽动障碍患儿的起始剂量为 2.5 mg/d，推荐治疗剂量为 5 ~ 20 mg/d，1 ~ 2 次 / 天。

【副作用】恶心、呕吐、头痛、失眠、嗜睡、激惹、焦虑、体重增加。

（3）可乐定：

可乐定为中枢性 α_2 受体激动剂，抑制交感神经冲动传出。

【特点】是目前国内外治疗抽动障碍应用最多的药物，安全性较高，有效率 50% ~ 86%。可乐定是中枢性 α_2 受体激动剂，能够抑制交感神经传出，治疗效果比阿立哌唑、氟哌啶醇均差，起效慢，3 ~ 4 周产生效果，有效率为 20% ~ 70%，它的特点是对抽动症状、共患注意力不集中、多动都有效，没有锥体外系副作用，国外甚至将其作为抽动障碍的首选药。有口服和皮肤贴片两种剂型。口服日剂量为 0.075 ~ 0.3 mg，分 2 ~ 3 次口服，开始用药剂量小，逐渐增加剂量；使用可乐定皮肤贴片治疗抽动障碍起效慢，但使用依从性好，简单方便，副作用轻微，临床常作为治疗轻度至中度抽动障碍患儿的首选药物。可乐定的剂型有口服片剂和经皮肤治疗的贴片（透皮慢释放剂）两种。

【用法用量】口服起始剂量为 0.025 ~ 0.05 mg/d，通常每周增加 0.05 mg，学龄儿童治疗剂量为 0.1 ~ 0.3 mg/d，每天药量分 3 ~ 4 次服用，总量一般不超过 0.5 mg/d。口服制剂不能耐受者，可选用可乐定贴片治疗。

【副作用】该药的副作用较少，最主要的为嗜睡、镇静，其次是易激惹，少数还有口干、失眠、心率增快等，大剂量时可能出现低血压，故不可骤停用药。骤然停药可引起交感神经亢进的急性撤药反应，有镇静、头昏等，也可出现心电节律异常，因此用药前后需检查血压和心电图。

目前抽动症外用剂可乐定透皮贴治疗抽动障碍应用情况（图 3-8-1）如下：

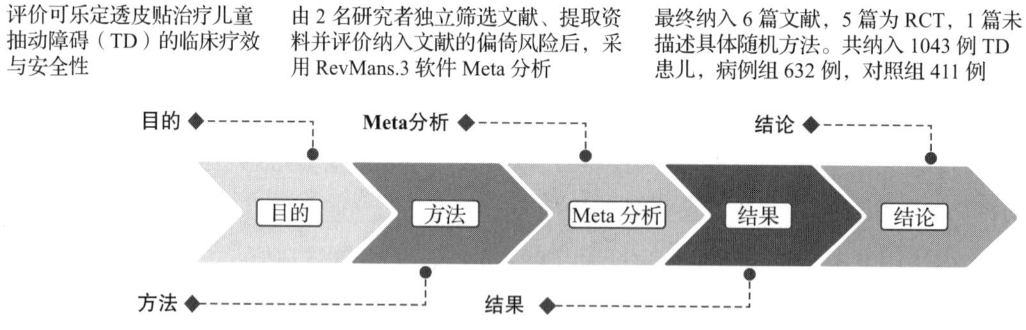

图 3-8-1　可乐定透皮贴治疗抽动障碍 Meta 分析

注：检索维普科技期刊数据库、万方数据库、中国知网、中国生物医学文献数据、EMCC，PubMed，OVID 及 Cochrance 图书馆，搜集可乐定透皮贴治疗 TD 的 RCT 和 NRCT，检索时间均为建库至 2016 年 8 月 30 日。

现有证据表明，可乐定透皮贴与治疗 TD 的传统药物相比疗效相当，但其不良反应的发生率低，且使用方便。

（4）胍法辛

【特点】为新型 α_2 受体激动剂。能选择性与突触前 α_2 受体结合，比较适合于抽动障碍伴注意缺陷多动障碍的治疗。

【用法用量】起始剂量为 0.25 ~ 0.5 mg/d，每晚睡前服用，约 3 ~ 4 天增加 0.5 mg，治疗剂量为 1 ~ 3 mg/d，分 2 ~ 3 次口服。

【副作用】常见的有镇静、疲劳和头痛、低血压等。

9. 阿立哌唑治疗抽动障碍的作用机制是什么

阿立哌唑（aripiprazole）由日本大冢化学工业株式会社开发，属非典型抗精神病药物，于 2002 年 11 月通过美国 FDA 批准上市。阿立哌唑是 D_2 受体部分激动剂和 D_1 受体激动剂，同时对 5-HT1A 受体有部分拮抗作用，对 5-HT2A 受体有拮抗作用。作用机制：是多巴胺 D_2 受体部分激动剂，具有多巴胺系统的稳定作用，使多巴胺功能恢复到正常水平。被誉为“第三代抗精神病药”或多巴胺系统稳定剂，安全性高。不良反应轻微，对血糖、血脂、血清泌乳素水平影响很小，对体重影响小，锥体外系症状发生率低（表 3-9-1）。

表 3-9-1 治疗抽动障碍第三代抗精神病部分药物

药物名称	儿童少年适应证	参考剂量范围（mg/d）	NMPA，/FDA 批准
利培酮（risperidone）	≥ 13 岁精神分裂症	1.5 ~ 6	NMPA，FDA
	≥ 10 岁双相情感障碍	1.5 ~ 6	NMPA，FDA
	5 ~ 17 岁孤独症的易激惹	0.6 ~ 3	NMPA，FDA
	5 ~ 17 岁智力低下及品行障碍的攻击破坏性行为	0.25 ~ 1.5	NMPA
帕利哌酮（paliperidone）	≥ 12 岁精神分裂症	3 ~ 12	NMPA，FDA
奥氮平（olanzapine）	≥ 13 岁精神分裂症	5 ~ 20	NMPA，FDA
	≥ 10 岁双相情感障碍	5 ~ 20	FDA
喹硫平（quetiapine）	≥ 13 岁精神分裂症	400 ~ 800	FDA
	≥ 10 岁双相情感障碍	400 ~ 800	FDA
氯氮平（clozapine）	精神分裂症	成人 150 ~ 600	—
氨硫必利（amisulpride）	精神分裂症	成人 400 ~ 1200	—
阿立哌唑（aripiprazole）	≥ 13 岁精神分裂症	10 ~ 30	NMPA，FDA
	≥ 10 岁双相情感障碍	10 ~ 30	FDA
	≥ 6 岁 Tourette 综合征	5 ~ 20	NMPA，FDA
	6 ~ 17 岁孤独症的易激惹	5 ~ 15	NMPA，FDA

注：NMPA：中国国家药品监督管理局；FDA：美国食品药品监督管理局；“—”：为没有被 NMPA 和 FDA 批准。

10. 选择性单胺受体拮抗剂类药物治疗抽动障碍的疗效如何

（1）利培酮

【特点】与 5- 羟色胺（5-HT）的 $5-HT_2$ 受体和多巴胺的 D_2 受体有很高的亲和力，从而拮抗中枢神经系统的多巴胺和 5- 羟色胺。此外，还能与 α_1 和 α_2 肾上腺素受体结合，具有抑制中枢去甲肾上腺素的功能。在欧洲已经作为一线药物广泛应用于抽动障碍的治疗。

【用法用量】起始剂量为 0.25 ~ 0.5 mg/d，分 2 次口服，以后每隔 3 ~ 7 天增加 0.5 ~ 1 mg，推荐剂量范围 0.5 ~ 6 mg/d，目前国内用于 15 岁以上青少年患者。起始剂量为 0.25 mg/d，分两次服用。根据临床症状改善情况缓慢增量，每周可增加 0.25 ~ 0.5 mg，治疗剂量为 1 ~ 3 mg/d。

【常见副作用】失眠、焦虑、易激惹、头痛等锥体外系反应和体重增加等。个别患者还有便秘、腹痛等消化系统症状及视物模糊或皮疹等过敏反应。

（2）奥氮平

【特点】是最常用于治疗精神分裂症的非典型抗精神病药物，也是非典型抗精神病药物中最昂贵的一种。选择性作用于大脑边缘多巴胺能通路，与 $5-HT_2$ 受体的结合力强于与 D_2 受体的结合力。

【用法用量】起始剂量为 2.5 mg/d，每周增加 2.5 mg，治疗剂量为 2.5 ~ 25 mg/d。

【常见副作用】常见不良反应如嗜睡、静坐不能、体重增加等。

11. 抗癫痫药物治疗抽动障碍

（1）丙戊酸钠

【特点】可能与提高脑内 γ- 氨基丁酸水平，减少脑内兴奋性氨基酸含量，从而降低神经兴奋性作用有关。

【用法用量】起始剂量为 5 ~ 10 mg/（kg · d），治疗剂量为 15 ~ 30 mg/（kg · d）。

【常见副作用】注意肝功能损害等副作用。

（2）氯硝西泮

【特点】选择性作用于大脑边缘系统，与中枢苯二氮䓬受体结合，促进 γ- 氨基丁酸释放。

【用法用量】起始剂量为 0.01 ~ 0.02 mg/（kg · d），治疗剂量为 1 ~ 2 mg/d，分

2～3次服用。

【常见副作用】嗜睡、头昏、乏力、眩晕等，严重者可出现共济失调和行为紊乱。

（3）托吡酯

托吡酯（妥泰）是一种结构独特的新型抗癫痫药，该药在抽动障碍的治疗中，可能与通过抑制 γ- 氨基丁酸（GABA）氨基转移酶、调节中枢 GABA 系统等多种作用机制有关。妥泰单药或联合他药治疗可明显减轻抽动障碍患者的抽动症状，且无锥体外系反应。但临床发现其在认知方面可导致记忆困难、言语不流畅、找词困难、理解力变迟钝及注意力不集中，还可引起头晕、嗜睡、疲劳、遗尿及少汗等，提示对学龄儿童的学习功能有一定的影响。应注意食欲缺乏、体质量下降、泌汗障碍、认知损害等不良反应。治疗剂量为 1～4 mg/（kg・d），2 次 / 日，有报道指出，左乙拉西坦、氯硝西泮等对抽动障碍治疗有效。

（4）肌苷

可通过血脑屏障快速进入中枢神经系统，于多巴胺能神经轴突末梢部位起多巴胺受体拮抗作用，还具有镇静、抗惊厥作用，可作为治疗抽动障碍较为常用的辅助药物。

12. 为何作用于 GABA 系统的药物能够治疗多发性抽动症

儿童多发性抽动症与神经递质系统的异常有关，其中氨基酸类神经递质的分泌与代谢紊乱、兴奋性及抑制性氨基酸神经递质含量与比值的变化与本综合征的发生密切相关。GABA 是中枢神经系统中重要的抑制性氨基酸神经递质，多发性抽动症患者血浆 GABA 增至生理水平时，抽动次数明显减少或消失，同时 GABA 也参与了神经元损伤，并且与兴奋性氨基酸的兴奋毒性相关，二者的比例失衡可导致细胞功能持久或不可逆的改变，大量实验证明 GABA 可对抗兴奋性氨基酸，减轻缺血环境时对神经细胞的兴奋毒性。

临床上，作用于 GABA 系统的药物常见的有：氯硝西泮（clonazepam）、巴氯芬（baclofen）、托吡酯（topiramate）和左乙拉西坦（levetiracetam）及尼古丁等，对一些抽动障碍的儿童治疗，显示初步治疗效果良好。

13. 为什么说抽动障碍明确诊断后就要坚持治疗

抽动障碍的药物治疗应循序渐进，分多个阶段进行，每一步都要仔细评估。整个疗程通常为 1～2 年。如果在治疗过程中任何时候症状复发或加重，则返回前一步或从头开始恢复治疗。

（1）急性治疗期：积极控制症状，缩短病程。从最小剂量开始，慢慢增加（1 ~ 2 周增加）至目标治疗剂量。治疗过程取决于患者对药物的反应，直到取得满意效果。

（2）巩固治疗期：巩固治疗效果，预防复发，促进社会功能恢复。抽动症状基本得到控制后，仍需持续 1 ~ 3 个月。

（3）维持治疗期：预防复发，保持良好的日常功能，提高生活质量。巩固期结束后，如病情得到良好控制，应持续治疗 6 ~ 12 个月，维持剂量一般为以前最大剂量的 1/2 ~ 2/3。

（4）减量停药期：维持治疗后，如症状得到控制，可逐步停药，停药期应循序渐进，至少 1 ~ 3 个月。

以上可以看出，即使孩子的症状得到控制，到了减量停药的阶段，也要慢慢进行，切不可直接停药。不少患儿父母对此类障碍存在认识上的误区，或担心药物的不良反应，而拒绝服药治疗，从而导致患儿被延误了最佳治疗时机。家长担心药物的副作用，担心这么小吃药会对生长发育有影响。甚至有的家长在孩子症状减轻时擅自停药，症状加重再给孩子恢复用药。这种做法是不建议的。治疗过程中，如果不是医生调整用药方案，家长不要擅自给孩子减停药，即使症状已减轻不少。

（5）自行停药存在危害：治疗一段时间，看到孩子有了改善，这个时候往往会有部分家长放松警惕，做出错误的决策。比如有些家长会想当然认为，孩子有改善就代表好了，然后就给孩子停药了；还有家长会觉得，毕竟是药三分毒，能少吃就少吃，既然有改善了，那就停一停或者只上学吃，假期就停。其实以上观点都是错误的，并且是治疗的大忌。有改善并不代表好了，孩子有改善不能代表抽动症就好了，只是药物在发挥作用而已。抽动症的治疗是一个长期的过程，而且抽动症有易反复的特点，如果擅自停药很容易造成症状的反复。所以家长们千万不要过早、频繁更换及停用药物。很多家长会担心长期用药对孩子的影响而给孩子停药，比如是否会影响孩子的生长发育？是否会产生药物依赖？其实药物持续治疗对孩子的影响并不是很大，反而总是吃吃停停、中断治疗会对孩子治疗产生很大的影响。药物从开始服用到达到稳定的药效，是需要一个过程的，如果经常吃吃停停，会影响药物实际的治疗效果。停药后如果症状加重，需恢复用药的话，很可能要增加剂量才能控制，甚至出现无效果的情况，所以需要长期用药。

（6）症状减轻后仍需遵医嘱用药治疗，服药期间不要随意更改。很多时候会发现，自行判断的不一定准，如果有调整用药的需求，向医生反馈一下，听一下医生的建议。用药期间出现的任何信息，好的坏的，都可以反馈给医生，帮助调整用药方案。除了用药治疗，当孩子的抽动症状减轻或消失后也需注意呵护孩子的身心健康，避免症状复发。在抽动症的治疗结束后，还应密切关注其他共患病的治疗情况，防止因其他共患病的发生导致抽动症状的反复。

14. 抽动障碍的药物疗程如何

（1）急性期治疗：积极控制患儿症状，缩短病程；从起始剂量滴定至治疗剂量，疗程长短不定，应根据病情而定。

（2）巩固期治疗：巩固疗效，防止复燃。即病情基本控制后，继续维持急性期治疗剂量至少 1 ~ 3 个月。

（3）维持期治疗：防止复发，提高生活质量；即巩固治疗阶段后病情控制良好，仍需维持治疗 6 ~ 12 个月，维持剂量是治疗剂量的 1/2 ~ 2/3。

（4）减量停药期：经过维持治疗阶段后，若病情完全控制，可考虑逐渐减停药物，减量期至少 1 ~ 3 个月。

常用药物：硫必利、哌迷清、舒必利、阿立哌唑、可乐定、胍法辛等。

联合用药：当使用单一药物仅能使部分症状改善，或有共患病时，可考虑联合用药；难治性抽动障碍亦需要联合用药。

15. 如何对抽动障碍进行个体差异化治疗

病情严重程度分为：

- 轻度（轻症）是指抽动症状轻，不影响患儿生活、学习或社交活动等。
- 中度是指抽动症状重，但对患儿生活、学习或社交活动等影响较小。
- 重度（重症）是指抽动症状重，并明显影响患儿生活、学习或社交活动等。

治疗需要个体化：

- 轻症：主要是心理疏导，密切观察。
- 中重症：心理治疗 + 药物治疗（单药或联合用药）。
- 难治性：心理治疗 + 药物治疗 + 神经调控治疗 + 其他疗法（配合中药针灸、埋线推拿、音乐等疗法）。

难治性抽动障碍是指经过氟哌啶醇、硫必利等常规抗抽动障碍药物足量规范治疗 1 年以上无效，病程迁延不愈的抽动障碍患者。

16. 抽动障碍病程如何

本症的病程呈缓慢进展，症状起伏波动，新的症状可代替旧的症状。疾病初期有少数患儿可短暂自行缓解。Robertson MM 等认为到了青春期，TS 症状变得越来越难以预期，估计 30% ~ 40% 的抽动症状到青春期后期会有所缓解。症状严重程度不一，轻者不被人们所注意，可照常上学；严重者则干扰日常生活和学习，尤其伴发行为症状，如 ADHD、OCD 及其他行为障碍，或因发声抽动影响课堂秩序。TS 患儿大多数智力正常，一般都自知有病并能配合治疗。

17. 抽动障碍的非药物疗法有哪些

心理治疗、神经调控、手术治疗、家庭治疗、训练治疗、针灸、穴位埋线、推拿治疗、音乐治疗等。

18. 家长如何通过观察临床症状判断抽动障碍的药物疗效

抽动障碍患儿治疗前后均在同一环境连续回顾性视频录像录音 1 小时，根据录像录音分别记录症状发作出现的次数，进行治疗前后的对比，这种评定的客观性比较强。也可以将患儿治疗前后有关症状发作情况记录在相应的观察表上，然后计算治疗前后发作频率减少程度，这种评定方法的准确性比较差，可能还带有一定的主观性。

（1）疗效评定标准如下。

显效：发作次数减少 75% 以上。

有效：发作次数减少 50% ~ 75%。

无效：发作次数减少 50% 以下。

恶化：发作次数增加。

（2）以进步率作为观察指标

将多发性抽动障碍患儿治疗前后运动性或发声性抽动的发作频度给以评分，计算进步率后评定疗效。发作频度分级为：0 分—发作基本消失；1 分—1 天内发作 5 ~ 20 次；2 分—平均每半小时至 1 小时内有 1 次抽动或发声；3 分—平均每 15 分钟有抽动或发声；4 分—平均每分钟有抽动或发声。进步率 = [（治疗前分数 – 治疗后分数）/ 治疗前分数］×100%。其实，这也是用于了解治疗前后抽动发作频率减少的程度。疗效分级如下。

显效：进步率在 50% 以上。

有效：进步率在 25% ~ 49%。

效差：进步率在 25% 以下。

无效：无进步或有恶化。

（3）以症状改善程度作为观察指标

近年来应用较多的是采用抽动严重程度量表（如耶鲁综合抽动严重程度量表等）来对抽动障碍患者治疗前后的疗效进行评定，这种评定相对比较全面和客观。评定结果不仅可以反映治疗前后抽动发作频率减少的程度，而且还能够反映出抽动严重程度的减轻情况、对学习和生活及社交活动影响的改善情况，有部分量表还能够了解相关行为问题（如强迫症状）的改善情况。以治疗前后量表评分的减分率作为疗效评定标准，减分率 = [（治疗前量表评分－治疗后量表评分）/ 治疗前量表评分] × 100%。具体疗效分级如下。

显效：减分率在 60% 以上。

好转：减分率在 30% ~ 59%。

无效：减分率在 30% 以下。

19. 肉毒杆菌毒素治疗抽动障碍疗效如何

肉毒杆菌毒素（botulinum toxin）可选择性作用于外周胆碱能运动神经元的突触前膜，与突触囊泡蛋白 -2 结合后被摄取，通过降解突触小体相关蛋白 -25，导致不能形成突触融合复合体，突触小囊与突触前膜融合受阻，抑制突触前膜释放含有乙酰胆碱的囊泡，阻断神经冲动传递，使其支配的效应器官（肌肉等）出现功能减弱，引起肌肉松弛性麻痹，这种作用被称为化学性去神经支配作用。

鉴于肉毒杆菌毒素注射后通过与突触前神经表面受体结合，抑制乙酰胆碱的释放，从而减少注射部位的肌肉收缩。有人推荐肉毒杆菌毒素注射用于局灶性运动性抽动（频繁眨眼、肌张力障碍性抽动、颈部抽动）或发声性抽动（B 级证据）。一个部位或多个部位共 30 ~ 300 单位肌内注射。主要副作用是注射部位酸痛、无力、失声等。疗效持续 12 ~ 14 周，可导致暂时性的虚弱和声音减低，有助于减少或消除抽动症状的先兆冲动。本疗法尚未取得广泛性认可，肉毒杆菌毒素注射的剂量仍在探索中。

20. 抽动障碍无创非侵入性神经调控治疗方法有哪些

神经调控深入开展，对于药物难治性抽动障碍患儿，非药物性治疗如脑电生物反馈（electroencephalogram biofeedback）、重复经颅磁刺激（transcranial magnetic stimulation，TMS）、经颅微电流刺激（cranial electrotherapy stimulation，CES）等神经调控治疗，正日益受到国内外研究者的关注。

（1）脑电生物反馈治疗起源于20世纪60年代末，最初主要应用于注意缺陷多动障碍的治疗，优点是无副作用，且具有无创伤性的特点。将体内大脑电信号通过电极收集和放大后展示给受试者，通过奖励和强化使受试者学会控制自己的脑电波。近年来，开始逐渐应用于治疗Tourette综合征患儿。部分研究报道脑电生物反馈治疗对抽动障碍患儿有效。治疗时，头皮电极置于Gz点，两耳电极接地，为16 ~ 20 Hz（SMR波）的脑波。每天2次，每次30分钟。每个疗程10次，共1 ~ 8个疗程不等。

（2）经颅微电流刺激（cranial electrotherapy stimulation，CES）

经颅微电流刺激是神经调控治疗的一种方法，为治疗焦虑、抑郁、失眠及儿童相关情绪障碍的一种非药物治疗方法，主要应用在神经心理疾病、肌张力异常等的治疗，许多研究者尝试将其应用于治疗Tourette综合征，有研究者发现此治疗方法对发声性抽动的疗效优于运动性抽动。这种疗法通过夹在耳垂上的耳夹电极产生微安级别的微电流刺激大脑，改善异常脑电波，调节大脑神经递质和应激激素的分泌，并使之重新达到平衡状态，从而达到治疗的目的。有小样本研究报道，应用经颅微电流刺激治疗儿童抽动症有效，其疗效虽劣于阿立哌唑，但其不良反应小，可以作为治疗儿童抽动障碍的一种选择。

（3）重复经颅磁刺激

一种无痛、无创的绿色治疗方法，磁信号可以无衰减地透过颅骨而刺激到大脑神经，实际应用中并不局限于大脑的刺激，外周神经肌肉同样可以刺激，因此，现在都称它为“磁刺激”。重复经颅磁刺激不仅可产生刺激局部及功能相关的远隔部位生理生化和功能改变，而且产生的生物学效应可持续至刺激停止后一段时间。重复经颅磁刺激有3种刺激模式，即单脉冲、双脉冲和重复脉冲刺激，其中双脉冲刺激可引起短时皮质内抑制。很多研究报道，刺激点选在辅助运动区（supplementary motor area，SMA），对改善抽动症状有一定效果。

（4）电休克疗法（electroconvulsive therapy，ECT），为针对抽动障碍又有精神分裂症共患病的疗法。目前应用比较广泛，而且具有明显的循证医学的证据。它的治疗方法就是使用一定强度的电流通过大脑，引起患者发生一些短暂的意识丧失，并且会出现四肢抽搐，达到治疗的目的。现在用的这种叫无抽搐电休克，就是在麻醉剂和肌松剂的作用下，通电以后不发生抽搐，而且这种无抽搐电休克更安全，患者也更加容易接受。

21. 临床应用脑电生物反馈治疗抽动障碍的疗效如何

脑电生物反馈（electroencephalogram biofeedback）探讨生物反馈治疗对儿童多发性抽动的疗效观察。方法：对 12 例多发性抽动患儿采用脑电生物反馈治疗仪进行强化 SMR 波，降低肌电（MyoScan）、皮电、升高皮温治疗，采用耶鲁全面抽动严重程度量表（YGTSS）对抽动障碍的严重程度进行评价。结果：治疗 20 次后有效率为 75.0%，治疗 40 次后有效率达 91.7%，停止治疗后 6 个月有效率仍能维持在 83.3%；治疗 20 次 YGTSS 总分（19.09 ± 14.27）较治疗前（35.96 ± 13.46）明显下降（$P < 0.05$），40 次时 YGTSS 总分（11.13 ± 12.85）较 20 次时进一步下降，差异有统计学意义（$P < 0.05$）；6 个月随访 YGTSS 总分（11.48 ± 14.10）与 40 次治疗结束时比较差异无统计学意义（$P > 0.05$）。结论：生物反馈治疗对多发性抽动患儿有效。

脑电生物反馈目前是治疗儿童抽动障碍的一种新方法，优势在于无副作用，且具有无创性的特点，主要应用于注意缺陷多动障碍和抽动障碍，短期疗效已被肯定，且因其具有无创伤，操作较简单，患儿易接受，不仅可以缓解抽动症状，而且对改善注意力，纠正多动冲动行为也有明显疗效等特点，逐渐被推广应用。国内应用脑电反馈治疗抽动障碍，通过采集患儿脑电图和肌电图，以各种图像方式进行实时反馈，主要以提高感觉运动区脑电节律以及降低 θ 波为治疗方案。应用该种方法治疗多发性抽动障碍，各家医院疗效不一。虽然脑电生物反馈有优点，但是也有一定的局限性，尤其是对于一些病情较重、病程长且反复发作并伴有其他心理行为问题的多发性抽动症患儿，脑电生物反馈疗效不理想。

22. 抽动障碍为什么可以用感觉统合训练治疗

感觉统合训练主要应用于抽动障碍伴有多动、注意力不集中、学习困难及其他行为异常疾病的治疗。临床对于不耐受药物治疗的患儿亦可以选择应用。感觉统合训练是寓教于乐的方法，通过科学的设计、特制的器材为儿童提供一种感觉输入的控制，通过听觉、视觉、基础感觉、平衡、空间知觉等方面的训练，增强机体的自我控制力，从而促进抽动症状的改善。

包括：①前庭平衡、本体感觉训练；②触觉协调训练；③视觉运动与手、眼协调训练。一项典型的感觉统合训练一般持续 6 个月，每天训练 1 次，每次 40 分钟。从训练本身来看，感觉统合训练不直接强化学习，而是避开教学，以游戏的方式，让儿童在玩的过程中快乐学习，从根本上解决学习困难、注意力不集中、多动、语言迟缓和人际关系淡漠等，改善有感觉统合失调的抽动共患注意力障碍和学习困难儿童的症状。

23. 什么是深部脑刺激治疗

深部脑刺激治疗主要应用于某些肌张力障碍疾病的治疗，属于有创侵入性治疗。现在是通过立体定向手术将刺激电极植入特定脑区（如苍白球、丘脑），通过电脉冲抑制其异常的振荡活动，达到治疗抽动障碍的目的。最佳靶点尚在摸索之中。目前深部脑刺激（deep brain stimulation，DBS）被认为是抽动症外科治疗中前景最可观的，满足五个指征才可开展。

深部脑刺激的适应证：抽搐严重、抽搐对生活质量影响很大、行为和药物治疗失败、共病症状稳定、18 岁以上。

葛明等报道深部脑刺激的 531 例患者，其中手术并发症：颅内出血（1.3%）、感染（3.2%），构音障碍（6.3%）和感觉异常（8.2%）。当然抽动症状也是 DBS 的不良反应之一，一名难治性重度抑郁症患者接受腹侧内囊和腹侧纹状体 DBS 治疗，出现了抽动症状，主要是手臂的运动抽搐以及秽语和口吃。国际 DBS 数据库登记报告的总体不良事件发生率为 35%。

24. 抽动障碍可以进行手术治疗吗

外科手术治疗通常是难治性抽动障碍患儿在药物治疗、心理行为疗法等均不能取得良好疗效的最后选择。虽然有个别有效的临床报道，但没有足够的循证依据，因此只能看作是试验性治疗。手术年龄多在青春期以后，治疗机制是根据症状选择性地对神经核团毁损，对多巴胺等神经递质的分泌传导进行调控，从而达到治疗效果。手术涉及的神经解剖学基础为：皮质 – 纹状体 – 丘脑 – 皮质环路功能障碍，手术治疗靶点可选择丘脑、苍白球、丘脑底核及丘脑下核团等。手术方式多样：边缘系统白质切开术、扣带回切开术、苍白球切开术、双侧内囊前肢毁损术、丘脑和丘脑下毁损术等。皮质 – 纹状体 – 皮质环路对抽动障碍有特殊的重要性，因此，所有的外科手术主要通过手术切断这些环路，阻断循环性反馈，从而达到减轻症状的目的，在一些病例的治疗中对抽动障碍及其症状产生了显著疗效，但也有一些病例中抽动症状无改善，而且还产生了后遗症。因此，抽动障碍的外科治疗仍然有争议，临床治疗需慎重，除非特别严重且经药物、心理行为治疗无效后，才可以考虑采用，否则不宜手术治疗。

25. 难治性抽动障碍如何治疗

临床上有小部分患者反复发病，尤其是有共患病的抽动障碍患者严重时影响终身，属难治性抽动障碍，其主要原因有：①治疗不充分。②诊断错误：特别是迟发性运动障碍、肌阵挛或精神障碍有时会被误认为抽动加重。③因不能耐受治疗的不良反应，依从性差，而影响了药物疗效。④患儿可能表现出难治性，因为他们应用了所有可用的治疗（包括专业的精神疾病护理和行为治疗）。

近年来，关于共患强迫、多动、焦虑、抑郁、自伤和攻击行为症状的难治性抽动障碍病例治疗，已越来越引起关注，成为抽动障碍治疗的又一难题。一般多采用非典型抗精神病药物合并抗抑郁剂和（或）抗焦虑药物联合治疗。对采用多种药物治疗无效的难治性抽动障碍病例，可采用深部脑刺激（DBS）、电痉挛（ECT）或神经外科立体定向手术如壳核囊切术等。

对于难治性病例，国内外近年来除抗精神病药物外，尼古丁类药物也被使用，如尼古丁或美加明等，可增强神经阻滞剂药物治疗效果，其可能机制是延长尼古丁受体亚型的抑制时间。Silver 等使用尼古丁贴剂（7 mg/d 并维持一段时间）治疗一些使用神经抑制性药物疗效欠佳的抽动障碍患者，其抽动症状明显缓解（由于尼古丁存在药物依赖性，不主张长期使用）。美加明治疗抽动障碍的试验设计和研究目前仍很难预测其疗效；不过最近一项双盲安慰剂对照研究，使用美加明单独治疗抽动障碍患者，剂量渐加至 7.5 mg/d，与安慰剂组相比较疗效差异无统计学意义。

γ- 氨基丁酸（GABA）作为一种肌肉松弛剂，能够影响脑内 γ- 氨基丁酸神经递质，已有的研究显示，治疗抽动障碍疗效尚有分歧。Singer 等曾对 10 例抽动障碍患儿进行了一项双盲安慰剂对照研究发现，功能缺损量表评分中 γ- 氨基丁酸试验组（20 mg，3 次 / 天）明显优于安慰剂组，但在抽动严重量表评分中，两者差异不明显。服用 γ- 氨基丁酸的患者功能或是主观感觉确实得到改善，但其机制尚不清楚。

一些开放性研究如 Kwak 等认为，注射肉毒杆菌毒素对于治疗特殊严重或损伤性抽动有利，但是对于非注射部位的抽动无改善作用。注射肉毒杆菌毒素治疗还有一个缺点是每隔几周需重复注射。

探索新药或药物联合及多学科合作综合治疗已成趋势。郑毅等采用丙戊酸合并氟哌啶醇治疗难治性抽动障碍患儿，疗效肯定，副作用相对较轻，为难治性抽动障碍治疗提供了一种新方法。崔永华等应用利培酮治疗 132 例难治性抽动障碍患者，结果显示能有效改善难治性抽动障碍患者的运动性、发声性抽动和综合功能损害，疗效肯定，副作用相对较轻。郑胜云等采用利培酮联用氯丙咪嗪治疗 55 例难治性抽动障碍的疗效肯定。这些研究为探索应用多受体调节药物治疗抽动障碍提供了新思路。但现在临床上更有用多学科综合干预治疗，尤其是中西医结合治疗（包括心理治疗及针灸等中医中药方面）对难治性治疗取得良好效果的令人鼓舞的案例方法，值得大力提倡推广。

26. 抽动障碍的西医疗效判断标准是什么

抽动障碍的西医疗效判断标准为：

（1）结合患者的实际病情和临床表现，以及体格检查结果和相关实验室报告，可以根据治疗前后耶鲁综合评分量表（YGTSS）各项评分、总分及治疗前后各组 YGTSS 减分率进行临床疗效评估。

（2）安全性指标

1）相关实验室检查：

随时监测血压、心率等基础生命体征；定期进行心电图检查，血常规、血糖、血脂，肝、肾功能等化验；必要时进行血药浓度监测。

2）副反应量表评估

副反应量表（Treatment Emergent Symptom Scale，TESS）适用于评定各类抗精神病药物引起的副作用。根据体格检查结果以及实验室报告，结合患者的实际病情，做出相应评定。一般在治疗前及治疗后 2 周、4 周和 6 周进行评价。

27. 抽动障碍为什么需要长期的治疗管理和监测

抽动障碍是一种慢性神经发育障碍性疾病，部分患儿症状持续到青春期晚期，甚至持续到成年期，并可能导致长期不良结局，需要进行长期的治疗管理和监测。监测人员包括医疗团队中的专业工作人员（医师、护士和其他辅助人员）；监测方法可以采用现场监测联合远程监测；信息获取可以定期从照料者、学校老师和患儿等处获得，并进行新发症状和问题的筛查。监测内容包括监测抽动障碍的相关症状和功能情况，与共患病相关的症状、损伤和功能，身体基础参数（体重和身高），社会心理压力因素等。接受药物治疗的患儿，需监测药物的不良反应。处于剂量滴定、换药等治疗阶段的患儿，需要随访观察药物疗效和可耐受的不良反应。

尽管大多数患有抽动障碍的儿童和青少年都受益于循证的社会心理治疗和药物治疗，但仍有一部分患儿未能达到预期治疗效果，可能需要考虑采用更深入或更复杂的治疗方法。治疗不佳情况包括：症状控制不佳，症状有所改善但存在持续功能受损，有明显的药物不良反应，因患儿自身、家长、外部环境等原因而导致在实施治疗时存在挑战等。未能达到预期治疗效果的患儿，还需要重新评估是否因其他疾病或存在共患病影响预后的情况。

28. 抽动障碍如何分级诊疗及转诊

抽动障碍发病过程中有轻重之分，在诊疗必要时进行分级处理及转诊。一级医疗机构负责高危儿童筛查及早期识别，开展学校、家庭、社区宣教和向上一级医疗机构转诊。二级医疗机构负责抽动障碍患儿的进一步筛查，进行初步诊断、初步治疗、随访和慢病管理，对于治疗疗效不佳的抽动障碍患儿、伴发共患病的患儿向上一级医疗机构转诊。三级医疗机构负责更全面的抽动障碍及其共患病的筛查、评估和诊断，进一步完善对下级医院转诊患儿的治疗、随访及管理，并根据病情与基层医院实行双向转诊，方便患儿的治疗、随访和管理。对于超出本专业领域的病例，及时转诊到相关领域专家门诊或者多学科协作诊疗进行抽动障碍的慢病管理，有利于抽动障碍儿童的早期诊断治疗和早日康复。

第四篇　中医治疗

1. 中医古代文献中与抽动障碍相关的论述和现代中医对抽动障碍的认识

中医古代文献中没有与抽动障碍本病的病理特点相符的专有病名。根据患儿各种不自主的肌肉抽动（包括挤眉、眨眼、咧嘴、耸鼻、面肌抽动、仰颈、扭肩、甩手、鼓肚子）、性格障碍、异常出声等症状，大致可归为“抽搐”“肝风证”“慢惊风”“瘛疭”“筋惕肉瞤”“胞轮振跳”“风痰症”“震颤”“痉病”“郁证”“梅核气”等范畴。

（1）早在2000年前的《素问·至真要大论》中就有“诸风掉眩，皆属于肝”“诸暴强直，皆属于风”。《素问·阴阳应象大论》指出：“风胜则动”。无论任何部位的抽动，皆是风邪为患。故病位主要在肝，也常影响到心脾肾等其他脏腑；病机为本虚标实，病初多实，迁延日久多虚，以肝肾阴虚为本，阳亢风痰鼓动为标。常由风生痰，痰生风，风痰胶结，肝郁风动而发病。

（2）儿科鼻祖钱乙《小儿药证直诀·肝有风甚》：“凡病或新或久，皆引肝风，风动而上于头目。目属肝，风入于目，上下左右如风吹，不轻不重，儿不能任，故目连扎也”。

（3）王肯堂《证治准绳·幼科·慢惊》引《活幼心书》云：“水生肝本，木为风化，木克脾土，胃为脾之府，故胃中有风，瘛（音炽）疭（音纵）渐生。其瘛疭证状，两肩微耸，两手垂下，时复动摇不已，名为慢惊等描述均以‘肝风证’‘慢惊风’命名者为最多”。

（4）《景岳全书·小儿则·论惊风证治》：“盖小儿之真阴未足，柔不济刚，故肝邪易动，肝邪动则木能生火，火能生风，风热相搏则血虚，血虚则筋急，筋急则为掉眩反张，搐搦强直之类，皆肝木之本病也”。

（5）《岭南儿科双璧》也提出“手足常惕悸，心惊也。或两手握拳，或两手搐搦、或咬牙、呵欠。肝主筋，有风故两手筋络抽搐；咬牙，亦肝风。抽筋、哈欠，是肝风搅动。喉中痰鸣，此为肝风、心火相搏而成”。

（6）清代俞根初《通俗伤寒论》中云："血虚生风者，非真风也，实因血不养筋，筋脉拘挛，伸缩不能自如，故手足瘛疭，类似风动，故名曰内虚暗风，通称肝风"。

（7）吴谦在《医宗金鉴·幼科心法要诀》中描述："心主惊兮，肝主风"。以上诸家论述均表明抽动障碍的发病多责之于风，与肝密切相关。

（8）明代楼英在《医学纲目·颤振》中载："颤，摇也；振，动也。风火相乘，动摇之象，比之瘛疭，其势为缓。"还指出："风颤者，以风入于肝脏经络，上气不守正位，故使头招面摇，手足颤掉也"。

（9）《温病条辨·痉病瘛总论》曰："痉者，强直之谓，后人所谓角弓反张，古人所谓痉也。瘛者，蠕动引缩之谓，后人所谓抽掣、搐搦，古人所谓瘛也"。

（10）明代龚廷贤在《万病回春》中记载："若是眼牵嘴扯，手足颤摇伸缩者，是风痰"。故从症状特点而言，本病又隶属于"目劄""瘛疭""痉风""抽搐""筋惕肉瞤"等范畴。

现代医家对本病也有不同的认识。结合小儿"脾常不足，肝常有余"的生理特点，王素梅认为本病为"脾虚肝亢，风痰内扰"所致。根据本病时轻时重、波动性、反复发作性的临床发病特点。韩新民认为，可将抽动障碍归于中医"肝风"范畴。裘昌林认为抽动障碍的诸多表现从"风"、从"痰"，可归为"肝风""风痰"（面部表情怪异、喉中异声、症状游走性）。史英杰根据痰可影响气机升降和气血运行，因而可产生多种怪病、顽症的中医理论，认为本病属"痰饮"范畴。郑启仲根据抽动障碍不同的临床特征，将运动性抽动归纳为"瘛疭""慢惊风""筋惕肉瞤"等范畴，而将发声性抽动列为"梅核气""郁证"之属。随着中医对本病的认识和研究，目前统称本病为多发性抽动症。

2. 抽动障碍的中医病因有哪些

中医认为：多发性抽动症的发生与遗传、孕期精神状态、产伤、家庭管教严厉、遗尿、鼻病、反复呼吸道感染等相关。起病诱因多为剧烈的情绪刺激。引起病情反复的原因包括外感、情绪刺激、学习紧张、劳累、饮食不节、气候变化等。由此总结，多发性抽动症的中医病因，可分为外感病因（外感、鼻病、气候变化：春天、冬春交接）；内伤病因（七情：情绪刺激、家庭管教严厉、过劳、饮食失宜）；其他病因（先天因素：孕期精神、产伤、遗传、遗尿）等。归结为母孕受惊、先天精气失调、胎毒传导、先天禀赋不足、兼外感风邪、劳倦太过、饮食失常、七情过极而致病，与心、肝、脾、肾等脏相关。

中医对抽动症病因认识主要有以下几点：①禀赋不足，素体亏虚；②情志劳倦；③饮食因素；④感受外邪；⑤外伤因素。

3. 如何正确认识抽动障碍中医病因的禀赋不足、素体亏虚

禀赋不足、素体亏虚，甚或有疾，体质源于禀赋。禀赋是体质形成的先天因素，与父母体质症状遗传及母孕期的调养有密切关系。

一般来说，先天遗传禀赋决定子代的体质、性别、外貌，还有智愚、个性、性情倾向等。现代医学通过家族易感性研究与基因研究证实，抽动障碍患儿神经精神疾病家族史高于对照组（$P < 0.01$），提示遗传因素与本病密切相关。

母孕期因素：母孕期调摄失宜，可致小儿生后“禀赋”不常，增加TS的易患性。《产孕集》中提到：“子借母气以生，息息相通，喜怒相应，一有偏倚，即致子疾。”指出妊娠期母亲情绪过度波动可影响胎儿发育，导致疾病的发生。张骠认为本病发病的内在病因为禀赋不足、五志过极。有研究表明，母孕期和出生时不利因素与抽动障碍发病呈正相关，母妊娠期精神紧张或受情志刺激是抽动障碍的危险因素。母孕期调摄失宜，可致小儿生后“禀赋”不常，增加抽动障碍的易患性。“受胎之后，喜怒哀乐，莫敢不慎”，若五志不节，其母伤则胎易堕，其子伤则脏气不和，病斯多矣。盲聋喑哑，痴呆癫痫，皆禀受不正之故也。

4. 如何认识抽动障碍中医病因的情志劳倦

情志包括七情和五志，是人们对外界客观事物和现象作出的喜、怒、忧、思、悲、恐、惊的七情及喜、怒、忧、思、恐的五志。它和脏腑功能密切相关，属于正常的精神情志活动。

生理状态下，情志来源于五脏精气，以阴阳为基础，气血津液为物质营养，通过经络运营而产生，是五脏功能的外在表现。阴阳的平衡决定了正常情志的不同表现，即所谓“有喜有怒，有忧有丧，有泽有燥，此象之常也”（《素问·气交变大论篇》）。

病理状态下，情志疾病是发病与情志的刺激密切相关的疾病，包括了现代医学的心身性疾病、精神性疾病、心理疾病及一切功能性的疾病。由于儿童的五脏六腑功能状况不稳定、不完善，“心肝常有余”，故一些成人可以耐受的情志刺激容易对小儿产生相关影响。情志或者小儿性诚朴执拗，且脏腑娇嫩、神气怯弱，若有惊吓恐惧等不良情志刺激突然、强烈或反复、持久地作用于人体，打破机体平衡的动态过程，可导

致脏腑阴阳气血失调而致病。《王氏医存》曰："人惟随心事少，拂意事多，故病常兼肝郁"，"若儿早开知识，所愿难偿，或失去要玩，欢爱久别，期许永久，畏憎常遭，此等懊闷，郁于柔嫩之肝胆，儿既不会告语家人，医人又难察而忽之，久必导致脏腑功能失调，病理产物滋生积聚，一有感触，即外形于肢体，而症作矣"。

小儿脏腑娇嫩、神气怯弱，为"稚阴稚阳"之体，心肝有余，肺脾肾不足。小儿少阳之气方长未已，故其肝之有余是相对的，为稚弱中的有余，若有惊吓、恐惧等不良情志突发刺激，打破机体平衡，肝阳易亢，兼之小儿肺脾常不足，肝少克制，继生阳亢、生风之变，易见抽搐、惊惕现象。

家教严厉、打骂责罚的教育方式让儿童处于一种紧张压抑恐惧的心理状态，则更易发病或症状反复。家长望子成龙，管教严厉，小儿终日忧虑恐惧，气机失调，或伏案苦读，思虑过度，则阴血暗耗，肝阳无制，心火易亢；平日溺爱，使子任性妄为，一有拂郁，辄怒火自生，扰于体内。气郁化热生风或气滞津停酿痰，从而怪症迭出。临床观察，抽动障碍患儿 119 例，发现 55.1% 患儿有家教严厉经历。患儿家长习惯于采用打骂体罚的教育方式。提示家长对孩子管教过严，儿童学习负担过重，长期焦虑不安，受惊吓、不良家庭环境、家庭生活事件等因素影响可能诱发抽动发病。

小儿时期的体质特点为脏腑娇嫩、形气未充，生机蓬勃、发育迅速，五脏从稚弱到强盛，从不成熟到成熟，处于迅速不断的生长发育过程中。肝主少阳之气，心主少火之气，人身生长之阳气，就五脏而论，主要体现于心肝二脏。心肝之气阳旺盛，则小儿生机蓬勃。《育婴秘诀》曰："盖肝之有余者，肝属木，旺于春，春乃少阳之气，万物之所资发生者也。儿之初生曰芽儿者，谓如草木之芽，受气初生，其气方盛，亦少阳之气，方长而未已，故曰肝有余。有余者，乃阳自然有余也"。小儿少阳之气方长未已，其肝之有余是相对的、稚弱的有余，并非强实、成熟之谓。各种致病因素影响机体，导致阴阳失衡，肝阳易旺，兼之小儿肺脾常不足，肝少克制，这些都决定了肝本脏在发生病理变化时易抑郁、横逆、生火、动风，易见抽搐、惊惕现象。小儿心神怯弱，对外界的调节适应能力差，易为外物所扰，表现情绪不稳定及行为异常。感邪后心火易炎，风火相煽，可助肝风之势。随着小儿生长发育，阳气渐充，阴气渐长，终使脾气充，肾水足，肺气旺，进而肝血充而肝阳得制，心火降而水火既济，五脏渐趋和平，病理征象可得以改善。

现代医学也发现部分患儿抽动表现呈自限性，病程 1 年以内，临床诊断为"短暂性抽动"，诊断为"慢性抽动症"和"抽动秽语综合征"的患儿中，大部分可于青春期抽动症状明显好转，甚至完全消失。

5. 中医对影响抽动障碍的饮食因素认识有哪些

《内经》中有五味损伤脏腑功能的记载，小儿脾胃虚弱，长期饮食不慎，导致脾胃气机失调，肝气过用，继生肝风痰火，出现惊惕、抽动等。现代医学研究证明，进食海鲜、食用色素和添加剂可使抽动症状加重，提示饮食因素与抽动发病有关。“生病起于过用”，又曰“味伤形”，若饮食不节或五味有所偏嗜，可致脾胃损伤，机体阴阳失调，气血紊乱。可致肝气过用，肝气失调，影响脾胃升降，又可加重饮食所伤。对食物影响多动障碍的相关研究中，105 例抽动障碍患儿，48.6% 存在过食肥甘、肉类及各种零食的情况。《原机启微》中有记载，辛香厚味多易生热助火，“本草谓猪肉助火生痰，发风动气，于人有损无益”。《折肱漫录》曰：“猪肉生热，助火生痰，不宜多食，小儿尤甚戒之”。然小儿因其味美而喜食之，因神识未发、自制力差而偏食之，家长惜子，随其所欲而与之，积热渐蓄，无形之痰暗生，热助肝阳，火旺风生，挟痰走窜而出现抽动症状。

抽动症最常见的食物不耐受可能导致多巴胺系统病变。食物不耐受是一种迟发性过敏反应，表现为多个系统的慢性病变，起病隐匿，涉及食物种类多，如乳制品、谷物、食物添加剂等，常在进食后数天甚至数月才发病，且症状无特异性，难以自我诊断。

卢静柯等进行食物不耐受与抽动障碍的相关性研究中发现，正常儿童组食物不耐受发生率为 78.0%，与大样本普查结果相近；抽动障碍患儿组食物不耐受发生率为 98.4%，高于健康儿童组，差异有统计学意义（$P<0.01$），且其对多种食物不耐受情况也较健康儿童组明显。表明抽动症的发生与食物不耐受密切相关。亦有研究表明，抽动障碍患儿存在基因缺陷，导致体内某些蛋白质合成障碍。当机体进食某些食物后形成免疫复合物，沉淀在特定的部位，引起颅内多巴胺系统病变，导致身体不自主的抽动障碍。本研究中，不论是抽动症患儿还是健康儿童，主要不耐受的食物都是鸡蛋和牛奶，考虑与儿童饮食习惯相关，且牛奶和鸡蛋都属于高蛋白类食物，此类食物免疫原性强，容易导致不耐受。但是，抽动症患儿食物不耐受的程度较健康儿童严重，可见抽动症与患儿食物不耐受程度息息相关。

6. 如何认识抽动障碍发病与中医外邪的关系

中医认为感受外邪多以风为主，风邪外袭，可影响脏腑功能、经络气血，据机体状态不同而引发不同的病证。若体内有热则“缓纵不随”，出现抽搐症状。中医古书《小儿药证直诀·伤风兼变证治》中记载：“伤风兼肝则发搐烦闷”，外风可引动内风，风痰相搏，上犯清窍，流窜经脉而搐作，说明风邪与抽动障碍的发病、复发及症状加重有密切关系。“小儿血气柔弱，肌肉脆薄，若寒温失度，则皮肤开为风邪所中，始著俞穴而行经脉，次随气血而入脏腑，以其所著，即生症焉”。又曰“风邪寒热入不敷出于经络，搏于筋脉，筋脉受邪，冷则四肢拘挛，热则缓纵不随也”。《小儿卫生总微论方》指出风邪外袭，可影响脏腑功能，影响经络气血，根据机体状态不同而引发不同的病证，若体内有热则“缓纵不随”，出现抽搐症状。《小儿药证直诀·伤风兼变证治》云：“伤风兼肝则发搐烦闷”，外风可引动内风，风痰相搏，上犯清窍，流窜经脉而搐作，故风邪不仅可导致抽动障碍发病，还可诱发或加重症状。

7. 中医伏邪理论如何影响抽动障碍

该学说认为，外感邪气后不立即发作，而是伏藏体内一段时间，慢慢改变人的内在体质，并在一定条件下再次显现症候的发病类型。理论源于《素问·生气通天论》“冬伤于寒，春必病温”，后世医家认为伏邪可由寒毒、伏热、温毒、乖戾之气转化，因应气候、情志、饮食等诱发，受此启发，笔者提出，抽动障碍之“伏邪致动”学说。有研究通过对 82 例抽动障碍患儿临床观察，有 38.0% 患呼吸道感染后抽动加重，临床病例观察可见，春季是症状反复波动最明显的季节，部分患儿此时症状加重，发作频繁，考虑与春季风木行令有关。

现代医学研究显示，A 组 β 型溶血性链球菌感染后血清中抗链球菌抗体和抗神经元抗体滴度均升高，推测链球菌抗原与脑组织神经细胞有交叉免疫反应，抗神经元抗体的出现使神经细胞受到免疫攻击，当再次接触链球菌或其他细菌、病毒时，记忆效应可引起症状复发或加重。另有报道 101 例抽动患儿中人类巨细胞病毒（HCMV）DNA 阳性率高达 36.6%。感染阳性患儿的抽动肌肉群更为广泛，推测 HCMV 能诱发并加重抽动行为。认为 HCMV 通过“偷窃策略”潜伏而逃避免疫监视，当抵抗力下降，潜伏的 HCMV 被再次激活，引起中枢神经系统某些部位的损害而引发抽动。

8. 抽动障碍的中医外伤因素有哪些

发生于围生期或更早阶段因外伤导致的脑损害或致脑结构的改变和脑功能的易伤性，进而使神经系统发育受损，导致患儿对相关疾病的易感性。有研究证实，产科并发症是抽动障碍的重要危险因素。分娩时有难产、产伤等病史或头部外伤，可使血脉受损，血为之浊，甚则恶血留内，瘀滞脑络，气血运行不畅。“血者，皆肝之所主，恶血必归于肝”（《医学发明》），肝受血而藏之，也是一个排泄血浊的过程，小儿脏气未盛，肝的泄浊之力不足，经脉中的恶血与浊气留聚，日久痰浊瘀血等病理产物滋生，扰乱气机，肝阳无制，可亢动生风。现代医学研究也证实：产科并发症是抽动障碍的重要危险因素，围生期或更早阶段的脑损害导致脑结构改变和脑功能的易伤性，使神经系统发育受损，在成长过程中对外界其他危险因素抵抗力减弱而致病。

综上所述，抽动障碍的发病与体质有关，小儿期独特的生理特点造成了其对抽动障碍的易患性。禀赋不常、情志劳倦、饮食因素、感受外邪或外伤因素影响，导致脏腑阴阳失调，肝失疏泄，可有阳亢、化火、生风之变，风邪善行而数变，致病广泛，风动则搐作，熄则搐止，肝风上扰，则出现头面抽动症状，内风鸱张，则见躯干四肢抽动。内风多兼痰火，二者交织为患，风煽而痰火生，痰火阻络生风，内可闭塞清窍，外可窜扰经络，为病更甚。

9. 抽动障碍的中医诊断标准是什么

抽动障碍中医儿科临床诊疗指南诊断标准如下：

抽动障碍的诊断、辨证、治疗、预防和调护建议。适用于18周岁以下人群抽动障碍的诊断、治疗和调护。

（1）诊断的术语和定义：下列诊断术语和定义适用于中医诊断。

抽动障碍

抽动障碍是起病于儿童或青少年时期的一种神经精神障碍性疾病。以不自主、反复、突发、快速、重复、无节律性的一个或多个部位运动性抽动和（或）发声性抽动为主要特征。好发年龄为5～10岁，男孩多于女孩，男女比例为（3～5）：1。少数患儿至青春期可自行缓解，有的患儿可延续至成人。古代医籍无此病名，属于中医“肝风”“慢惊风”“抽搐”“瘛疭”“筋惕肉瞤”等范畴。

临床表现：参考2013年美国精神病学会出版的《精神疾病诊断与统计手册（第5版）》（DSM-Ⅴ）抽动障碍诊断标准。抽动障碍以运动性抽动和发声性抽动为临床核心症状。

（2）中医证候标准的确立：遵循方证合一、权威公认的原则。根据中华中医药学会2019年发布的《中医儿科临床诊疗指南·抽动障碍》证候诊断辨证分型标准。此外，证候标准也可以根据临床经验，在中医理论指导下自行制订，但应提供科学性、合理性依据，并有临床可操作性。

（3）中医诊断证候分型如下：

1）肝亢风动证：抽动频繁有力，多动难静，面部抽动明显，摇头耸肩，吼叫，任性，自控力差，甚至自伤自残，伴烦躁易怒，头晕头痛，或胁下胀满，舌红，苔白或薄黄，脉弦有力。

2）外风引动证：喉中异声或秽语，挤眉眨眼，每于感冒后症状加重，常伴鼻塞流涕，咽红咽痛，或有发热，舌淡红，苔薄白，脉浮数。

3）痰火扰神证：抽动有力，喉中痰鸣，异声秽语，偶有眩晕、睡眠多梦，喜食肥甘，烦躁易怒，口苦口干，粪便秘结，尿短赤，舌红苔黄腻，脉滑数。

4）气郁化火证：频繁有力，秽语连连。脾气急躁，面红耳赤，头晕头痛，胸胁胀闷，口苦喜饮，目赤咽红，粪便干结，尿短赤，舌红苔黄，脉弦数。

5）脾虚痰聚证：抽动日久，发作无常，抽动无力，嘴角抽动，皱眉眨眼，喉中痰声，形体虚胖，食欲缺乏，困倦多寐，面色萎黄，粪便溏，舌淡红，苍白腻，脉沉滑。

6）阴虚风动证：肢体震颤，筋脉拘急，摇头耸肩，挤眉眨眼，口出秽语，咽干清嗓，形体消瘦，头晕耳鸣，两颧潮红，手足心热、睡眠不安，粪便干结，尿频或遗尿，舌红绛，少津，苔少光剥，脉细数。

10. 抽动障碍为什么要选择中医治疗

抽动障碍是儿童难治病之一，多隐匿起病，症状时有起伏。中医从整体观念、辨证论治出发治疗抽动障碍，有一定的优势，但各个医家未能形成一个统一的治疗准则，加之临床上较常出现西药药物控制欠佳后再寻求中医治疗，进一步增加了中医治疗本病的难度及诊治周期。

抽动障碍临床治疗用西药治疗，虽然疗效肯定，但不良反应较明显，存在症状反复和精神性副作用的问题。不少家长难以坚持让患儿长期服药，容易出现突然中断治疗或频繁更换药物治疗方案等，可能诱发“反跳”现象，使病情易于复发或症状加重，预后欠佳。近年来，中医治疗抽动障碍疗效较为确切，症状缓解率大大提高，不良反应少，使得家长有意转向中医治疗。从研究结果来看中医中药和针刺、推拿治疗在中医基础理论指导下，能有效地防治抽动障碍临床症状，尤其是无毒副反应的内外治疗法，患儿接受程度高、依从性好。中医药通过对抽动障碍辨证论治、结合非药物绿色疗法的方式，临床效果显著，因其疗效佳，副作用小，同时重视心理疏导及家庭环境的改善，能有效地提高远期抽动障碍的治疗效果，降低本病的复发率和并发症的发生。

中医治疗儿童抽动障碍具有广阔的前景，实验研究和临床实践均表明中医治疗多发性抽动症无论是单味药及其提取物、验方或中成药，都可以较好地控制抽动症状，改善患儿生活质量，是治疗儿童抽动障碍的有效方法之一，能进一步发挥中医药治疗多发性抽动症疗效优势，值得临床推广运用。

11. 抽动障碍的中医治疗方法有哪些

中医有丰富的方法治疗抽动障碍。其具有安全、有效、可操作性较强的特点。中医治疗抽动障碍需“谨守病机”，把握好疾病发生、发展、变化的规律，重点在熄风、安神、化痰，以肝、心两脏为主，力求精准治疗。抽动障碍用中医治疗常见的有：①中药汤剂；②中成药；③针灸、皮内针法；④穴位埋线治疗；⑤中药外用贴剂（耳穴贴压）；⑥小儿推拿；⑦穴位注射、拔罐；⑧五行音乐及钵音等。

以上中医治疗可以达到医养结合，身心共治，降低复发率等功用。

12. 抽动障碍中药治疗方剂的选择

需辨证选择口服中药方剂，详见表 4–12–1。

表 4–12–1　抽动障碍常见中药治疗方剂

证型	治法	方药	加减
外风引动证	疏风解表 宣肺解表 平肝熄风	①银翘散加减 ②熄风静宁汤加减。辛夷、苍耳子、玄参、板蓝根、桑叶、菊花、蝉衣、僵蚕、葛根、钩藤、白芍、甘草等	咽充血明显者，加连翘、薄荷；常流涕、喷嚏者，加白芷、荆芥；喉中有痰者，加半夏、桔梗；肢体抽动明显者，加全蝎、蜈蚣；眨眼明显者，加石决明、夏枯草；病延日久者，加红花、丹参、鸡血藤等
肝亢风动证	平肝潜阳 熄风止动	天麻钩藤加减或千金龙胆汤加减。天麻、钩藤、石决明、栀子、黄芩、菊花、桑叶、茯神、白芍、甘草等	肝气郁滞者，加柴胡、枳壳等；头痛头晕者，加川芎、葛根；头部抽动者，加葛根、蔓荆子；肢体抽动明显者，加鸡血藤、木瓜、伸筋草、全蝎、蜈蚣等；口角抽动者，加黄连、白附子；眨眼明显者，加夏枯草、木贼、僵蚕；肝火亢盛、急躁易怒者，加龙胆、大黄；多动难静者，加生龙骨、珍珠母；异常发声者，可加蝉衣、僵蚕、玄参、板蓝根 中成药：羚羊角胶囊（口服液、颗粒）

续表

证型	治法	方药	加减
痰热扰神证	清火涤痰 宁心安神	黄连温胆汤加减。半夏、陈皮、茯苓、黄芩、黄连、栀子、枳实、竹茹、石菖蒲、钩藤等	较重、便秘难解者，加大黄、芒硝；痰浊壅盛者，加白附子、青礞石；肝风明显、抽动较重者，加天麻、白芍、全蝎；喉部异常发声者，加桔梗、青果、蝉衣、白僵蚕；秽语频繁者，加郁金、胆南星、白僵蚕
脾虚痰聚证	健脾柔肝 行气化痰	①十味温胆汤加减 ②归脾汤合四逆散加减。炒白术、当归、茯苓、远志、龙眼肉、酸枣仁、太子参、柴胡、白芍、枳壳、炙甘草	抽动频数者，加葛根、天麻；肝气旺者加钩藤、生龙骨；食欲不振者，加焦麦芽、焦山楂、焦六神曲、鸡内金；睡眠不安者，加珍珠母、生石决明；兼心气虚者，合用甘麦大枣汤。脾虚痰湿者，抽动发作无常，喉中有痰，甚或秽语，形体虚胖，困倦恶动，舌质淡，舌苔腻滑，脉滑，治以健脾柔肝，行气化痰，十味温胆汤或六君子汤加减。痰热者，加黄连、胆南星；肝郁气滞者，加柴胡、薄荷；痰阻气滞，经气不通，项背强直不适者，加葛根、鸡血藤、伸筋草；痰阻气滞，血脉瘀阻加丹参、红花、地龙活血化瘀通络；冲动任性、性情执拗者可酌加黄芩、栀子、夏枯草等
阴虚风动证	滋阴养血 柔肝熄风	①大定风珠 ②六味地黄丸加减。熟地黄、山茱萸、牡丹皮、山药、茯苓、泽泻、龙骨、牡蛎、龟板、白芍、甘草等	夜眠不安者，加琥珀、珍珠母；急躁易怒者，加夏枯草、柴胡；抽动明显者，加鸡血藤、伸筋草、川芎、丹参；阳虚火旺者，加知母、黄柏、夏枯草。中成药：六味地黄丸、杞菊地黄丸、知柏地黄丸等
气郁化火证	清泻肝火	清肝达郁汤加减	焦山栀，生白芍，归须，川柴胡，粉丹皮，清炙草，广橘白，苏薄荷，滁菊花，鲜青橘叶等

13. 对抽动障碍中医脏腑辨证的各家观点如何

40 多年来，众多的医家在中医药治疗抽动障碍取得了较好的疗效。对于本病的临床研究有了较大进展，形成了百家争鸣的局面。但也存在一些不足，有待我们进一步探讨、完善。中医临床上目前尚缺乏统一的证候学诊断标准及诊疗规范。治疗抽动症则要在仔细分辨功能失调的脏腑（心、肝、脾、肺、肾）及在可能出现的病理产物的基础上予以调理。由于抽动障碍所涉及失调的脏腑没能得到统一的认识，故临床辨证、治法治则亦相应得不到统一，各位医生往往根据自己对本病的认识及经验提出各自不同的治疗，有按脏腑辨证分型治疗、有按基础方加减治疗、有制成中药制剂治疗、有采用针灸方法治疗、有针药合并治疗等方法，这些均为中医治疗抽动障碍发展过程中最珍贵的资料，为最终认识本病的病因病理铺路搭桥，值得我们借鉴、研究。

14. 抽动障碍中医如何从肝辨证

抽动障碍患儿通常以各种怪异的抽动表现引起人们的注意，症状大多从面部尤其眼部开始，逐渐发展到身体的各个部位，反复交替出现，我们曾看到的抽动动作大致有：眨眼、瞪眼、翻眼、斜视、皱眉、眼球转动、皱鼻、扭鼻、吸鼻子、鼻子用力出气、扭嘴、张嘴、咧嘴、吹气、面部肌肉抽动、摇头、点头、扭头、仰头、回头看、伸脖、耸肩、躯干扭动、抬臂、挟臂、扬手、手指屈伸、踢腿、扭臀、走路踮脚、下蹲、走路转圈、鼓或吸腹、弯腰及叹息等不计其数。其实这些动作通常是人体正常的生理功能，是人体不能缺少的，缺少了会带来功能活动的某些不便。但抽动障碍患儿是在不适宜的条件下反复不断地重复自己的某一生理功能，超过了一定的限度则变为异常，西医学将这些过度重复自己的某一生理功能的表现称之为抽动（tics）或强迫症状，而非抽搐，最重要的一点是，这样的抽动是受意识控制的。虽然抽动动作本身不等同于抽搐，但其动作出现的形式却是变换不定的。临床上看到这些过度强迫重复的动作，通常不是全部同时出现，而是每次出现1个或数个部位，且部位是不固定的，此起彼伏，反复交替变化地出现。《内经》曰："诸风掉眩，皆属于肝"，"风胜则动"，这样变化不定的特征与中医学"风"的特性"主动""善行而数变"的性质相吻合，所以将抽动动作出现的形式看作是一种风证的表现是毫无疑问的。目前中医儿科临床亦认为肝风动摇是本病的主要病机，而我们认为此风是由情志不舒，肝失疏泄，肝阳化风及心血不足，血不养肝，筋脉失养引起的肝风动摇。

15. 抽动障碍中医如何从肝论治

按中医辨证分型为原则，近代多数医家从肝论治，小儿时期"肝常有余"，肝者厥阴风木之脏，风气通于肝，抽动为类风之象，当责之于肝，肝主疏泄，喜条达，主藏血。肝体阴而用阳，为风木之脏，其次为风痰上扰、阴虚风动，与辨证分型相对应，治疗上多采用疏肝清热、镇肝潜阳、平肝熄风为法，多以钩藤饮、天麻钩藤饮、泻青丸、龙胆泻肝汤、镇肝熄风汤加减。

邹治文等从肝论治多发性抽动症，自拟基本方，治以平肝潜阳、滋补肝肾，组成：生地黄、枸杞子、生龙骨、僵蚕、钩藤、白芍、葛根等。临床观察400例，治愈率

72%，总有效率98.5%。

高鸿认为本病与中医的心、肝两脏有关，临床上应用从肝论治四法治疗本病，肝血不足者，方用一贯煎加味；肝火偏旺者，方用龙胆泻肝汤加减；肝气不舒，痰阻脉络者，方用牵正散合柴胡疏肝散加减；肝肾不复者，方用一贯煎合六味地黄丸加减。

张莹莹等从肝立论，应用自拟方钩藤郁金汤治疗本病，组成：钩藤、郁金、天麻、生龙骨、生牡蛎、白芍、菊花、甘草，与氟哌啶醇治疗组对照，结果显示中药组远期疗效优于氟哌啶醇。抽动症状的消失，印证了抽动秽语综合征从肝论治的观点。

展玉萍、刁月认为本病病机主要在肝，与脾肾关系密切，往往三脏合病，虚实并见，风火痰湿并存，见证多端，应用自拟调肝汤从肝辨治本病，药物组成：代储石、龟板、白芍、琥珀、茵陈蒿、白术、石菖蒲、柴胡、当归、远志、僵蚕。全方共奏平肝、柔肝、舒肝，定惊熄风、益智安神之功用，临床治疗15例，治愈6例，好转9例。

李荣平从肝论治本病，以平肝熄风、柔肝熄风为主法，佐以健脾、养阴。以天麻、白蒺藜、钩藤、僵蚕、全蝎、石决明、夏枯草、白芍、白术为基本处方，随证加减，治疗50例患儿，有效率为96%。

宜桂琪认为抽动障碍病位主要在肝，按“肝风”施治，以养阴平肝、镇静祛风、涤痰通络为治法，疗效满意，基本处方如下：杭白芍，炙鳖甲，蝉蜕，钩藤，辰茯神，生龙齿，磁石，生牡蛎，天麻，石菖蒲，益智仁，地龙，秦艽，防风。

张涤从病因病机出发，将本病分为实证之肝阳上亢证，治以平肝熄风止痉；虚实夹杂之脾虚肝旺证，治以健脾化痰、平肝熄风；虚证之阴虚风动证，治以滋阴潜阳、熄风止痉，取得较好疗效。

裴学义将本病肝风内动证治以镇肝熄风，药用僵蚕、钩藤、全蝎、石菖蒲、郁金、礞石、胆南星、石决明、白蒺藜、莲子心，痰盛加半夏、橘红、天竺黄等。

16. 抽动障碍中医如何从心辨证

抽动障碍部分患者并行的表现是患儿发出的各种声音及语言的异常，临床上见到声音异常的形式有：普通的清利咽喉声、非常用力大声地清利咽喉、各种喉中的怪叫声（低沉的叫声、尖叫声、大声叫喊、喉中咕咕吭吭等声）、鼻子的出气声、各种污秽语言、重复言语、自言自语及模仿言语等。按照中医学的基础理论，本病各种不适宜的声音及秽语本身显然是由心所主而非肝所主，此前已有论述。虽然声音由心所主，患儿声音出现的形式却是变幻莫测的，如抽动障碍患儿发出的声调高低、声音的形式不同，且时常变化，或吐字字数不定，或重复自己及他人的语言，还有的会骂人等，体现了“动”及“数变”的特性，所以我们认为从声音形式的角度表现了风动的特性。但声音形式发生明显的变化往往在病变发展到一定的程度之后，从这一角度来看风动常跟随在心主神明失常之后，由于心主神明失调病情，进一步发展所致。《灵枢·邪客》：“心者，五脏六腑之大主也，精神之所舍也”。心神主宰精神、意识、思维、语言等。抽动伴秽语说明病机不但影响气机，而且通过各种病理过程，如“痰”“火”等，扰动“神”的功能，往往同时伴有躁动、攻击、失眠、多梦、注意涣散等心理行为障碍。心主神明，心藏神，出现秽语当从“心”辨证论治。

17. 抽动障碍中医如何从心论治

以中医辨证分型为原则，从心论治。中科院广安门医院韩斐团队基于临床经验提出情志因素为TD发病的主要因素，心神失调为TD发生的病理基础，提出静心止动方（珍珠母、煅龙骨、煅牡蛎、炒酸枣仁、柏子仁、柴胡、枳壳、白芍、蝉蜕、僵蚕、板蓝根、辛夷、蒺藜）镇心安神、熄风止动而获良效。小儿阳常有余，心火易亢，耗伤阴液，致心火有余、心神不守。

朱晓萌总结，提出TD发病乃为心阴亏虚、阴虚阳亢致肝风内动，以宁动颗粒（党参、麦冬、五味子、白芍、地龙、生龙骨、生牡蛎、甘草）养心柔肝、熄风止痉，取得较好疗效且安全性高。

王怡总结小儿心火易动，五志过极，化火生风，炼液成痰，发为抽动，提示治宜清心化痰、开窍醒神，拟清心止动方（黄连、龙骨、牡蛎、川芎、半夏、竹茹、伸筋草、甘草）治疗，疗效满意。治疗上将调养心神放在首位，兼顾肝肺，用药力求平和，自拟静心止动方主之。基本药物组成为珍珠母、煅龙骨、煅牡蛎、炒酸枣仁、柏子仁、柴胡、白芍、炒僵蚕、白芷。其中珍珠母、煅龙骨、煅牡蛎镇心安神，《中国医学大辞典》中“此物（珍珠母）兼入心、肝两经……故涉神志病者，非此不可治”，《神农本草经百种录》中说“龙骨最黏涩，能收敛正气，凡心神耗散……皆能以之治”，《黄元御医学全书》载：“牡蛎咸寒降涩，秘精敛神，清金泄热，安神魂而保精液，凡心悸神惊，遗精盗汗之证皆医”。现代药理研究表明，珍珠母有镇静、抗氧化、降低缺血脑组织的单核细胞趋化蛋白含量等作用，龙骨和牡蛎具有镇静、抗惊厥作用。酸枣仁、柏子仁养心安神，《药品化义》曰：“枣仁，仁主补，皮益心血，其气炒香，化为微温，藉香以透心气，得温以助心神。凡志苦伤血，用智损神，致心虚不足，精神失守，惊悸怔忡，恍惚多忘，虚汗烦渴，所当必用治”。《本草纲目》记载：柏子仁能“养心气，润肾燥，安魂定魄，益智宁神”。现代药理研究表明酸枣仁具有镇静、催眠、改善心肌缺血及提高免疫力的作用，柏子仁对改善睡眠、促进神经生长因子合成及改善记忆有益。柴胡、白芍、僵蚕柔肝平肝熄风，白芷通鼻开窍、调理肺脏。针对眼部抽动症状，临证选用木贼、白蒺藜、密蒙花、蔓荆子、青葙子等以疏风清热、养血明目。以上药合用，则心神调，抽动止。在辨证论治的同时，应重视患儿的心理调适，嘱咐患儿家属：要主动帮助患儿疏导其紧张、自责、焦虑的情绪，增强克服疾病的信心，避免过分限制、唠叨、呵斥、批评指责，也不要刻意提醒孩子的抽动症状。根据孩子的病情，必要时与家庭、学校相关人员有效沟通，为患儿的康复共同努力。同时应当避免玩电脑游戏、玩手机、看电视等可能导致抽动病情加重或复发的活动。

18. 抽动障碍中医如何从肺辨证

临床上部分抽动障碍患儿常伴有反复的呼吸道感染，患儿平时鼻塞、流涕、咳嗽、扁桃体炎、咽喉炎等连续不断，且每次外感时抽动的症状明显加重。西医学将链球菌及其引发的一系列免疫改变视为本病发病及复发的原因之一。中医同行亦发现外感能使抽动症状明显加重，现认为此为中医学的“外风引动内风”之象。中医学认为，肺开窍于鼻，咽喉为肺之门户，小儿的生理特点为娇嫩，肺气常虚，卫外不固，易外感，故肺、鼻、咽、喉道长期反复感染日久不愈，导致患儿各个肺窍局部出现种种不适，故需用各种动作来缓解局部的不适，用吸鼻或将鼻涕向后吸，来缓解鼻塞，用清利咽喉来缓解咽喉部的分泌物及异物感。再由于抽动障碍患儿长期处于思郁、烦躁等精神状态下，耗伤心神气血，出现肺气不调、心血亏虚，而心肺同居上焦，互相影响，肺气、心血不足会出现肺阴不足，肺阴虚，虚火灼津，肺失濡，咽、喉等窍、户失于濡养而干燥不适，或被虚火上炎出现各种肺窍不利的症状，临床常见患儿咽干不爽、喉中有痰或异物感，大声用力或反复咳嗽，企图清除或用皱鼻、扭嘴的动作来缓解鼻干、鼻痒、鼻塞不通等各种鼻部不适。因此，我们认为抽动障碍患儿鼻、咽症状应该是抽动动作和缓解呼吸道外感及炎症带来的相互作用的结果。即患儿本身心气心血的耗伤，阴不足，致鼻咽部位的失濡、失养、失润，出现鼻塞、吸鼻等症状。从肺论治儿童抽动障碍思路所体现的治未病思想。儿童抽动障碍，病情容易反复，经常一组抽动症状才缓解或消失，又出现另一组症状，或在原有基础上又增加新的抽动症状。若仅强制定镇，使其宁静，非独不能治，反而反复无常，徒延岁月。刘弼臣认为本病“本源在肝，病发于肺”，因“风痰鼓动，横窜经隧，阳亢有余，阴静不足，动静平衡失制”而发病。在脏腑关系方面，肝为刚脏，肺为娇脏，一刚一柔，一阴一阳，刚柔相济，阴阳协调，贵在坚守。因此，治疗务必平熄内外之风，清火化痰，使肺气清肃，心静神宁，病自缓解。

刘弼臣从肺论治儿童抽动障碍体现了治未病的指导思想。肺为娇脏，肺常不足，藩篱不固，稍有不慎，则被外邪侵袭。肝为风木之脏，外风引动内风，在肺则金鸣异常，在肝则风动肢摇，发为形声不正，病情起伏不定，治疗难以速效。刘弼臣根据儿童抽动障碍“外风引动内风”的发病规律，抓住“娇肺遭伤不易愈”的特点，提出从肺论治儿童抽动障碍。一方面清除肺之邪气，截断了“外风引动内风”的过程，从而及早控制病情；另一方面，通过调肺提高机体抗御外邪的能力，使疾病不易反复。从五行相互关系来看，肺金有病，不能正常发挥克制肝木的作用，则肝木有余，肝风内动；肺金有病，金不生水则肾水不足，肾水不足以克制心火，则心肝火旺，病情加重或反复不愈。因此，从肺论治也能够恢复正常的五行生克制化关系，减少疾病的复发。无论在发病规律还是在五行关系上，从肺论治儿童抽动障碍的思路都体现了治未病的核心思想。

19. 抽动障碍中医如何从肺论治

肺为五脏华盖，不耐寒热，易为邪侵，受邪易致传变，肺金宣降不及，则肝木有余而亢变；肺通调水道功能失司，金不生水，久则肝阴不足，阴虚风动。大量临床观察发现，上呼吸道感染往往是诱发或加重儿童抽动障碍的重要因素。

吴立新等发现：在耳鼻咽喉科首诊的28例儿童抽动障碍中，合并鼻甲肿大、黏膜充血等鼻炎者4例；咽部慢性充血，淋巴滤泡增生等咽炎表现3例、慢性扁桃体炎2例，即合并上呼吸道感染的儿童抽动障碍病例达32%。

儿童抽动障碍的学术思想就是在大量临床资料的基础上，针对本病常由外感诱发形成和加重发展起来的。

刘弼臣提出本病“本源在肝，病发于肺”，力倡从肺论治，巧施截断防传变，治以舒肝调肺，以自拟方（辛夷、苍耳子、玄参、板蓝根、山豆根、半夏、木瓜、伸筋草、钩藤、全蝎）清肺化痰、利咽通窍、熄风通络，取得较好疗效。

林明慧总结高树彬临床经验，认为抽动早期宜从肺论治，截断外风引致内风而发病，具有调肺和疏风养血的作用，应用自拟调肺汤（白僵蚕、蝉蜕、川大黄、姜黄、防风、当归、川芎、生地、白芍、白鲜皮等药物）治疗TD安全有效。

20. 抽动障碍中医如何从脾辨证

小儿脾常不足，脾为后天之本，气血生化之源，脾主肌肉四肢。饮食失节是导致多发性抽动症的一个常见诱因。嗜食甜食、肉类食物容易导致痰湿内蕴，痰火上扰，蒙蔽清窍，从而出现眨眼、皱眉、吭吭等抽动动作。儿科鼻祖钱乙曰："以土胜水，木得其平，则风自止"，故现代医家主张治疗本病首当健脾平肝，再兼以祛风止痉以治其标。

李素卿认为该病为本虚标实，临床以脾虚肝旺为常见证型，脾虚为本。脾属土，为后天之本，主运化水谷、输布精微，为气血生化之源。在志为思，在体合肌肉，主四肢。小儿生长发育迅速，所需水谷精气之营养相对成人来讲更为丰富，然而由于小儿脏腑娇嫩，形气未充，故运化功能尚未健全，这就形成了营养的需要量大而消化吸收能力较差的内在矛盾，加之小儿饮食不知自节，寒温不能自调，故常易为饮食所伤，即小儿"脾常不足"。若饮食不慎，则易损伤脾胃，或肝失疏泄，克伐脾土，均可致脾运失健。《小儿药证直诀·慢惊》曰："脾虚生风而成慢惊"。

21. 抽动障碍中医如何从脾论治

王春荣基于小儿脾常不足的生理特点，强调脾胃功能在抽动发病过程中的重要性，将本病分为脾虚痰聚证，以香砂异功散健脾益气、理气助运；脾胃积热证，以泻黄散合加味止痉散清热泻脾、熄风止痉；脾虚肝亢证，以四逆散合六君子汤健脾化痰，疏肝熄风。

唐香倩等总结临证经验，提出脾胃虚弱为抽动的内在发病基础，以"扶土补脾"为基本治则，采用补脾抑木、运脾化湿等方法论治抽动，疗效满意。脾失健运，一方面使水湿不行，湿聚生痰，气机不利，脉络痹阻，而见行为异常。另一方面，脾失健运，可使气血生化之源不足，血虚不能温养肌肉四肢。症见患儿面色萎黄，精神疲惫，胸闷不适，食欲不振，睡卧露睛，喉中作声，噘嘴、唇动、手颤等症。舌质淡，苔薄白，脉无力或沉细。治宜培土抑木、疏肝健脾，方选归脾汤加减。方中以人参、黄芪、白术、甘草补脾益气以生血，使气旺而血生；当归、龙眼肉甘温补血养心；茯神、酸枣仁、远志宁心安神；煅龙骨、煅牡蛎定志宁心；木香辛香而散，理气醒脾，与大量益气健脾药配伍，复中焦运化之功，又能防大量益气补血药滋腻碍胃，使补而不滞，滋而不腻；痰湿者据偏湿、偏热之不同酌选天麻、石菖蒲、半夏、瓜蒌等豁痰宁神之品；肝火亢盛明显者加决明子、郁金、钩藤等以泻火平肝。

王立华认为本病根源在脾，脾失健运，生痰生湿，脾不足则肝有余，肝风内动。临床从脾论治多有效验，药用：陈皮、半夏、钩藤、丹参、菊花、防风、天麻、生龙骨、全蝎。全方治以运脾化痰，熄风止痉。治疗 30 例患儿，总有效率为 93.3%。

王雅君对脾病论治，用温胆汤加减治疗疗效显著。

22. 抽动障碍中医如何从肾辨证

小儿“气血未充，肾气未固”，肾常不足，为先天肾阴不足，或后天失养致肾阴亏虚，水不涵木，易致肝风内动，肌肉抽动。木火刑金，肺阴受损，金鸣异常可见咽部发出异声。对比分析滋养肝肾方与盐酸硫必利片对小儿抽动障碍的治疗发现，经治疗后观察组患者的 YGTSS 评分均较对照组显著降低，且疾病疗效、中医证候疗效均优于盐酸硫必利片疗效，提示从肝肾论治小儿抽动障碍可显著改善患儿的临床症状，提高疗效。

刘丽结合小儿脾肾常不足的生理特点认为，“本虚标实，阴虚阳亢”为主要病理特征。研究认为其病变部位起于肝，肝主藏血，主筋，筋失濡养是抽动发生的直接原因，肝肾同源，肾主藏精，精血互生，肾阴亏损又是导致筋失濡养的关键。因此，对于小儿抽动障碍应从肝肾论治。

《灵枢·本藏》曰：“志意者，御精神，收魂魄，适寒温，和喜怒。志意和，精神专直，魂魄不散，悔怒不起，五藏不受邪。寒温和，六府化谷，风痹不作，经脉通利，肢节得安”。

基于此，阎兆君从志意辨证出发，结合藏象理论，认为儿童抽动的发生与肾关系密切。治宜益肾强志助勇，分期论治，疗效满意。

小儿抽动障碍的基本病机是脏腑功能不足，肾虚肝亢，风动痰扰，其核心为“肝”，涉及五脏，且与肾密切相关。通过平肝、补肝以熄风扶土抑木，从而达到肝血和、肝风止、抽动宁的目的；同时，滋水涵木，调整阴阳，柔肝熄风，滋肾填髓，维持元神之府的正常功能，从而使各脏腑正常运转。

23. 抽动障碍中医如何从肾论治

俞景茂推崇本病当属本虚标实，其本在肾，善用补肾法治疗的抽动障碍治疗以滋水涵木、平肝熄风，常用天麻钩藤饮加减治疗。

阎兆君教授结合多年临床实践，从志意角度出发，“肾藏志，志定则足以御肾精，御心神，使不得抽动；意定则足以收肝魂，收肺魄，使不得妄越”，提出小儿多发性抽动症“肾亢，志不足”理论并用于治疗多发性抽动症，以益肾强志为主要治法，用自拟益肾强志组方治疗小儿多发性抽动，基本方：巴戟天 9 g，制远志 6 g，茯神 12 g，清息半夏 9 g，山药 9 g，大枣 2 枚（劈）。临证时可根据具体临床表现予以加减。如有眼部症状明显者加杭菊花，鼻部症状明显者加辛夷，咽部症状明显者加山豆，四肢症状明显者加伸筋草，兼有脾气急躁易激惹者加柴胡、白芍，兼有胆小怕事者加益智仁等。

李金惠等通过利用金童颗粒滋补肝肾、平肝潜阳、熄风止痉的功效治疗小儿抽动障碍发现，金童颗粒可有效缓解抽动障碍临床症状，与本研究结果一致。由此可见，肾阴亏损，肝风内动，筋失濡养是小儿抽动障碍的主要病机，从肝肾论治小儿抽动障碍临床疗效显著，且优于盐酸硫必利片。

李亚群等师从闫兆君，认为肾志不足为抽动病因，治宜益肾强志，以自拟强志组方（制远志、巴戟天、清半夏、茯神、山药、大枣）治疗抽动效佳。

俞景茂认为本病虽与脾、肺、心脏等相关，但与肝、肾二脏联系尤为密切，临证多从肝肾论治，以自拟方（牛膝、生地、茯苓、赤芍、天麻、钩藤、刺蒺藜、石斛、全蝎等）治疗抽动而获效。

原晓风治疗抽动以三因先天、后天、外感为纲，五脏一体病因病机辨证为基础，创立地龟益髓汤（熟地黄、石菖蒲、钩藤、枸杞、珍珠母、龟板、煅龙骨等）为TS治疗的基础方，根据患儿五脏具体症状加减化裁，疗效显著。

24. 各医家对抽动障碍的中医证候如何进行辨证分型

康蓓蓓，白晓红对小儿多发性抽动症中医证型分布规律的现代文献进行研究，总结得出抽动障碍临床中医证候证型构成见表4-24-1，表4-24-2，表4-24-3。

表4-24-1 小儿抽动障碍中医证型构成比

序号	证型	例数	构成比（%）	序号	证型	例数	构成比（%）
1	肝亢风动	1893	23.24	10	阴虚火旺	233	2.86
2	脾虚肝亢	1703	20.90	11	阴虚风动	209	2.57
3	风痰上扰	698	8.57	12	心肝亏虚	172	2.11
4	肾虚肝亢	601	7.38	13	肝郁脾虚	144	1.78
5	脾虚痰聚	406	4.98	14	脾虚肝风扰心	136	1.67
6	心肝火旺	307	3.77	15	痰火扰心	119	1.46
7	脾肾两虚	273	3.35	16	风邪犯肺	99	1.22
8	气郁化火	244	2.99	17	肝气郁结	78	0.96
9	肝肾阴虚	236	2.90	18	脾胃虚弱	68	0.83

续表

序号	证型	例数	构成比（%）	序号	证型	例数	构成比（%）
19	心火亢旺	67	0.83	28	痰瘀互阻	20	0.25
20	肾志不足	66	0.82	29	脾虚阳亢	15	0.18
21	肺肾阴虚	61	0.75	30	心肾阴亏	15	0.18
22	心神失养	57	0.70	31	气滞血瘀	14	0.17
23	心脾两虚	50	0.61	32	气机逆乱	11	0.14
24	惊恐伤神	43	0.53	33	胃热肝风	9	0.11
25	心脾积热	30	0.37	34	胆气受损	6	0.07
26	血虚风动	29	0.36	35	痰热扰胆	5	0.06
27	痰热内扰	23	0.28	36	湿热蕴肝	4	0.05

表 4-24-2　小儿多发性抽动障碍中医证型文献中出现的频数与频率

序号	证型	频数（次）	频率（%）	序号	证型	频数（次）	频率（%）
1	脾虚肝亢	44	22.45	13	脾虚肝风扰心	4	2.04
2	肝亢风动	28	14.29	14	阴虚火旺	4	2.04
3	肾虚肝亢	15	7.65	15	心脾两虚	3	1.53
4	风痰上扰	11	5.61	16	肝郁脾虚	3	1.53
5	肝肾阴虚	9	4.59	17	心神失养	2	1.02
6	脾虚痰聚	8	4.08	18	风邪犯肺	2	1.02
7	心肝火旺	8	4.08	19	肺肾阴虚	2	1.02
8	气郁化火	7	3.57	20	脾肾两虚	2	1.02
9	阴虚风动	7	3.57	21	脾胃虚弱	2	1.02
10	心肝亏虚	6	3.06	22	痰热内扰	2	1.02
11	痰火扰心	5	2.55	23	痰瘀互阻	2	1.02
12	肝气郁结	5	2.55				

表 4-24-3　小儿多发性抽动症中医诸证型

序号	代表证	证型	数量
1	脾虚肝亢	脾虚肝亢、肝亢脾虚、脾虚肝旺、肝旺脾虚、土虚木亢、土虚木旺、脾虚痰聚、肝风内动、脾虚木贼、脾虚痰扰、肝风内动、脾虚痰扰、肝脉失调	11
2	肾虚肝亢	肾虚肝亢、肾虚肝旺、肾阴亏虚、肝风内动、阴虚肝旺、水不涵木、肝风内动、阴虚阳亢、肾阴不足、肝风内动	7
3	风痰上扰	风痰痹阻、风痰上扰、风痰阻络、风动痰扰、肝风内动挟痰、痰扰阻络、阴虚风动	7

续表

序号	代表证	证型	数量
4	肝亢风动	肝亢风动、肝风内动、肝风、肝阳上亢、肝风妄动、肝风内扰	7
5	脾虚痰聚	脾虚痰湿、脾虚痰盛、脾虚痰聚、脾虚生痰、痰湿困脾	6
6	脾虚肝风扰心	肝风心火相煽，脾虚痰聚、肝风心火，脾虚生痰、脾虚肝风扰心、脾虚痰热，肝风扰心	5
7	肝气郁结	肝气郁结、肝郁气滞、肝郁木旺	4
8	心火亢旺	心火亢旺、心火内扰、心火内炽	3
9	肝肾阴虚	肝肾阴虚、肝肾亏虚、肝肾不足	3
10	痰火扰心	痰火内扰、痰火扰心、痰火扰神	3
11	气郁化火	气郁化火、肝火上炎	3
12	风邪犯肺	风邪犯肺，引动肝风；风热所犯，引动肝风	2
13	痰热内扰	痰热郁滞、痰热内扰	2
14	痰瘀互阻	痰瘀互阻、痰瘀阻窍，扰动心神	2
15	阴虚风动	阴虚风动、阴虚动风	2
16	阴虚火旺	阴虚火旺、阴虚阳亢	2
17	肝郁脾虑	肝郁脾虑、脾虚肝郁	2
18	脾肾两虚	脾肾不足、脾肾两虚	2
19	脾胃虚弱	脾胃虚弱、脾胃气虚	2
20	心肝火旺	心肝火旺、心肝阳亢	2
21	心脾两虚	心脾两虚、心脾不足	2

25. 各医家对抽动障碍如何根据病机理论应用中药组方治疗

胡天成提出本病“从血论治”，临床运用四物汤合止痉散养血活血，熄风止痉加减治疗，以眨眼、皱眉、吸鼻、咧嘴等面部抽动为主者，加菊花、防风、蝉蜕、苍耳子；以摇头、扭脖、耸肩等头颈部抽动为主者，加葛根、天麻、钩藤；以挺胸、扭腰、鼓腹、撅臀等躯干部抽动为主者，加枳壳、白芍、桔梗；以甩手、举臂、踢腿、跺脚等四肢抽动为主者，加桑枝、木瓜、伸筋草；兼秽语者，加石菖蒲、远志、丹参、郁金；兼焦虑、抑郁者，加炙甘草、浮小麦、大枣；性情急躁易怒者，加柴胡、黄连、栀子、珍珠母。若患儿仅有轻微感冒症状，如鼻塞、流涕、轻咳等，而无明显发热者，可在基本方基础上加用荆芥、防风、苏叶、苍耳子等药疏风解表；若咳嗽明显伴发热者，应参照“感冒”“咳嗽”进行辨证论治，待外感解除后再行治疗本病。

鲍远程以“柔肝熄风、通络止痉”为基本组方原则，自拟木瓜芍药汤（木瓜、白芍、天麻、钩藤、地龙、僵蚕、蝉蜕、蜈蚣、生甘草、蝉蜕等），收到较好疗效。

徐亲谦根据“脾为后天之本、气血生化之源”“土虚木新”的理论，制订了健脾化病、平肝熄风的治疗原则，方选痛泻要方加陈皮、防风、白芍、炙甘草、半夏、茯苓、炒白术、钩藤、当归、远志、蕲蛇，收到良好效果。

郑健教授认为本病之标为风火痰湿，其本在肝，辨清标本虚实，立平肝熄风止结、化痰开窍醒神之法，常用温胆汤加味。

朱桂玲认为本病病机主要为肝亢风动、痰火扰心，自拟蝎蒲钩藤饮加减治疗 64 例抽动障碍患儿，结果痊愈 18 例，显效 21 例、有效 16 例，无效 9 例，且无一例出现毒副作用，可认为蝎蒲钩藤饮治疗该病安全有效。

于忠翠等认为本病本在肝而源于肺，阴虚阳亢是本病的主要病机，使用育肝熄风汤（白芍、玄参、天麻、全蝎、制半夏、石菖蒲、酸枣仁、辛夷花、苍耳子、山豆根、蝉蜕）治疗小儿抽动秽语综合征 120 例，结果痊愈 54 例、显效 29 例，有效 21 例、无效 16 例，总有效率 86.67%。玄参、天麻、全蝎、制半夏、石菖蒲、酸枣仁、辛夷花、苍耳子、山豆根、蝉蜕治疗小儿抽动秽语综合征 120 例，结果痊愈 54 例、显效 29 例，有效 21 例，无效 16 例，总有效率 86.67%。

于荣艳等自拟清珍散（龙骨、牡蛎、白芍、白僵蚕、天麻、钩藤、天门冬、玄参、黄芩、珍珠母、川楝子、柴胡、全蝎、鳖甲、甘草）从肝论治 21 例抽动症患儿，收到总有效率 95% 的疗效。

于作洋使用健脾平肝汤治疗 120 例抽动症患儿，与氟哌啶醇治疗组 20 例对照，共治疗 2 个月，结果中药治疗组总有效率为 92.5%，西药对照组总有效率为 90.0%，经 Ridit 分析 $P > 0.05$，有显著性差异，说明健脾平肝汤治疗抽动秽语综合征疗效肯定。

卢瑞琴使用健脾平肝丸治疗 26 例均取得较好疗效。

赵春玲等使用熄风祛痰汤治疗小儿多发性抽动症 60 例，取得总有效率 86.67% 的疗效。

季之影等采用青紫止痉汤（青黛、紫草、莲子心、天麻、钩藤、僵蚕、石菖蒲、郁金、白芍、甘草）治疗抽动障碍患儿 44 例，并与 22 例口服盐酸硫必利片对照组比较，观察疗效及不良反应，结果示两组疗效差异无显著性，但不良反应相比较差异有显著性（$P < 0.05$）。

陈亨平自拟“熄风牵正汤”（龙齿、牡蛎、全蝎、白附子、僵蚕、蜈蚣、黄芪、白芷、羌活、独活）治疗 43 例抽动障碍患儿，并与氟哌啶醇组对照，12 周为一个疗程，结果治疗组总有效率为 88.3%，对照组总有效率为 86.6%，两组疗效比较差异无统计学意义（$P > 0.05$）。随访 1 年，治疗组复发 8 例，对照组复发 10 例，两组比较差异有统计学意义（$P < 0.05$）。不良反应：治疗组食欲减退 3 例；对照组头痛 2 例，失眠 1 例，锥体外系反应 4 例。

张骠等采用滋肾平肝、熄风化痰法治疗 40 例抽动障碍患儿，中药治疗组药物组成：生地黄、白芍、制僵蚕、天麻、郁金、地龙、钩藤、全蝎。并与西药泰必利组对照 40 例，2 个月为 1 个疗程，按照病情分级分为中度以上和中度以下两组，两组的中医证候的疗效总痊愈率、显效率、有效率比较，均有显著性差异（$P < 0.01$）。

冯刚等按照刘弼臣从肝肺论治抽动经验方“熄风静宁汤”加减（辛夷、苍耳子、玄参、板蓝根、山豆根、菊花、蝉蜕、全蝎、葛根、伸筋草、白芍、甘草）治疗 63 例患儿，临证加减，疗程 6 个月，结果：患儿治疗后症状明显减轻，显效达 71.3%。

倪蔼然用自拟止抽益志汤治疗本病，具体方药如下：生地黄、熟地黄、山茱萸、桑椹子、女贞子、黄精、制何首乌、龟甲、白芍、灵芝、百合、合欢花、合欢皮、茯苓、益智仁、石菖蒲、制远志、龙齿、鸡内金、炙甘草、蝉蜕、钩藤、全蝎、僵蚕、天麻、天竺黄、龙骨、牡蛎、珍珠母。

张新建以补肾益阴、柔肝熄风为主要治则，取得良好疗效。方用熟地黄、天麻、清半夏、生龙骨、伸筋草、龙骨、白芍、钩藤、葛根、陈皮、鳖甲。

李少春采用活血行气、清心安神法治疗抽动症，自拟静宁汤：丹参、牡丹皮、白芍、郁金、琥珀、合欢皮、生栀子、茯苓、麦冬、龙骨、甘草。治疗组和对照组各 50 例，治疗组有效率为 46%，对照组有效率为 44%。

汪受传从脏腑辨证入手，治疗以熄风豁痰为原则，自拟风宁汤为基本方，其药物组成为钩藤、天麻、石菖蒲、茯苓、郁金、胆南星、蜈蚣、僵蚕、白蒺藜、甘草。

26. 对不同部位抽动障碍的中药药物加减选择有哪些

抽动障碍的中医治疗过程中与其他疾病的治疗不同的是，在整体辨证的基础上，根据不同部位的抽动动作加一些对局部有特殊功效的药物，以使药物作用在局部，以图最大效果，并且尽快地控制局部的动作，这已基本成为中药治疗抽动障碍的基本规律（表 4-26-1）。

表 4-26-1　抽动障碍不同部位常见中药药物加减

症状	中药
头、颈、肩部抽动	葛根、天麻、钩藤、威灵仙、柴胡、天麻、蔓荆子
头面抽动	天麻、钩藤、葛根、黄连、菊花、蔓荆子、白附子、防风、蝉蜕、苍耳子

续表

症状	中药
眨眼、挤眉	桑叶、菊花、密蒙花、蕤仁、谷精草、白蒺藜、木贼、防风、黄连、白附子、僵蚕
耸鼻、皱鼻、鼻塞	辛夷、苍耳子、白芷、蝉蜕
口角动	白附子、黄连
喉咙异声	蝉蜕、射干、木蝴蝶、甘草、玄参、制胆南星、僵蚕、山豆根、蚤休、青果、锦灯笼、板蓝根、牛蒡子
大声喊叫	磁石、朱砂
秽语	石菖蒲、远志、丹参、郁金
喜唾	白术
躯干部抽动	枳壳、白芍、桔梗
腹肌抽动	白芍、甘草、木瓜、姜黄、地龙
四肢抽动	桑枝、桂枝、鸡血藤、木瓜、伸筋草、蜈蚣、地龙、全蝎、葛根、川牛膝、宽筋藤
上肢抽动	肢体抽动明显，加鸡血藤、木瓜，伸筋草等
下肢抽动	牛膝
抽搐明显	僵蚕、地龙、全蝎、蜈蚣
注意力不集中	石菖蒲、远志、郁金、丹参、益智仁
多动	珍珠母、石决明、煅磁石、生龙骨、生牡蛎
烦躁易怒	柴胡、白芍、枳壳、黄连、珍珠母、栀子、淡豆豉、竹叶、龙胆草、黄芩、龙骨、牡蛎
焦虑、抑郁	炙甘草、浮小麦、大枣、灵磁石、珍珠母、竹叶
执拗、孤僻	丹参、石菖蒲、木瓜
咽痛	元参、升麻、板蓝根、牛蒡子、蚤休
鼻塞、流涕、轻咳	荆芥、防风、苏叶、苍耳子
舌尖红	竹叶
纳差	焦三仙
遗尿	桑螵蛸、金樱子
多汗	浮小麦
睡眠欠佳或入睡困难	（炒）酸枣仁、夜交藤
食积便秘	焦三仙、生大黄
阴虚便秘	玄参、火麻仁
阳虚便秘	肉苁蓉、火麻仁

27. 治疗抽动障碍的传统经方有哪些

常用的抽动障碍的传统经方有：

（1）四逆散：出自《伤寒论·辨少阴病脉证并治》："少阴病，四逆，其人或咳，或悸，或小便不利，或腹中痛，或泄利下重者，四逆散主之"。

方药：柴胡、白芍、枳实、甘草。功效：祛邪解郁，疏肝理脾。

主治：肝郁厥逆证，肝脾气证。适用于治疗抽动障碍脾虚肝旺。

（2）半夏厚朴汤：出自《金匮·妇人杂病脉证并治》第22条："妇人咽中如有炙脔，半夏厚朴汤主之"。

方药：半夏、厚朴、茯苓、苏叶、生姜。功效：行气散结、降逆化痰。

主治：梅核气。临床上适用于治疗抽动障碍，清嗓子、喉中发声、咽中如有物梗，吞吐不得之痰气互结。

（3）苓桂术甘汤：出自《金匮·痰饮咳嗽病脉证并治》："心下有痰饮，胸胁支满，目眩，苓桂术甘汤主之"。

方药：茯苓、桂枝、白术、炙甘草。

功效：温阳化饮，健脾利湿。

主治：中阳不足之痰饮。适用于治疗腹肌抽动气逆上冲的抽动症。部分患儿自觉一股气从心下上冲胸咽，腹肌抽动频繁有力，喉中发声，有水气上冲之症候；患儿可感胸满不舒，气候转凉加重，伴咽喉不利，如物梗阻或见呼吸不利，甚则冷汗自出且伴心神被扰之象。发病关键"水气上冲"。水饮内停、气上冲胸，心神被扰而见惊悸不安、心神不宁；阴邪内生、气机阻滞，胸中气机不畅，可见胸满、腹肌抽动，饮为阴邪，遇寒加重。故患儿见腹肌抽动、喉中发声、气上冲逆等相似之症，均可用苓桂术甘汤。

（4）小柴胡汤：出自《伤寒论·辨少阳病脉证并治》。指出："伤寒五六日，中风，往来寒热，胸胁苦满，嘿嘿不欲饮食，心烦喜呕，或胸中烦而不呕，或渴，或腹中痛，或胁下痞鞕，或心下悸，小便不利，或不渴，身有微热，或咳者，小柴胡汤主之"。

方药：柴胡、黄芩、人参、炙甘草、半夏、生姜、大枣。

功效：和解少阳。

主治：伤寒少阳证。适用于治疗抽动障碍热遏肺窍、邪郁少阳之表现者。火郁发之，方中柴胡畅达气机、透泄少阳之邪，黄芩清泄少阳之热，二者可和解少阳郁热，半夏、生姜降逆和胃，人参、大枣扶助正气，使邪不内传。炙甘草助人参、大枣扶正，又可调和诸药，使邪气得解、枢机得利，气机升降有序，则病症自除。本方寒温并用、升降协调、攻补兼施、疏利三焦、调达上下，宣通内外，和畅气机，因肝失调达、脏腑失和是抽动的主要病机，故凡肝失调达、肝胆郁热、肝胃失和、肝脾失调、肺热肝亢之证，皆可以用本方加减，治疗外感后抽动患儿应用此方较多。

（5）旋覆代赭汤：出自《伤寒论》第161条："伤寒发汗，若吐若下，解后心下痞硬，噫气不除者，旋覆代赭汤主之。"清代邵仙根评《伤寒指掌·卷三·伤寒变症》："中阳虚弱，寒气入胃，寒挟胃气上逆，升而不降，气从喉出有声，为噫气也"。临床本方加减多用于抽动症的清嗓、发声之证。

28. 治疗抽动障碍的中成药有哪些

（1）菖麻熄风片用于治疗肝风内动夹痰型抽动，药物组成：白芍、天麻、石菖蒲、珍珠母、远志。胡思源等开展了多中心随机对照研究，评价菖麻熄风片治疗TS的疗效及安全性，将患儿分为治疗组（菖麻熄风片与硫必利片模拟药口服）328例与对照组（硫必利片与菖麻熄风片模拟药口服）110例，均治疗4周。结论：菖麻熄风片治疗TS疗效与硫必利片相当，安全性高。

（2）九味熄风颗粒：用于治疗肝阴亏损、肝风内动型抽动，药物组成：天麻、熟地黄、龙胆、龟甲、钩藤、龙骨、僵蚕、青礞石、法半夏。尤攀登运用九味熄风颗粒治疗TD，将患儿随机分为治疗组（九味熄风颗粒口服）41例与对照组（氟哌啶醇口服）41例，均治疗6周。结论：九味熄风颗粒治疗抽动症疗效显著，且安全性好。

（3）芍麻止痉颗粒：具有平抑肝阳，熄风止痉，清火豁痰的功效。用于Tourette综合征（抽动秽语综合征）及慢性抽动障碍中医辨证属肝亢风动、痰火内扰者，见头面部、颈、肩、躯干及四肢肌肉不自主地抽动或伴有口鼻、咽喉部的异常发声，急躁易怒、手足心热、睡卧不宁、粪便偏干、尿短黄、舌红苔薄黄或薄黄腻。由白芍、天麻、蒺藜、钩藤、灵芝、首乌藤、酸枣仁、醋五味子、栀子、胆南星、黄芩组成。

（4）小儿智力糖浆：用于治疗阴虚风动型抽动，药物组成：龟甲、龙骨、远志、石菖蒲、雄鸡。陈天翼等开展了多中心随机对照研究，观察并评价小儿智力糖浆治疗TD的临床疗效及安全性，随机将120例患儿按2∶1∶1分为三组，分别使用小儿智力糖浆、盐酸硫必利片及小儿智力糖浆联合硫必利片进行治疗，各组疗程均为12周。结论：小儿智力糖浆治疗TD有效，与硫必利疗效相当，临床使用安全。

29. 治疗抽动障碍的中药方剂有哪些

临床上基于中医传承辅助系统的中医药治疗儿童抽动障碍处方中所使用到的常用方剂有温胆汤（24首，含黄连温胆汤、十味温胆汤、涤痰汤），四君子汤（14首，含六君子汤、钩藤异功散、参苓白术散），天麻钩藤饮（10首），四物汤（8首），六味地黄丸（7首），牵正散（6首），大定风珠（6首），镇肝熄风汤（5首），龙胆泻肝汤（5首），小柴胡汤（5首）等。

研究药物使用频次及归经频次分析232首处方，共涉及236味中药，使用频次在30次以上的药物共23味，前10味分别是钩藤、白芍、僵蚕、甘草、天麻、茯苓、全蝎、蝉蜕、龙骨和牡蛎。药物归经分析：肝经、脾经、肺经的中药使用最多，其次是胃经、心经、肾经的药物居多。四气分析：寒性药物（962次），平性药物（704次），温性药物（681次），凉性药物（249次），热性药物（3次）。

30. 治疗抽动障碍的中药归经如何

从一个基于数据挖掘的中药治疗抽动障碍用药规律研究中对860例样本量分析得出如下数据（表4-30-1）：

表4-30-1　治疗抽动障碍常见中药药物归经频数

序号	归经	频数	序号	归经	频数
1	肝	604	7	胆	315
2	脾	951	8	心包	171
3	肺	840	9	大肠	150
4	胃	799	10	膀胱	122
5	心	784	11	小肠	82
6	肾	498	12	三焦	2

31. 治疗抽动障碍最常用的中药有哪些

陈列红等总结中医处方文献，得抽动方使用中药的频数如下：63张处方共使用119种中药，其中使用超过10次的有：钩藤41次，白芍37次，天麻30次，僵蚕、半夏、甘草各22次，全蝎20次，茯苓、陈皮各19次，牡蛎16次，石菖蒲15次，生地黄 13 次，龙骨、菊花各 12 次，柴胡 11 次，党参 10 次，珍珠母 9 次，当归、郁金、蜈蚣、天竺黄、石决明各 8 次，山药、胆南星、防风、蝉蜕、龙齿各 7 次，黄芪、茯神、连翘、板蓝根、山栀各 6 次，玄参、远志各 5 次，桑叶、黄芩、辛夷、独活、伸筋草、葛根、丹参、枸杞子各 4 次，酸枣仁、浮小麦、黄连、竹叶、山豆根、龙胆草、白蒺藜、磁石、全瓜蒌、沙参、麦冬、太子参、鸡内金、木香、川楝子、羌活、苍耳子、川芎各 3 次，珍珠粉、牛黄、灯芯、五味子、百合、首乌、益智仁、桑寄生、百部、谷芽、麦芽、绿萼梅、苏子、槟榔、苍术、金银花、薄荷、丹皮、决明子、白芷、桑枝、乌梅、兰花参等均为 1 次。

进行药物关联规则分析，最终得到核心处方是钩藤、白芍、僵蚕、天麻、全蝎、甘草、龙骨、牡蛎、蝉蜕、茯苓。

从治则治法分类来看，益气健脾类药物居单项治法类别的首位，熄风止痉、平肝潜阳分列二三位，化痰类位居第四。由于熄风止痉、平肝潜阳二法常为复法合称平肝熄风法；益气健脾、化痰二法则常为复法而合称健脾化痰法，从此角度再考察，则平肝熄风法占全方比重位居第一线；健脾化痰法紧居其次。由此可见，平肝熄风、健脾化痰是目前中医治疗抽动症的主要治则治法。

由于这些药物都是医家在临床中逐渐摸索出来的，有各自的体会及经验。陈列红等根据文献加以综合归类，分列如下（表 4–31–1，表 4–31–2）以供参考（以下药味排列排名不分先后）

治疗抽动障碍的最常用中药：

表 4–31–1　治疗抽动障碍中药药物使用频次分析（频次≥ 30）

序号	药物	频数	序号	药物	频数
1	钩藤	149	13	陈皮	51
2	白芍	142	14	半夏	51
3	僵蚕	104	15	菊花	43
4	甘草	90	16	郁金	43
5	天麻	88	17	当归	38
6	茯苓	77	18	地龙	36
7	全蝎	77	19	白术	36
8	蝉蜕	65	20	地黄	35
9	龙骨	63	21	珍珠母	34
10	牡蛎	61	22	黄芩	34
11	柴胡	59	23	炙甘草	33
12	石菖蒲	57	24	远志	30

表 4-31-2　治疗抽动障碍常用药物用药模式及频次（支持度≥ 20%）

序号	配对	频数	序号	配对	频数
1	白芍，钩藤	99	9	白芍，钩藤，僵蚕	53
2	钩藤，天麻	71	10	茯苓，钩藤	50
3	钩藤，僵蚕	71	11	龙骨，钩藤	49
4	白芍，僵蚕	70	12	蝉蜕，僵蚕	48
5	甘草，白芍	60	13	白芍，钩藤，天麻	47
6	甘草，钩藤	59	14	白芍，龙骨	46
7	钩藤，全蝎	57	15	龙骨，牡蛎	46
8	白芍，天麻	56	16	白芍，全蝎	46

32. 中医外治针刺时，头针如何配合体针治疗抽动障碍

中医认为：抽动障碍多与“肝风内动”相关，常由肝郁化火、痰热扰神或脾虚生风导致。针刺通过刺激特定穴位（如太冲、风池），可疏肝理气、清热化痰，平息内风，恢复阴阳平衡。部分抽动障碍伴随焦虑、注意力不集中等问题。针刺头部穴位，如百会、四神聪，可安神宁心，改善情志失调。现代医学认为：调节神经递质，针刺可能影响多巴胺、5- 羟色胺等神经递质的水平。抽动障碍与多巴胺能神经系统功能亢进相关，而针刺可能通过调节基底节区多巴胺的释放，减轻症状。所以外治的头皮针可以治疗抽动障碍。

头针加传统针刺法取穴：主穴：额中线、顶中线、顶旁 1 线、头部舞蹈震颤区、精神情感控制区、百会、四神聪、风池、神门、内关、太冲、合谷、印堂配穴，根据症状不同选取相应穴位。①频繁眨眼、皱眉者，配枕上正中线、额旁 1 线、太阳、丝竹空、攒竹；②皱鼻严重者，配迎香；③撅嘴、努嘴者，配地仓、颊车；④异常发音、咽痒、喉中有痰者，配颞后线、天突、廉泉、申脉、照海、丰隆；⑤肢体抽动者，配项前斜线，扭颈加颈夹脊，耸肩加肩髃；⑥脾气急躁者加大陵、劳宫；⑦注意力不集中者加定神针；⑧智力低下者加本神、神庭；⑨睡眠异常者加足三里、三阴交；⑩反复呼吸道感染、过敏性鼻炎者加迎香、足三里及相应背俞穴。

刺法：头针刺法：常规消毒针刺部位，在所选头穴上用一次性不锈钢毫针与头皮呈 15° ~ 30° 角进针，刺入帽状腱膜下，快速捻转 3 ~ 5 次，留针时间为 45 分钟，在窗口针期间每隔 15 分钟进行捻针。体针针刺采用穴位补法、泻法或平补平泻法，留针时间同头针。疗程：隔日 1 次，3 个月为 1 个疗程。

33. 抽动障碍针刺疗法最常用穴位及穴位数加减有哪些

针刺治疗抽动障碍正在逐步开展，很多临床医生使用不同的治则及治法，并选取不同的穴位探讨抽动障碍的针灸疗法，其穴位的选取根据文献资料按临床穴位使用多少的频次统计如下：太冲、足三里、肝俞、阳陵泉、太溪、神阙、中脘、合谷、四神聪、神庭、风池、心俞、肝俞、脾俞、肾俞、三焦俞、腰俞、百会、太渊、神门、太白、天柱、印堂、筋缩、人中、内关、三阴交、太阳、曲池、舞蹈震颤区、大椎。

临床可以根据辨证治法参考以上穴位选择使用，根据不同部位抽动症状的表现选取加减的穴位如表 4-33-1 所示。

表 4-33-1　治疗抽动障碍的常用中医穴位

症状	穴位	症状	穴位
喉部发声或秽语	廉泉	上肢动	外关、肩髃、合谷
耸鼻	迎香、素髎	下肢动	阴陵泉、照海、丰隆
挤眼皱眉	太阳、四白、攒竹、印堂	睡眠不好	内关、神门
撅嘴	地仓、承浆	注意力不集中	上神聪
口角抽动	地仓、承浆	肝火上炎型	太溪、肝俞
耸肩	风池	心火内扰型	神门、心俞
面部动	地仓、颧髎、下关	脾肾两虚型	足三里、三阴交、脾俞、肾俞
颈部动	列缺、天柱、人迎		

34. 针刺治疗抽动障碍的疗效如何

临床对比研究表明：针灸疗法无论在近期还是在远期疗效方面均优于西药。

陈丽蓉取四神聪、百会、风池、合谷、太冲、三阴交，采用平补平泻的手法，留针 10 min；心俞、肺俞、肝俞、脾俞、肾俞，针刺得气后即出针，不留针，取得良好效果。

叶冬兰取太冲、三阴交、合谷、神门、百会、四神聪、风池、廉泉，轻捻得气后平补平泻，留针 30 min 治疗 82 例，显效 51 例，有效 24 例，无效 7 例。随访半年未有患儿出现明显副反应。

孙凌蓉主穴取百会，配穴取风池、颊车、承浆、迎香、内关、神门、合谷、太溪、太冲，主穴扬刺行补泻手法，配穴平补平泻，使之得气，留针 30 min 治疗 30 例，治愈 18 例，总有效率为 87%。主穴取四关、百会、印堂、风池、三阴交，配穴取大椎、曲池、足三里，治疗 24 例，临床显效 12 例。总有效率为 87.50%。

孙凌蓉运用针刺疗法治疗 TD 患儿 30 例，主穴取百会、四神聪，配穴取风池、颊车、承浆、迎香、内关、神门、合谷、太溪、太冲，主穴扬刺（百会斜刺 1 针，四神聪各针刺 1 针），行补泻手法，配穴行平补平泻法。治疗 5 个疗程后，治愈 18 例，好转 8 例，未愈 4 例。

叶冬兰将 164 例 TD 患儿随机分为研究组和对照组，研究组运用针刺治疗，取穴太冲、三阴交、合谷、神门、百会、四神聪、风池、廉泉，进针得气后行平补平泻法，每日 1 次，每周 2 次；对照组予氟哌啶醇片治疗。2 组均以 21 d 为 1 个疗程。治疗 1 个疗程后，研究组总有效率为 91.5%，对照组为 80.5%，2 组比较，差异有统计学意义（$P<0.05$）；对照组有 5 例出现口干，8 例出现嗜睡，1 例出现轻度运动障碍，研究组未出现明显不良反应。2 组比较，差异有统计学意义（$P<0.05$）。

李亮等认为儿童 TD 是风气偏盛所致，以调神疏肝、熄风止动为治则，主穴取百会、四神聪、印堂、风池、神门、合谷、阳陵泉、太冲（均采用捻转泻法），脾虚肝旺者，加太白、足三里；喉内作响者，加廉泉、金津、玉液及咽后壁点刺；眨眼者，加翳风、丝竹空、太阳；歪嘴、伸舌重者，加地仓、颊车；摇头、耸肩严重者，加风池、肩井（均用平补平泻）。每次留针 30 min，隔日 1 次，10 次为 1 个疗程。治疗 3 个疗程后，32 例 TD 患儿中痊愈 2 例，显效 8 例，有效 18 例，无效 4 例，总有效率为 87.5%。

刘昊等将 82 例 TD 患儿随机分为治疗组和对照组，各 41 例。治疗组采用针刺治疗，取穴百会、四神聪、神庭、印堂、水沟、神门、内关、足三里、三阴交、太冲，头穴采用斜刺，行平补平泻法，水沟向上斜刺，行捻转泻法，余穴直刺，足三里、三阴交行补法，太冲行泻法，神门、内关行平补平泻法，每日 1 次，针刺 10 d 后休息 1 d，30 d 为 1 个疗程；对照组予氟哌啶醇片治疗，从小剂量开始口服，每次 1 mg，早晚各服 1 次，根据病情变化酌情加减药量，每日最大剂量不超过 8 mg。2 组均 30 d 为 1 个疗程，治疗 2 个疗程后，治疗组总有效率为 82.5%，对照组为 62.5%。2 组比较，差异有统计学意义（$P<0.05$）；对照组不良反应率为 62.5%，治疗组为 2.5%，2 组比较，差异有统计学意义（$P<0.05$）。

35. 抽动障碍如何应用耳穴治疗

中医学理论中，人的五脏六腑均在耳朵上都有相应的穴位。当人体出现疾病时，耳廓上的特定穴区通常会出现相关反应，通过刺激这些反应点和穴区，可起到预防和治疗疾病的作用，这些反应点及穴位就是我们所说的耳穴。原理：耳穴压法是一种外治疗法，通过用王不留行籽耳贴准确地粘贴在相应耳穴处，然后进行适度的揉、按、捏、压，使其产生酸、麻、胀、痛等刺激感应，从而达到治疗目的。

抽动症耳穴贴压治疗有：主穴：皮质下、神门、心、肝、胆、肾、脾、脑干、耳尖、肝阳。配穴：睡眠不实者，加心、额、枕；眨眼者，加眼；嗅鼻者，加内鼻、外鼻；清嗓者加咽喉；头面部抽动明显者，加口、面颊、额；上肢抽动明显者，加肩、肘；下肢抽动明显者，加膝、髋；躯干抽动明显者，加胸、腹；过敏性鼻炎者加风溪、肺、内鼻、外鼻。方法：根据病情选择相应的穴位。耳廓局部用 75% 酒精常规消毒后，将王不留行籽固定于耳穴上，每日按压 5 ~ 6 次，每次按压 2 ~ 3 分钟。疗程：左右耳交替，3 天 1 次，3 个月为 1 个疗程（图 4–35–1）。

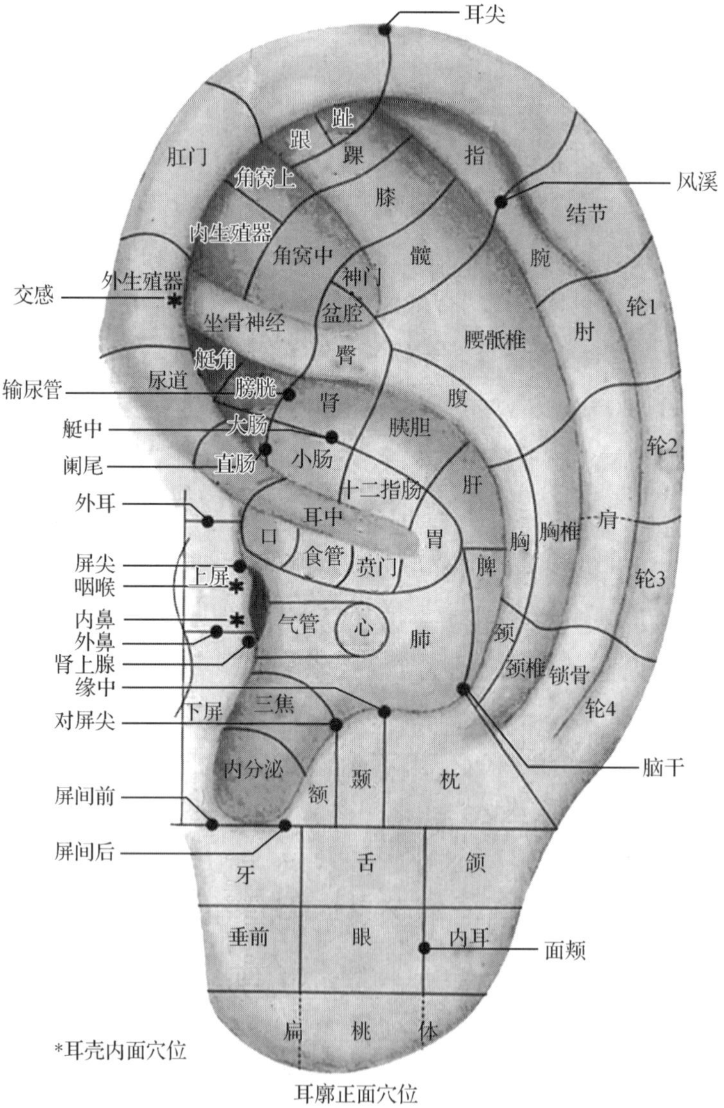

图 4–35–1　耳穴治疗抽动障碍穴位选取

36. 抽动障碍耳穴治疗效果如何

刘兴旺采用耳穴贴压治疗 TD 患儿 30 例，耳穴取皮质下、心、肝、脾、神门、脑、内分泌，每 3 d 治疗 1 次，每次间隔 1 d，10 次为 1 个疗程。3 个疗程后，显效 15 例，有效 12 例，无效 3 例，总有效率为 90%。

卞菊等将 62 例 TD 患儿随机分为对照组和观察组，各 31 例。对照组予口服小儿智力糖浆治疗，3 ~ 6 岁每次口服 10 ml，每日 3 次；6 岁以上每次口服 15 ml，每日 3 次。治疗组采用耳穴贴压治疗，取穴肝、肾、心、神门、交感、皮质下、内分泌，每日按压 3 ~ 5 次，每次按压 5 min，每隔 3 d 复诊更换 1 次。治疗 3 个月后，治疗组总有效率为 93.5%，对照组为 74.2%。2 组比较，差异有统计学意义（$P < 0.05$）。

陆桥等将 60 例 TD 患儿随机分为对照组和治疗组，各 30 例。对照组予口服肌苷片治疗，每次 0.2 ~ 0.4 g，每日 3 次；治疗组予耳穴贴压治疗，主穴取皮质下、心、肝、神门、脑、内分泌。耳穴贴压每 3 d 治疗 1 次，两耳交替，2 次之间间隔 1 d，8 次为 1 个疗程。治疗 4 周后，治疗组总有效率为 90.00%，对照组为 76.67%，2 组比较，差异有统计学意义（$P < 0.05$）。治疗后随访半年，治疗组复发率为 25.92%，对照组为 73.91%，2 组比较，差异有统计学意义（$P < 0.01$）。

37. 抽动障碍的皮内针法疗效如何

李英等将 70 例抽动障碍患儿随机分为治疗组和对照组，各 35 例。治疗组予皮内针治疗，选取脐壁肌张力较高的点，用揿针刺入后，再用胶布固定，每隔 3 d 1 次，每日按压 3 ~ 4 次，7 d 为 1 个疗程；对照组予盐酸硫必利片口服治疗，6 ~ 7 岁以每次 25 mg 作为起始量，8 ~ 12 岁以每次 30 mg 作为起始量，13 ~ 18 岁以每次以 40 mg 作为起始量，均每日 2 次，连用 1 周，4 周为 1 个疗程。治疗 4 个疗程后，治疗组总有效率为 97.1%，对照组为 77.1%，2 组比较，差异有统计学意义（$P < 0.05$）；治疗组耶鲁综合抽动程度量表（YGTSS）积分显著低于对照组（$P < 0.05$）。

38. 抽动障碍的皮针法疗效如何

于金娜等将 60 例 TD 患儿随机分为梅花针组和习惯逆转训练治疗组，各 30 例，分别采用梅花针、习惯逆转训练治疗。梅花针组取穴为百会、风府、风池、太阳、肝俞、肾俞、心俞，予 75% 酒精消毒穴位局部皮肤后，用梅花针垂直叩击穴位，以使患儿感到轻微疼痛，并在皮肤潮红但不出血时停止，每周 2 次；习惯逆转训练治疗组由患儿及其家长进行自我监测，记录抽动发生的情况、前驱的感觉、冲动以及抽动涉及的肌肉和运动，同时由一名专业的康复治疗师指导患儿进行竞争性反应训练，包括训练每个患儿在感觉抽动的冲动时进行更适当的身体反应，从而防止抽动的发生。每周治疗 1 次，前 2 次治疗时间为 1.5 h，其余每次治疗 1 h。治疗 12 周后，梅花针组和习惯逆转训练治疗组 YGTSS 评分分别下降了 13.12 ± 5.40 分、9.50 ± 3.20 分，2 组比较，差异有统计学意义（$P < 0.05$）。

39. 抽动障碍的头针疗法效果如何

朱音等将 41 例抽动障碍患儿随机分为治疗组（头针动留针）19 例和对照组（头针静留针）22 例。主穴：额中线、顶中线、顶旁 1 线，频繁眨眼者，加枕上正中线、额旁 1 线；肢体抽动者，加顶颞前斜线；异常发音者，加颞后线。2 组均留针 1 h，治疗组每 20 min 行针 1 次，行针时间 30 s，对照组不行针，2 组均隔日治疗 1 次，20 次为 1 个疗程。治疗 2 个疗程后，治疗组总有效率为 94.7%，对照组为 81.8%，2 组比较，差异无统计学意义（$P > 0.05$）；2 组治疗后 YGTSS 评分与同组治疗前比较，差异均有统计学意义（$P < 0.05$），说明头针对 TD 患儿有明显疗效，但治疗后组间比较，差异无统计学意义（$P > 0.05$），说明不同的留针方式与疗效无明显关系。

40. 什么是抽动障碍的推拿治疗

推拿是中医学中一种别具特色的治疗方法，有着极为悠久的发展历史。推拿是一种以指代针的治病方法。认为汤药虽对治疗有益，但小儿脏腑娇嫩，形气未充，汤药剂量使用不当可损伤小儿正气，应当重视运用推拿治疗，推拿手法具有泄热安神的作用，可治疗热扰心神而出现的妄见、妄闻、妄言等狂证。

推拿的现代作用机制认为：①推拿能缓解抽动症肌肉疲劳。②推拿能激活脑功能。③推拿能调节神经递质。④推拿能调节抽动症孩子情绪。

41. 推拿治疗抽动障碍效果如何

张玲玲等将 80 例 TD 患儿随机分为对照组（药物治疗）和治疗组（推拿组），

各 40 例。对照组予盐酸硫必利片治疗，初始剂量为每次 150 ~ 300 mg，每日 3 次。依据患儿临床症状逐渐加大用量至每日 300 ~ 600 mg，症状好转后逐渐减量。10 周为 1 个疗程。治疗组采用推拿疗法：按揉复溜、太溪、志室、意舍各 200 次，脾俞、肾俞各 300 次。捏脊，每日 1 次，每次 15 ~ 20 min，2 周为 1 个疗程。治疗 5 个疗程后，治疗组总有效率为 87.5%，对照组为 75.0%。2 组比较，差异有统计学意义（$P<0.05$）。

纪芳采用推拿治疗 30 例 TD 患儿。主穴：清肝经、清天河水、揉二人上马、捣小天心、运八卦、捏脊。对症取穴：分抹印堂至太阳、水沟至地仓，点按百会、四神聪、攒竹、颊车，拿揉上肢，点按曲池、合谷，顺时针摩腹，点按中脘、气海，点按心俞、膈俞、肝俞、脾俞、肾俞，拿揉下肢，点按足三里、血海、三阴交、太冲、涌泉。每日 1 次，15 d 为 1 个疗程。治疗 3 个疗程后，痊愈 18 例，好转 10 例，无效 2 例，总有效率为 93.3%。

陈永辉采用“培土抑木熄风”推拿法治疗 TD 脾虚肝旺型患儿 27 例，具体操作：补脾经 300 ~ 500 次，清肝经 100 ~ 300 次，补肾经 300 次，头部四法各 100 次，拿揉风池、肩井各 100 次，按揉人中、承浆、肝俞、脾俞、肾俞各 100 次。每次操作 30 min，每 2 天治疗 1 次。治疗 3 次后，YGTSS 评分从治疗前的 50.52 ± 13.43 分下降至治疗后的 31.22 ± 12.34 分，总有效率为 85.18%，说明推拿治疗 TD 患儿有良好的短期疗效。

近年来寰枢椎及上颈段关节错位成为 TD 发病的一个新认识。

何嘉莹等认为部分 TD 患儿与寰枢关节错位相关，将 80 例颈源性 TD 患儿随机分为治疗组和对照组，各 40 例。对照组予硫必利片治疗，开始剂量为每次 25 ~ 50 mg，每日 3 次，口服 1 周后若症状控制欠佳，可逐渐加量至 300 ~ 400 mg/d，控制症状后维持剂量为 50 ~ 200 mg/d；治疗组采用小儿熄风止痉推拿法联合整脊疗法，具体操作：开天门、推坎宫各 20 次，运太阳、揉百会、四神聪各 50 次，点按风池、风府 50 次，补脾经、清心肝经、五指节、威灵、捣小天心、逆运内八卦各 3 min，摩腹 200 次，按揉足三里、丰隆、太冲、擦涌泉各 3 min，按揉双侧膀胱经 3 min，点按肝俞、脾俞各 50 次，捏脊 7 遍。推拿隔日治疗 1 次。2 组均以 10 d 为 1 个疗程，治疗 3 个疗程并随访半年后，治疗组近期疗效总有效率为 92.5%，远期疗效总有效率为 80.0%，对照组分别为 87.5%，50.0%，2 组比较，差异均有统计学意义（$P<0.05$）。

乔祖康等运用推拿结合调整寰枢关节治疗 28 例 TD 患儿，具体操作：四指推法、滚法于颈肩部，拇指点按百会、四神聪、风池、风府、夹脊穴、长强。推拿每次治疗约 25 min，隔日治疗 1 次，10 次为 1 个疗程。治疗 2 个疗程后，总有效率为 92.9%。

翟宏业采用整脊疗法治疗儿童抽动症患者 30 例，先定位：自上而下缓慢移动查找

“阳性反应点”，再理筋，对椎旁出现的筋结、压痛点、条索状物等阳性反应点，采用拇指弹、拨、点、按的手法进行松解理筋，用单推或双推推脊理筋整复，当旋转角度落于患椎痛点处，右手向左下方瞬间旋转用力，常可听到咔嚓声。中医证候治疗效果症状积分结果显示治疗组总有效率达93.3%。

李宗起采用分部推拿治疗小儿多发性抽动症，面部采用按揉太阳、迎香、下关、颊车、地仓等穴，上肢按揉肘关节周围，擦肩、搓手、拈指，下肢擦涌泉、按揉大腿、拿小腿，腹部顺时针方向旋转揉动等，4～6岁以上儿童配合捏脊，隔日1次，1月为1个疗程，连续3个疗程，有效率为80%，好转率为16.7%。

42. 穴位贴敷治疗抽动障碍

穴位贴敷疗法是通过穴位、药物两者的有机结合发挥作用。通过药物作用于穴位，从而达到纠正患儿脏腑阴阳的偏胜偏衰，改善经络气血运行的作用。穴位贴敷通常配合中药内服或者耳穴压豆等其他方法。贴敷时，将中药太子参、白术、远志、半夏、僵蚕、天麻、陈皮、全蝎、夏枯草、茯苓、珍珠母、当归、川芎、白芍、青礞石、钩藤、菊花、葛根、木瓜、伸筋草等研粉，将药粉用料酒调匀，贴于大椎、心俞、肝俞、百会、神门、四神聪、合谷、太冲、三阴交、风池、廉泉穴等穴，临证可随症加减。每天换1次，胶布过敏可采用纱布固定。

中药穴位贴敷配合耳压法治疗小儿抽动症：

中药基本方：茯神10 g、远志6 g、益智仁10 g、木瓜10 g、僵蚕10 g、伸筋草10 g、白芍15 g、生甘草3 g、钩藤15 g、珍珠母20 g。气郁化火者：加夏枯草10 g、栀子10 g；脾虚痰聚者：加苍术10 g、石菖蒲10 g；脾虚肝旺者：加苍术10 g、天麻10 g；阴虚风动者：加五味子6 g、醋鳖甲10 g、煅牡蛎10 g，粉碎，研细末，用白醋或凡士林适量调成膏状，当日制备，贴于神门、神阙、太冲、三阴交、肝俞、脾俞等穴位，每周贴敷3次，1次贴敷时间为10～12小时，12次为一个疗程。

压耳穴法：选取咽喉、交感、神门、口、内鼻、外鼻、眼、心、肝、脾、肾、内分泌、皮质下。方法：取0.5 cm×0.5 cm的胶布，将光滑饱满之王不留行籽贴于胶布上，用血管钳送至耳穴，贴紧后加压力，让患者感到局部有酸、麻、胀、痛或发热感。每次取双侧耳穴5～6穴，按压5～6次/天，每周换3次，12次一个疗程。

中药贴敷配合压耳穴法：将腧穴、药物二者有机结合，使药物与经络腧穴作用相辅相成，达到更好地纠正患儿脏腑阴阳偏盛偏衰的功能，从而起到改善经络气血、运行调节脏腑阴阳平衡的效用。中药穴位贴敷配合压耳穴法治疗小儿抽动症的方法，不仅稳定性功效比较持久，毒副作用小，疗效也十分显著。

43. 抽动障碍的埋线疗法

埋线是在传统针具和针法基础上建立和发展起来的，历经了留针和埋针时期的雏形期。诸多研究表明埋线疗法实际上是一种融多种疗法、多种效应于一体的复合性治疗方法。穴位埋线治疗抽动症效果显著：具有镇静安神、醒脑开窍之功；太冲、合谷一升一降、一阴一阳，调和气血、平衡阴阳；肝俞、脾俞具有平肝风、健脾胃之效；曲池具有祛风、调气血之功；足三里可健脾胃以补后天之本。诸穴合用，共奏熄风止痉、健脾平肝、镇静安神、调和阴阳之效。穴位埋线疗法是传统针灸疗法与现代医学相结合的一种新型中医特色疗法，通过可吸收线体在穴位内的消化吸收形成长期刺激，产生物理化学反应，达到扶正祛邪、健脾补气、调和阴阳的目的。与传统针刺相比，穴位埋线对穴位的刺激更强且持久，并且减轻了患儿对每天针刺产生的惧怕心理。

44. 埋线疗法治疗抽动障碍的效果如何

金玉晶、葛国岚，运用穴位埋线治疗儿童脾虚肝旺型抽动障碍的临床疗效及对血清神经元特异性烯醇化酶（NSE）水平的影响，两组患儿 YGTSS 各项评分及总分、血清 NSE 水平均较治疗前降低（$P<0.05$），观察组患儿 YGTSS 各项评分及总分、血清 NSE 水平均低于对照组（$P<0.05$）。观察组总有效率为 87.9%，高于对照组的 76.7%（$P<0.05$）。针灸是治疗儿童 TD 的有效疗法，具有安全、简便、不良反应少的优势。穴位埋线能够长时间刺激穴位，具有操作时间短、刺激强度大、作用持久等特点。

王晨瑶运用穴位埋线治疗 TD 脾虚肝旺型患儿 21 例，取穴百会、关元、中脘、天枢、大横、足三里，选用“00”号无菌医用羊肠线，埋线深度为 1.5 cm，每隔 10 d 治疗 1 次，1 个月为 1 个疗程。治疗 1 个疗程后，总有效率为 95.24%，且治疗过程中无不良反应发生。

45. 中西医怎样结合治疗抽动障碍

（1）急性期治疗：

初始期治疗主要目的是控制症状，尽量达到临床痊愈。轻度抽动障碍患儿可选择中医药治疗及心理治疗，中重度患儿可选择一线药物如硫必利、舒必利、阿立哌唑、可乐定等，从最低起始剂量开始，逐渐缓慢加量（1 ~ 2 周增加 1 次剂量）至治疗剂量，并定期对患者的症状、药物不良反应、治疗依从性和功能状态进行量化评估。西医治疗优势在于见效快，一般 1 ~ 2 周即可缓解症状，对于治疗中重度患儿及合并共患病患儿有重要意义，同时配合中医药治疗，以减少药物的不良反应、有效控制症状及减少复发率。

（2）巩固期治疗：

病情基本控制后，需以治疗剂量继续治疗至少 1 ~ 3 个月，以巩固疗效和减少复发。推荐联合中医药治疗及心理治疗，稳定症状，改善残留症状，预防复发。

（3）维持期治疗：

以上两个阶段后病情控制良好，仍需维持治疗 6 ~ 12 个月，维持剂量一般为治疗剂量的 1/2 ~ 2/3。一旦发现有复发征象，迅速恢复用药或加大剂量。同时建议采用中医药系统治疗，以调整阴阳、增强体质、减少复发。

（4）经过维持治疗阶段后，若病情完全控制，可考虑逐渐减停药物，减量期至少 1 ~ 3 个月。用药总疗程为 1 ~ 2 年。若症状再发或加重，则应恢复用药或加大剂量。

46. 抽动障碍的中医疗效评价标准是什么

抽动障碍的中医疗效评价标准见表 4-46-1。

表 4-46-1　抽动障碍的中医疗效评价标准分类

效果	症状	评分
痊愈	中医临床表现完全或基本消失	评分改善率＞95%
显效	中医临床表现较前显著改善	60%＜评分改善率≤95%
有效	中医临床表现较前有所缓解	30%＜评分改善率≤60%
无效	中医临床表现无缓解	评分改善率≤30%

47. 抽动障碍常见中医辨证治疗要点分析

以下对抽动障碍常见中医辨证治疗要点为主编根据 40 余年临床经验从中医病因病机特点出发总结得出：

（1）面部抽动为主：

主要症状：眨眼、挤眼、吸鼻、噘嘴、嘴角抽动及面部抽动、舌质淡红，苔白腻或黄，脉缓。

中医诊断：肝风夹痰上扰型。治疏风熄风止动。方选：牵正散合辛夷散加减。

处方：蔓荆子 10 g、蝉蜕 10 g、防风 10 g、菊花 10 g、全蝎 6 g、僵蚕 6 g、白附子 6 g、辛夷 10 g、苍耳子 10 g、半夏 6 g、石菖蒲 10 g、郁金 6 g、葛根 20 g、钩藤 10 g、天麻 10 g、生龙骨 20 g、珍珠母 20 g、琥珀 6 g、炙甘草 6 g（10 岁以下量）

（2）喉咙异常发音为主：

主要症状：异常发音、秽语、言语冒失，平素痰多，咽喉间常有吭声或喉中痰鸣，注意力不集中，寐不安，舌红、苔白或黄，脉濡缓或沉细。

中医诊断：心神不宁夹痰火上扰型。治清火涤痰宁心安神。方选旋复代赭汤加减。

处方：旋复花 10 g、代赭石 30 g、半夏 6 g、射干 10 g、山豆根 6 g、橘红 6 g、黄芩 10 g、天竺黄 6 g、僵蚕 6 g、全蝎 6 g、石菖蒲 10 g、郁金 6 g、礞石 10 g、胆南星 6 g、珍珠母 20 g、石决明 20 g、生甘草 6 g（10 岁以下量）。

（3）全身抽动为主：

主要症状：全身抽动、颈部抽动、摇头频繁、四肢抽搐不能安静、面红耳赤，性情急躁易怒，皱眉眨眼，张口歪嘴，摇头耸肩，惊悸少寐或多梦，粪便秘结，尿短赤，口干口苦舌燥，或舌疮频发，舌质红、苔黄，脉弦数。

中医诊断：肝火上炎夹肝阳上亢型，治用清泻肝火、镇肝熄风，方选龙胆泻肝汤加减。

处方：龙胆草 6 g、黄芩 10 g、栀子 6 g、柴胡 6 g、生地 10 g、泽泻 10 g、生甘草 6 g、白芍药 20 g、钩藤 10 g、天麻 10 g、石决明 20 g、龙骨 30 g、全蝎 5 g、伸筋草 10 g、枣仁 20 g（10 岁以下量）。

（4）抽动症后期脾虚抽动型：

主要症状：抽动日久，发作无常，抽动无力，嘴角抽动，皱眉眨眼，喉中痰声，形体虚胖，食欲缺乏，困倦多寐，面色萎黄，粪便溏，舌淡红，舌苔白、厚腻，脉沉滑。

治用健脾行气止痉法。方选参苓白术散加减。

处方：沙参 10 g、炒白术 10 g、茯苓 10 g、太子参 10 g、扁豆 10 g、淮小麦 30 g、砂仁 6 g、枳实 6 g、大枣 5 枚、炙甘草 20 g、杭白芍 30 g、全蝎 6 g、白僵蚕 10 g、钩藤 6 g、地龙 9 g、天麻 9 g、生龙骨 30 g、珍珠母 20 g（10 岁以下量）。

（5）抽动症后期肝旺脾虚型：

主要症状：面色萎黄，精神疲惫，胸闷不适，食欲缺乏，睡卧露睛，喉中作声，噘嘴、唇动、手颤等症。舌质淡，苔薄白，脉无力或沉细。

治以抑木培土、疏肝健脾。方选归脾汤合四逆散加减。

处方：炒白术 10 g、当归 6 g、茯苓 10 g、远志 10 g、龙眼肉 10 g、酸枣仁 15 g、太子参 10 g、柴胡 10 g、炙甘草 6 g、陈皮 6 g、全蝎 6 g、白芍 20 g、天麻 10 g、钩藤 10 g、伸筋草 10 g、半夏 6 g，蝉蜕 6 g，僵蚕 6 g（10 岁以下量）。

（6）抽动症后期肝肾不足、虚风内动型：

主要症状：肢体震颤，筋脉拘急，摇头耸肩，挤眉眨眼，口出移语，咽干清嗓，形体消瘦，头晕耳鸣，两颧潮红，手足心热、睡眠不安，粪便干结，尿频或遗尿，舌红绛，少津，苔少光剥，脉细数（10 岁以下量）。

以滋阴养血柔肝熄风法、方选三甲复脉汤加减。

处方：生地黄 10 g、麦门冬 10 g、火麻仁 10 g、白芍 20 g、龟甲 10 g、鳖甲 10 g、牡蛎 20 g、阿胶 10 g、五味子 6 g、炙甘草 6 g、墨旱莲 10 g、女贞子 10 g 等（10 岁以下量）。

各型可随症加减：

①肝亢风动者，加赤芍、龙胆草、防风、羌活、川首乌、钩藤、菊花。

②脾虚肝亢者，加太子参、党参、茯苓、陈皮、半夏、白术、炙甘草。

③阴虚风动者，加石斛、生地、天冬、麦冬、阿胶、钩藤。

④肝气郁滞者，加枳实、川楝子；肝火内扰者加菊花、龙胆草。

⑤肝风内动者，加地龙、蜈蚣；肝阳上亢者加生地、旱莲草。

⑥头部抽动者，加葛根、天麻、钩藤、威灵仙、柴胡、天麻、蔓荆子，疏肝熄风以治摇头。

⑦颈部抽动明显者，加羌活、川芎、藁本。

⑧肢体抽动、抬肩，上肢抽动者加独活、桑枝、葛根、木瓜、伸筋草、川牛膝，舒筋活络，下肢抽动者加女贞子、怀牛膝。

⑨眨眼挤眼者，加桑叶、谷精草、白蒺藜、木贼、防风、黄连、白附子、僵蚕、菊花、蔓荆子、青葙子、密蒙花，清热明目。

⑩鼻抽动者，加辛夷、苍耳子、白芷、地龙。

⑪嘴角抽动明显者，加白附子、黄连。

⑫腹肌抽动鼓肚者，甘草、白芍量加至 15 g、20 g，以酸甘化阴养阴。

⑬清嗓、发声、喉部异常发音者，加射干、蝉蜕、僵蚕、青果清热利咽，板蓝根、山豆根共用控制异常发声，不能自制者加锦灯笼、牛蒡子清热、利咽、润喉。

⑭注意力不集中者，益智仁、丹参、石菖蒲、郁金、远志、琥珀、磁石等入心经，清心经之痰热，解郁心中懊恼，祛痰开窍，宁心安神，达到集中涣散元神之功。

⑮性格执拗、孤僻，化心经之痰为主，加丹参、石菖蒲等，配伍木瓜入肝经，益筋走血，化湿和中。

⑯焦虑，加灵磁石、珍珠母、浮小麦咸寒入肝、心经，平肝潜阳，镇心安神。

⑰抽动症，后期有阳亢风动型可加选用栀子、黄芩、龙胆草等苦寒之品，清三焦内热，以清肝经内热为主。阳亢风动型选用栀子、黄芩、龙胆草等苦寒之品，清三焦内热，以清肝经内热为主。阳盛风动，来势凶猛，加入石决明、珍珠母、生龙骨、生牡蛎等咸寒质重之介类药物，重镇熄风，平肝潜阳，折其亢逆之势。内火扰心，心神热必伤阴，阴津不足，肠燥便秘，腑气不通者，以麻仁、玄参、麦冬等，取增液通腑之意，使邪有出路，内热从下而去。阴虚便秘，可加麦冬、麻仁以润肠通便。

以上是抽动障碍在临床中常用的辨证分型治疗要点，此外有些治疗还要配合针刺埋线治疗及心理调护、饮食调护配合。

第五篇　共患病的综合治疗

1. 抽动障碍有哪些共患病

共患病（comorbidity）也称共病、同病或合病，由美国耶鲁大学临床流行病学专家 Feinstein A.R. 于 1970 年首次提出，系指同一个体同时存在两种或多种相互难分主次、缺乏必然因果联系的疾病。美国《精神疾病诊断与统计手册（第 3 版）》（Diagnostic and Statistical Manual of Mental Disorders–3rd Edition，DSM–3）首先提出疾病多轴诊断的概念，建议根据描述病情的需要，可同时作出多个诊断；国际疾病分类体系 ICD–10 也建议，可以根据概括临床特征的需要同时记录多个诊断。临床上共患病的概念主要用于研究精神病学领域的“一人多病”现象。

共患疾病及症状是抽动障碍十分突出的特征，共患破坏性行为和潜在的危及生命的症状，患者中常见的破坏性行为包括爆发行为、愤怒、攻击和冲动控制问题，如有报道 TS 人群中 25% ~ 70% 存在爆发行为和愤怒控制问题，约 50% 以上的抽动障碍患儿共患至少 1 种精神神经或行为障碍，约 60% 的 TS 患者共患 2 种或 2 种以上共患病，如 ADHD、OCB 或 OCD、学习困难、焦虑、抑郁、睡眠障碍、自残或自杀行为、品行障碍、愤怒发作或情感暴发。

ADHD 是最常见的共患病，其次为 OCD，对 TD 患者的影响分别为 50% ~ 60% 和 25% ~ 40%。对学习障碍的影响为 25% ~ 30%。

TD 共患病的发生率也存在性别差异。通常 ADHD、学习困难、品行障碍和愤怒发作在男童中更多见，而 OCD 和自残或自杀行为在女童中更多见。

抽动障碍的共患病增加了抽动障碍的复杂性和严重程度，影响患儿学习、社会适应、个性和心理素质的健康发展，给疾病的诊断、治疗和预后增加困难和挑战。

共患病对儿童的损害往往要比抽动障碍本身严重得多。抽动障碍共患病问题构成本病整体的一部分，是抽动障碍患者功能损害的来源，增加了本病的复杂性和严重性，给治疗和管理增添较多的困难。目前研究发现有时抽动障碍的多动障碍已好转和缓解，而伴随的行为问题却十分严重，并成为临床的主要矛盾。如果把抽动障碍比作是一座冰山，那么海平面上方是大家都可以看到的抽动障碍的肢体和发声症状，但这只是冰山一角。

有共患病的TD患者轻者只表现躁动不安、过度敏感、易激惹或行为退缩等；重者表现为：①强迫症（OCD）；②注意缺陷多动障碍（ADHD）；③学习困难（LD）；④睡眠障碍（SD）；⑤焦虑障碍（ED）；⑥抑郁症；⑦癫痫；⑧偏头痛；⑨遗尿症；⑩精神分裂症；⑪心理行为障碍；⑫自伤行为（SIB）；⑬猥亵行为等。

抽动障碍的常见合并症行为及其病患比例见表5-1-1。

表5-1-1　抽动障碍的常见合并症行为及其病患比例

抽动障碍合并症	病患比例	行为表现
秽语症	8% ~ 25%	猥琐的文字或言语
强迫行为	30% ~ 50%	精确地排列东西；触碰东西；反复查阅东西或舔东西、擦东西；把字写到完美为止；反复洗手
强迫思考	30%	心理的言语重复（某些字或某些词）；猥琐的想法；数数或编组
猥亵动作	1% ~ 6%	摸下体 猥亵的手势 把头放在他人的胸部 舔屁股
言语重复	30% ~ 60%	言语重复（重复他人的话）；姿势重复（重复模仿他人的动作）；重复自己的一些话或话的一部分
行为问题	60% ~ 80%	冲动 情绪摇摆 过度反应 表现狂 消极论

国际疾病分类体系ICD-10也认为，大多数抽动障碍患者合并其他心理行为障碍，其中最常见的是注意缺陷多动障碍和强迫障碍。另有研究报道只有8% ~ 12%的Tourette综合征患者不以根据概括临床特征的需要同时记录多个诊断。在临床上治疗抽动障碍的同时还要治疗共患病。

2. 什么是抽动障碍共患强迫障碍

抽动障碍的许多复杂抽动带有强迫性质，如重复摩擦、拍击或触摸行为，介于抽动和强迫行为之间，可能既代表复杂抽动，也代表强迫行为。

强迫症是一种严重影响人们身心健康的疾病，抽动障碍中强迫症发病率达到40%～59%。

强迫障碍诊断标准《中国精神障碍分类与诊断标准第3版》（CCMD-3）关于强迫障碍的诊断标准：强迫障碍指以强迫症状为主的神经症，其特点是有意识的自我强迫和反强迫并存，两者的强烈冲突使患者感到极度痛苦；患者体验到观念或冲动来源于自我，但违反自己意愿，虽极力抵抗，却无法控制；患者也意识到强迫症状的异常性，但无法摆脱。病程迁延者以仪式动作为主而精神痛苦减轻，但社会功能严重受损。据调查研究结果表明，抽动障碍患有强迫性障碍发病率为30%～70%。强迫障碍包括观念和行为的强迫，强迫观念与强迫行为是以反复出现的刻板的行为或观念为特征，强迫观念有强迫怀疑、强迫回忆或强迫联想。强迫行为有强迫计数、强迫检查、强迫洗手或强迫仪式动作。

抽动障碍伴发强迫障碍可表现为反复从事简单动作（如反复洗手和反复多次开门、关门等）、重复无目的动作（如强迫触摸物体、对称性放置物品等）、检查仪式（如多次检查门锁、关窗户等）、清除身上或物体上污垢的仪式动作、频繁计数、重复写字等，强迫观念与强迫行为随病程延长而加重。

3. 抽动障碍共患强迫障碍如何治疗

抽动障碍共患强迫障碍的治疗分为药物治疗和认知行为疗法、立体定向手术。

（1）药物治疗：原有抽动障碍治疗药物基础上已知有效的药物均为影响5-HT的药物，第一种用于OCD治疗的药物为氯米帕明。氯米帕明、氟西汀、氟伏沙明、帕罗西汀及舍曲林，均已被美国食品药品管理局（FDA）批准用于强迫症治疗。由于5-羟色胺选择性再摄取抑制剂SSRIs比氯米帕明有较少的副作用，因此推荐SSRIs作为一线治疗药物。所有的SSRIs疗效大致相当，但治疗反应有个体差异。治疗药物起始剂量宜低，起始剂量分别为：氯米帕明25 mg/d，氟西汀20 mg/d，氟伏沙明50 mg/d，帕罗西汀20 mg/d，舍曲林50 mg/d。某些患者可以从半量或更低剂量开始，以减轻副作用或适应服药的焦虑。大多数患者在药物开始治疗4～6周之后才会体验到症状的逐渐改善。

对于共病难治性强迫障碍，可合并应用拟5-HT药物提高疗效，如加用碳酸锂每日2～3次，每次0.25～0.5 g；曲唑酮50～100 mg/d；或5-HT前体L-色氨酸每晚1～6 g。抗精神病药对强迫障碍（OCD）有利，故通常在单用SSRIs无效或疗效不佳时，以低剂量非典型抗精神病药与之配伍，如利培酮2 mg/d，奥氮平5～10 mg/d，喹硫平

50～300 mg/d，或舒必利等，可提高部分病例的疗效。药物治疗需要在治疗 10～12 周后才有反应。在治疗的第 1 个月，药物剂量可能每周增加一次，或在开始治疗 4 周内，症状改善轻微或无改善，可每周或每 2 周加量到可耐受和适应的最大剂量，然后维持这一剂量治疗至少 6 周，以观察其疗效。

（2）认知行为疗法（cognitive behavioral therapy）：是抽动障碍共患 OCD 的一线治疗方法。

1）操作性的条件反射技术：这类技术主要强调的观点是个体行为反应是后天获得的一种体验，它可以通过积极的强化，或者是消极的强化来保留这种好的行为，或者消退不好的行为。

2）系统的脱敏疗法：这个疗法的主要原理是让来访者想象或者实际面对引起焦虑的场景，通过放松的技术来逐渐让患者适应焦虑，从而达到减轻焦虑的作用，之后患者在面对这种焦虑的时候，会保持情绪上的逐步稳定。

3）满贯疗法：也叫冲击疗法，这是一种暴露疗法，就是让患者持续地暴露在能够让他感觉到恐惧，或者是焦虑的场景中，在这个过程中不允许采取任何缓解焦虑的行为，逐渐让焦虑情绪自行减弱。

（3）立体定向手术：是应用立体几何学坐标原理，建立脑坐标系和在颅骨上安装定向仪，建立坐标系，对脑部靶结构进行定位，将手术操作器导入靶点进行操作。立体定向术是主要用于治疗神经外科领域等一些脑部疾患的治疗方法。有研究对 23 例 18～38 岁的患者行单侧丘脑腹外侧核（VL）/ 板中间核（LM）联合未定带（ZI）和双侧扣带回前部（ACG）毁损术，可有效地控制 TD，对抽动障碍共患 OCD 也有良好疗效。

4. 抽动障碍共患强迫障碍如何进行中医治疗

强迫障碍的中医病因病机：中医认为本病大多为思虑无穷，所愿不遂，或久病积劳，耗气耗血，伤阴伤阳，导致精神恍惚，不由自主等表现，其发生与情志因素或体质衰弱有关。肝主谋虑，胆主决断，心主神志。若肝胆协调失常，则心主神志的功能失常，或反之影响肝胆的谋虑和决断。若心肝盛、胆虚，则表现为多虑而犹豫不决，如强迫性思维和行为者多属该病机所致。若心肝胆俱虚，则表现为对正常事务、环境产生害怕和恐惧，强迫性恐惧多属此种病机。

抽动障碍共患强迫障碍分型治法见表 5-4-1。

表 5-4-1　中医辨证治疗抽动障碍共患强迫障碍分型治法

辨证分型	治法	方药	加减	常用药
肝郁气滞证	疏肝理气调补气血	逍遥散	《太平惠民和剂局方》加减	当归、白芍、柴胡、茯苓、白术、甘草、干姜、薄荷、百合、香附、生龙骨、生牡蛎。加减：肝郁气滞较甚者，加香附、郁金、陈皮；血虚者，加熟地；肝郁化火者，加牡丹皮、栀子
肝郁化火证	疏肝泻火清化湿热	丹栀逍遥散	《太平惠民和剂局方》加减	牡丹皮、栀子、当归、白芍、柴胡、茯苓、白术、甘草、干姜、薄荷、酸枣仁、合欢皮、薏米。加减：胁肋胀痛者，加元胡、香附；粪便秘结者，加大黄、芒硝
气失摄纳证	补气温阳固肾摄纳	益气固摄汤	《景岳全书》加减	黄芪、白术、人参、菟丝子、当归、升麻、益智仁、桑螵蛸、炙甘草、沙苑子。加减：痰多者，加半夏、陈皮、砂仁；坐卧不安者，加夜交藤、合欢花、茯神、玫瑰花；气滞者，加木香、枳壳

强迫障碍外治法：

刘氏神经头针（包括体针耳针）疗法：

A. 透刺

四神聪透百会：于百会穴前、后、左、右各旁开 1 寸处分别进针，待得气后沿皮刺向百会穴，令四针尖相碰。

神庭透上星：于神庭穴处进针，得气后沿皮刺向上星穴。

风池透风池：从一侧风池穴斜刺进针平行刺向对侧风池穴。

合谷透劳宫：先直刺合谷穴，令得气，使针感达于示指后再刺向劳宫穴，深至第三掌骨尺侧缘，使针感达于环指。

太冲透涌泉：先直刺太冲 0.5 寸许，令得气，使针感达于足大趾，后将针尖提至皮下，再斜刺向涌泉穴，针尖抵至涌泉穴皮下。

内关透外关：先直刺内关，得气后直刺向外关，针尖抵外关穴皮下即可。

丘墟透照海：从丘墟穴处进针，得气后对准足内踝下，刺向照海穴，针尖抵至照海穴皮下即可。

以上各穴均留针 30 分钟。隔日 1 次，10 次为 1 个疗程，每个疗程间隔 2 日。

B. 醒脑开窍针刺法

内关直刺 1 ~ 1.5 寸，施小幅度、高频率提插捻转泻法。

水沟斜向鼻中隔刺 0.5 ~ 0.8 寸，施雀啄泻法，流泪为度。

三阴交与胫骨成 45° 斜刺 1.5 寸，提插捻转补法。

华佗夹脊穴斜向脊柱刺入 1.5 寸，捻转平补平泻法。

所有穴位均施术 1 分钟，留针 30 分钟，每日 1 次，持续治疗 8 周。

C. 穴位调控疗法

采用 40 ~ 50 Hz 的低频治疗仪，选双侧内关穴、劳宫穴、百会穴，刺激的强度以患者能耐受的程度为准，一般为 3 ~ 4 档，必要时给患者提供相应的情景，每次 30 分钟，每天 1 次，每周 5 次。

D. 五行音乐疗法

（1）选曲：

肝郁气滞证：角调式和（或）徵调式乐曲；

肝郁脾虚证：角调式和宫调式乐曲；

气郁化火证：角调式和（或）徵调式乐曲；

心脾两虚证：宫调式和（或）徵调式乐曲；

肾虚肝郁证：羽调式和角调式乐曲；

肝胆湿热证：角调式和商调式乐曲。

（2）操作：音量 40 ~ 60 分贝即可，以患者感觉舒适、悦耳为度。

（3）疗程：2 ~ 3 次 / 天，30 分 / 次为宜，10 天为 1 个疗程，至少持续 3 个疗程。应考虑患者实际情况，可以居家治疗，符合患者的作息时间表。

5. 抽动障碍共患强迫障碍的预后如何

抽动障碍共患强迫障碍自动缓解或者痊愈的可能性很小，大多数坚持治疗的患者，可以改善强迫症状带来的不适，正常生活。从整体上来看，本病若及时、有效地治疗，一般预后较好。

临床预后常见三种情况：一是没有重型精神病史，仅有本病的临床表现者，治疗及时，用药合理，则预后良好；二是有严重抽动障碍情况下，在控制病情稳定的条件下，本病亦相对平稳；三是伴有躯体疾病，在躯体疾病平稳的前提下，本病相对平稳，体质弱者，则预后相对较差。

6. 什么是抽动障碍共患注意缺陷多动障碍

注意缺陷多动障碍（attention-deficit hyperactivity disorder，ADHD）是指发生于儿童时期，表现为与同龄儿童相比，具有明显的、持续的注意力不能集中，活动过度、任性、冲动和学习困难为主要特征的一组综合征。抽动障碍患儿注意缺陷多动障碍的发生率为35%～80%，平均在50%。对抽动障碍患儿而言，注意缺陷多动障碍的症状通常出现在抽动之前，较抽动障碍的运动性抽动和发声性抽动早2～3年，并且在重度抽动患儿中较常见。注意缺陷多动障碍的症状也可与抽动障碍患儿的抽动症状相伴出现，导致学习困难和人际关系不良。

尽管随着年龄的增长，患儿抽动症状发作有减少或消失趋势，但注意缺陷多动障碍症状仍可持续至成年期。因此，注意缺陷多动障碍症状常较抽动障碍症状具有更大的损害性。

7. 抽动障碍共患注意缺陷多动障碍如何治疗

治疗方面，了解TD+ADHD是一种慢性神经精神疾病，需要制定一个长期的个体化治疗方案。采取心理行为干预和药物治疗，进行定期随访，旨在改善TD+ADHD患儿的预后。

治疗药物首选α_2受体激动剂：可乐定、胍法辛等。三环类抗抑郁剂：地昔帕明（desipramine，又称去甲丙咪嗪）。常规剂量抗抽动药＋小剂量抗多动药。硫必利＋托莫西汀（atomoxetine）或哌甲酯（methylphenidate）。具体剂量：常规用量的1/4～1/2，疗程为1～3个月。

8. 抽动障碍共患注意缺陷多动障碍的中医治疗原则有哪些

治疗原则：本病治疗，按泻实补虚、调和脏腑、平衡阴阳的基本原则进行辨证论治。根据不同证候，分别予以清心平肝、清热化痰、滋补肝肾、养心健脾、扶土抑木等治法。同时，还可以配合中药、中成药、针刺疗法、音乐等治疗。应注意结合对患儿进行教育引导、心理疏导、行为矫治及感觉统合训练治疗。

注意缺陷多动障碍（attention deficit hyperactivity disorder，ADHD）是一种干扰了功能或发育的持续的注意缺陷和（或）多动－冲动模式。ADHD注意缺陷在行为上表现为游离于任务、缺乏持续性、难以维持注意力以及杂乱无章，且并非由于违拗或缺乏理解力所致。多动是指不合时宜地过多的躯体运动（例如，孩子到处乱跑），或过于坐立不安、手脚动个不停或讲话过多。冲动是指没有事先考虑就匆忙行事，且对个体有造成伤害的较大可能性（例如，没有观望就冲进街道）。冲动可能反映了一种对即刻犒赏的欲望或做不到延迟满足。冲动行为可以表现为社交侵扰（例如，过多地打断别人）和（或）没有考虑长期结果就做出重要的决定（例如，没有充分的信息就接受一份工作）。注意缺陷多动障碍开始于童年期。在 12 岁之前就已经存在若干症状。该病属于中医学“脏躁”“躁动症”的范畴。

中医学认为本病为先天不足、脑髓不充，肾、脾、心三脏精、气、血亏虚，肝阳上亢所致。

（1）多动症的中医诊断

参照 1994 年发布的中华人民共和国中医药行业标准《中医病证诊断疗效标准・中医儿科病证诊断疗效标准・多动症》（ZY/T001.1 ~ 001.9–94）制定。

①注意力涣散，上课时思想不集中，常做小动作，作业不能按时完成，学习成绩差，但智力正常。

②多动不安，活动过度，不能安静地参加各种活动。

③情绪不稳，冲动任性，常与人打斗。

④体格检查动作不协调，翻手试验、对指试验、指鼻试验、指指试验常呈阳性。

⑤通常于 7 岁前起病，其表现与发育水平不相称，病程持续 6 个月以上。

（2）西医诊断

美国《精神疾病诊断与统计手册（第 5 版）》（DSM–5）儿童注意缺陷多动障碍的诊断标准。

（3）鉴别诊断

应与智力障碍（智力发育障碍）、反应性依恋障碍、焦虑障碍、抑郁障碍、物质使用障碍、人格障碍、精神病性障碍等障碍相鉴别。

（4）中医辨证分型（表 5–8–1）

表 5–8–1　抽动障碍共患注意缺陷多动障碍的中医辨证分型

分型	临床表现	治则	方药
心肝火旺证	多动多语，冲动任性，急躁易怒，做事莽撞，好惹扰人，注意力不集中；面赤口渴，容易出汗，便秘结，尿色黄，舌质红或舌尖红，舌苔薄黄，脉弦或弦数	清肝泻火	丹栀逍遥丸

续表

分型	临床表现	治则	方药
痰火内扰证	狂躁不宁，冲动任性，多语难静，兴趣多变；胸中烦热，难以入睡，纳谷不香，便秘尿赤，舌质红，舌苔黄腻，脉滑数	清热化痰	二陈汤合丹栀逍遥丸
肝肾阴虚证	多动难静，急躁易怒，冲动任性，记忆力差，成绩低下；五心烦热，盗汗，腰酸乏力，便秘结；舌红或暗红，苔薄或苔少；脉细弦	补益肝肾	六味地黄丸
心脾两虚证	神思涣散，多动而不暴躁，记忆力差，神疲乏力；形体消瘦或形体虚胖，睡眠不实，自汗盗汗，偏食纳少，面色无华；舌质淡，舌苔薄白；脉虚弱	益气健脾，安神定志	天王补心丹
肝郁脾虚证	神思涣散，注意力不能集中，小动作多，冲动任性，烦躁恼怒；神疲乏力，脘腹胀满，食少纳呆，面色不华，形体消瘦，手足不温，便不调；舌淡红，苔白腻；脉弦缓	疏肝解郁	四逆散合柴胡疏肝散

9. 抽动障碍共患注意缺陷多动障碍如何用中成药治疗

（1）静灵口服液：熟地黄、山药、茯苓、牡丹皮、泽泻、远志、龙骨、女贞子、黄柏、知母、五味子、石菖蒲，每支 10 ml。口服，3 ~ 5 岁每次服 5 ml，每日 2 次；5 ~ 14 岁每次服 10 ml，每日 2 次；14 岁以上每次服 10 ml，每日 3 次。用于肝肾阴虚证。

（2）小儿智力糖浆：龟甲、龙骨、石菖蒲、远志、雄鸡，每支 10 ml。口服，每次服用量：4 ~ 6 岁 5 ml、6 ~ 10 岁 10 ml、10 ~ 13 岁 15 ml、13 ~ 18 岁 20 ml，每日 3 次。用于心肾不足、肝肾阴虚证。

（3）小儿黄龙颗粒：熟地黄、白芍、麦冬、知母、五味子、煅龙骨、煅牡蛎、党参、石菖蒲、远志、桔梗；规格：每袋 5 g。口服：6 ~ 9 岁 5 g、10 ~ 14 岁 10 g，每日 2 次。用于阴虚阳亢证、肝肾阴虚证。

（4）知柏地黄丸（浓缩丸）：知母、黄柏、熟地黄、制山茱萸、山药、牡丹皮、茯苓、泽泻，每 10 丸重 1.7 g。建议用法剂量：6 ~ 9 岁 4 丸、10 ~ 12 岁 6 丸、13 ~ 18 岁 8 丸，每日 3 次。用于肝肾阴虚证。

（5）杞菊地黄丸（浓缩丸）：枸杞子、菊花、熟地黄、制山茱萸、山药、茯苓、牡丹皮、泽泻，每 8 丸相当于原生药 3 g。建议用法剂量：6 ~ 9 岁 4 丸、10 ~ 12 岁 6 丸、13 ~ 18 岁 8 丸，每日 3 次。用于肝肾阴虚证。

10. 抽动障碍共患注意缺陷多动障碍如何进行针刺治疗

抽动合并注意缺陷多动障碍的中医外治法：

刘氏神经头针（包括体针耳针）：

A. 体针

（1）目的与治则：具有疏通经络、运行气血、调节阴阳的作用。

（2）适应证：注意缺陷多动障碍不同类型。

（3）穴位配伍原则：注意力缺陷型，以宁心安神为主，针灸并用，平补平泻。多动冲动型，以育阴潜阳为主，针刺泻法。混合型，两者并用。

主穴：

①注意力缺陷型：神门、内关、四白、睛明。

②多动冲动型：太溪、合谷、太冲。

③混合型：合用上述两组选穴。

④肝火旺盛者：加太冲、阳陵泉。

配穴：食少纳呆加足三里、四缝；睡眠不安加安眠；打鼾加迎香。

方义：神门为心经原穴，内关为心包经络穴，合用可收宁心安神之效。太溪为肾经原穴、太冲为肝经原穴，可收育阴潜阳之功。

（4）针刺方法与疗程：神门、内关、太溪、太冲直刺 0.5 ~ 0.8 寸；足三里直刺 0.8 ~ 1.2 寸，安眠穴向鼻尖方向斜刺 0.8 ~ 1 寸，迎香穴直刺 0.3 ~ 0.5 寸。以上穴位，用捻转进针，行导气法手法，留针 0.5 ~ 1 小时。四缝穴处点刺挤出黄色液体少许。隔日 1 次。

（5）注意事项：选穴不宜过多，部分反应强烈患儿可不留针。

B. 头皮针

（1）目的与治则：具有疏通经络、运行气血、调节阴阳的作用。

（2）适应证：注意缺陷多动障碍不同类型。

（3）穴位配伍原则

主穴：颞三针、制颤区、情感障碍区、智七针、视区。

配穴：

①精神行为障碍者，加情感区、心肝区。

②表情淡漠、注意力不集中者，加额五针、定神三针。

（4）针刺方法与疗程：线状穴选用直径为 0.30 mm、长为 40 mm 的盘龙针，点状穴选用直径为 0.30 mm、长为 25 mm 的毫针，针体与头皮成 15° ~ 30°，快速进针，刺入帽状腱膜下，快速捻转 3 ~ 5 次，留针 30 分钟。隔日 1 次。10 次为 1 个小疗程，3 个小疗程为 1 个大疗程。

（5）注意事项，选穴不宜过多，部分反应强烈患儿可不留针。

C. 耳针

（1）目的与治则：具有疏通经络、运行气血、调节阴阳的作用。

（2）适应证：注意缺陷多动障碍不同类型的情绪及睡眠障碍者。

（3）穴位配伍原则

1）注意力缺陷型：皮质下、神门、脑点（对耳屏下缘）。

2）多动冲动型：皮质下、交感、脑点（对耳屏侧缘）。

3）混合型：皮质下、神门、交感、脑点（对耳屏下缘及侧缘）。

4）针刺方法与疗程：毫针浅刺 0.1 ~ 0.3 寸，不留针。揿针贴敷或磁珠贴压耳穴，留针 12 ~ 24 小时。均为隔日 1 次。10 次为 1 个疗程。

D. 音乐疗法

五行音乐疗法

（1）选曲：

肝郁气滞证：角调式和（或）徵调式乐曲；

肝郁脾虚证：角调式和宫调式乐曲；

气郁化火证：角调式和（或）徵调式乐曲；

心脾两虚证：宫调式和（或）徵调式乐曲；

肾虚肝郁证：羽调式和角调式乐曲；

肝胆湿热证：角调式和商调式乐曲。

（2）操作：音量 40 ~ 60 分贝即可，以患者感觉舒适、悦耳为度。

（3）疗程：2 ~ 3 次 / 天，30 分 / 次为宜，10 天为 1 个疗程，至少持续 3 个疗程。应考虑患者实际情况，可以居家治疗，符合患者的作息时间表。

11. 抽动障碍共患注意缺陷多动障碍的其他干预方法

中医治疗主要适用于学龄前期儿童。学龄期儿童应首选西药治疗，或者联合中医治疗。拒绝服用西药的家庭，可以尝试用中医方法治疗。

在针灸治疗的基础上，可以联合中药，并配合家庭推拿、五行音乐辅助治疗。

该病涉及发育行为儿科学、心理学、教育学等多个专业领域，并与学校、家庭环境有密切联系。因此，需要在多学科协作的前提下，制订综合干预方案，并与学校教师、家长保持随访联系，确保治疗计划的顺利实施。

12. 什么是抽动障碍共患学习困难

学习困难是指儿童在适当的学习条件下，学业一方面或几方面的成就严重低于智力潜能的期望水平，治疗以教育训练为主和针对学习困难的原因进行治疗。抽动障碍患儿的学习困难部分是抽动本身的影响，如不能控制的抽动和发音，影响注意力集中，严重肢体抽动使患儿的眼睛很难盯在书本上，老师和同学的鄙视和嘲笑会使患儿产生厌学情绪等，强迫障碍干扰抽动障碍患儿的注意力也可造成学习困难。但抽动障碍患儿学习困难的主要原因是伴有多动症即注意力缺陷障碍，抽动障碍患儿的学习困难是可逆的，随着病情的好转，学习成绩也会随之提高。

抽动障碍共患学习困难的发生率为 25% ~ 50%，学习障碍（learning disabilities，LD）的学习困难多与其他共患病并存，易被漏诊或误诊，从而导致针对学习困难干预措施启动延迟，增加教育的困难。注意缺陷多动障碍是抽动障碍最常见的共患病，学习困难与注意缺陷多动障碍共存者最多。一项对 5450 例抽动障碍患者的研究结果显示，共患学习困难的抽动障碍个体中 80.2% 同时诊断共患注意缺陷多动障碍，而无共患学习困难的抽动障碍的个体有 51.3% 同时诊断注意缺陷多动障碍；31% 共患注意缺陷多动障碍的抽动障碍个体也同时诊断学习困难；而相比无共患注意缺陷多动障碍的抽动障碍个体仅有 11% 诊断学习困难。注意缺陷多动障碍共存可能对共患学习困难的临床行为表现是一干扰因素，但是绝大多数抽动障碍共患学习困难患儿可表现出不同于注意缺陷多动障碍的学习技能损害如阅读障碍、计算和书写困难等。用于评估患儿学习困难类型和严重程度的工具包括韦氏学前儿童智力量表（WPPSI）或韦氏儿童智力量表（WISC-CR）、联合型瑞文测验（CRT）、学业成就测验等。

13. 抽动障碍共患学习困难如何诊断

参考《国际疾病分类（第 11 版）》（ICD-11）对学习障碍的诊断标准围绕特定学习领域的持续性困难展开，需满足以下核心要素：

（1）特定学习领域的显著困难

核心表现：在以下至少一个关键学习领域存在持续的、显著的困难，且这种困难不能用年龄、智力水平、教育机会或其他精神 / 神经疾病（如智力发育障碍、自闭症谱系障碍、注意缺陷多动障碍等）解释：

1）阅读：包括准确或流畅的单词识别、阅读理解困难（如难以理解文本含义、无法提取关键信息）。

2）书写：包括拼写准确性、语法 / 标点使用、书面表达的清晰度或组织性困难。

3）数学：包括数字感（如理解数量关系）、算术运算准确性或流畅性、数学问题解决能力困难。

严重程度：困难程度显著低于同龄、同教育水平人群的平均水平，且对学业成就、日常生活或职业功能造成实质性影响（如成绩明显落后、无法独立完成与年龄匹配的学习任务）。

（2）困难的持续性与早期出现

1）持续性：困难并非短暂现象，而是持续存在至少 6 个月，且经过针对性的干预（如额外辅导、特殊教育支持）后仍难以改善。

2）早期起源：困难通常在正式教育开始后（如小学阶段）即显现，尽管可能因教育阶段的要求提升（如高年级时阅读 / 数学的复杂度增加）而更明显地被识别。

（3）排除其他解释因素

需排除以下可能导致学习困难的继发因素，才能确诊为特定学习障碍：

1）智力发育障碍（需通过智力测评排除，特定学习障碍患者通常智力在正常范围）。

2）感官障碍（如未矫正的视力 / 听力问题）。

3）缺乏教育机会（如长期缺课、教学质量极差）。

4）环境剥夺、文化或语言障碍（如非母语学习者的语言适应问题需区分）。

5）其他精神障碍（如抑郁、焦虑导致的学习动力不足，或神经退行性疾病等）。

（4）与其他障碍的共病情况

特定学习障碍可能与其他神经发育障碍共病（如注意缺陷多动障碍、发育性协调障碍），但需明确学习困难并非由这些共病直接导致，而是独立存在的核心问题。

14. 抽动障碍共患学习困难如何进行中医辨证分型

抽动障碍共患学习困难的中医辨证分型见表 5–14–1。

表 5-14-1　抽动障碍共患学习障碍的中医辨证分型

分型	临床表现	治则	方药
心肝火旺证	学习成绩差，上课不专心，多动多语，急躁易怒，做事莽撞，好惹扰人，注意力不集中；面赤口渴，容易出汗，粪便秘结，尿液色黄，舌质红或舌尖红，舌苔薄黄，脉弦或弦数	清肝泻火	丹栀逍遥丸
痰火内扰证	学习成绩差，上课不专心，狂躁不宁，多语难静，兴趣多变；胸中烦热，难以入睡，纳谷不香，便秘尿赤，舌质红，舌苔黄腻、脉滑数	清热化痰	二陈汤 丹栀逍遥丸
心脾两虚证	神思涣散，多动而不暴躁，记忆力差，神疲乏力；形体消瘦或形体虚胖，睡眠不实，自汗盗汗，偏食纳少，面色无华，舌质淡，舌苔薄白，脉虚弱	益气健脾、安神定志	天王补心丹
肝郁脾虚证	神思涣散，注意力不能集中，小动作多，冲动任性，烦躁恼怒；神疲乏力，脘腹胀满，食少纳呆，面色不华，形体消瘦，手足不温，大便不调，舌淡红，苔白腻，脉弦缓	疏肝解郁	四逆散合柴胡疏肝散

15. 抽动障碍共患学习困难如何进行针灸治疗

学习困难的中医外治法：

刘氏神经头针（包括体针耳针）：

A. 体针

（1）目的与治则：具有疏通经络、运行气血、调节阴阳的作用。

（2）适应证：学习障碍不同类型。

（3）穴位配伍原则：注意力缺陷型，以宁心安神为主；多动冲动型，以育阴潜阳为主，针刺泻法；心脾两虚型，以健脾宁心安神为主；痰火盛者，当泻之。

选穴：

①注意力缺陷型：神门、内关。

②多动冲动型：三阴交、印堂、太溪、太冲。

③混合型：合用上述两组选穴。

④心脾两虚型：加心俞、脾俞、足三里，足智三针。

⑤痰火旺盛型：加太冲、阳陵泉、丰隆。

（4）针刺方法与疗程：四神聪向百会方向平刺；神庭、头临泣向巅顶方向平刺 0.5 ~ 0.8 寸。神门、内关、太溪、太冲直刺 0.5 ~ 0.8 寸；心俞、脾俞、足三里直刺

0.8～1.2 寸。以上穴位，用捻转进针，行导气法手法，留针 0.5～1 小时。隔日 1 次。

（5）注意事项：选穴不宜过多，部分反应强烈患儿可不留针。

B. 头皮针

（1）目的与治则：具有疏通经络、运行气血、调节阴阳的作用。

（2）适应证：学习障碍的不同类型。

（3）穴位配伍原则

主穴：颞三针、智七针、情感障碍区。

配穴：

①多动型，加心区、肝区、应用区 4；

②表情淡漠、注意力不集中者，加定神三针、情感区、视区。

（4）针刺方法与疗程

线状穴选用直径为 0.30 mm、长为 40 mm 的盘龙针，点状穴选用直径为 0.30 mm、长为 25 mm 的毫针，针体与头皮成 15°～30° 快速进针，刺入帽状腱膜下，快速捻转 3～5 次，留针 30 分钟。隔日 1 次。10 次为 1 个小疗程，3 个小疗程为 1 个大疗程。

（5）注意：选穴不宜过多，部分反应强烈患儿可不留针。

C. 耳针

（1）目的与治则：具有疏通经络、运行气血、调节阴阳的作用。

（2）适应证：学习障碍不同类型及睡眠障碍者。

（3）穴位配伍原则

①注意力缺陷型：皮质下、神门、脑点（对耳屏下缘）。

②多动冲动型：心、肝、肾、交感、脑点（对耳屏侧缘）。

③混合型：皮质下、神门、交感、脑点、舌、颈（对耳屏下缘及侧缘）。

④针刺方法与疗程：毫针浅刺 0.1～0.3 寸，不留针。揿针贴敷或磁珠贴压，留针 12～24 小时。均为隔日 1 次。10 次为 1 个疗程。

D. 音乐疗法

五行音乐疗法

（1）选曲：

肝郁气滞证：角调式和（或）徵调式乐曲；

肝郁脾虚证：角调式和宫调式乐曲；

气郁化火证：角调式和（或）徵调式乐曲；

心脾两虚证：宫调式和（或）徵调式乐曲；

肾虚肝郁证：羽调式和角调式乐曲；

肝胆湿热证：角调式和商调式乐曲。

（2）操作：音量 40 ~ 60 分贝即可，以患者感觉舒适、悦耳为度。

（3）疗程：2 ~ 3 次 / 天，30 分 / 次为宜，10 天为 1 个疗程，至少持续 3 个疗程。应考虑患者实际情况，可以居家治疗，符合患者的作息时间表。

16. 抽动障碍共患睡眠障碍如何诊断

抽动障碍患儿睡眠障碍的发生率占 12% ~ 44%，睡眠障碍包括入睡困难、睡眠不安、多梦、梦语、夜惊、梦魇、梦游、遗尿、磨牙及快速眼动相睡眠时间减少。睡眠障碍多发生在抽动障碍伴多动症行为的男孩，年龄较小者多见，有随着年龄增长而消失的倾向。

17. 抽动障碍共患睡眠障碍如何治疗

（1）病因治疗：心理行为干预。

（2）西药治疗：单用抗抽动治疗药联用药物：苯二氮䓬类药：地西泮（安定）、艾司唑仑（舒乐安定）、硝西泮（硝基安定）、氯硝西泮（氯硝基安定）等。三环类抗抑郁剂：丙咪嗪、氯丙咪嗪等褪黑激素（melatonin）。

（3）神经调控治疗

（4）中医治疗

治疗原则：在补虚泻实、调整脏腑气血阴阳的基础上辅以安神定志是本病的基本治疗方法。实证宜泻其有余，如疏肝解郁，降火涤痰，消导和中。虚证宜补其不足，如益气养血，健脾、补肝、益肾。实证日久，气血耗伤，亦可转为虚证，虚实夹杂者，治宜攻补兼施。安神定志法的使用要结合临床，分别选用养血安神、镇惊安神、清心安神等具体治法，并注意配合精神治疗，以消除紧张焦虑，保持精神舒畅。

18. 抽动障碍共患睡眠障碍如何进行中医辨证论治

临床表现分型（表 5–18–1）：

表 5-18-1 抽动障碍共患睡眠障碍的中医辨证治法

分型	临床表现	治则	方药
脾肾阳虚	哭声低弱，睡喜俯卧，腰部弯曲，四肢不温甚至冰冷，腹部喜温喜按、按之则舒，食欲缺乏，食量减少，如尚在哺乳期则吮乳无力，粪便细软不成形，或先干后软，或先干后稀，甚或粪便稀溏。望其面色发青，嘴唇色淡。舌质淡白，舌苔薄白，脉沉细弱	温脾散寒，理气止痛	匀气散
心肝火旺	哭声响亮，见光则啼哭更加剧烈，烦躁不安，面赤唇红，粪便秘结，尿液短赤。舌质红、舌尖有红点、苔薄黄，脉数而有力	清心导赤，泻火除烦	导赤散
胆郁痰扰	睡眠过程中突然尖叫大哭，表情惊恐，眼睛直视或紧闭，手足乱动，心跳加快，呼吸急促，额头或颈项、前胸出汗，发作时间短暂，一般很难被人叫醒，晨起醒后对发作过程一般没有记忆。平素胆小易惊，常做噩梦、舌质偏红，苔薄黄腻，脉弦而滑	理气化痰，和胃利胆	温胆汤
脾虚夹积	喜俯伏而卧，眠中不安，多梦呓语、手足乱动、蹬被、哭闹，多汗，面色萎黄，腹部胀满，呕吐酸馊，口气较重，粪便黏滞不爽，舌质偏红，苔黄而腻	健脾导滞	保和丸
心肾阴亏	睡眠中突然惊起，持续大哭大喊，手足乱动，眼睛圆睁，脸部表情十分惊恐，伴有心悸、盗汗、手足心热等症。舌质偏红，少苔或地图舌，脉细而数	益阴潜阳，镇惊安神	安神龙牡二阴煎

19. 抽动障碍共患睡眠障碍如何进行针灸治疗

中医外治法：

刘氏神经头针：

（1）目的与治则：调节阴阳，起到阴平阳秘的作用。

（2）适应证：不同辨证类型的睡眠障碍。

（3）神门、三阴交、风池、安眠。

穴位配伍原则：可选择安神定志穴位，并根据不同的分型及病机选穴。

主穴：根据疾病分型选穴：

1）脾脏虚寒者：加天枢、足三里、隔姜灸神阙。

2）心火太旺者：加大陵。

3）胆郁痰扰者：加丰隆。

4）脾虚夹积者：加刺四缝。

5）心肾阴亏者：加太溪、太冲。

6）暴受惊恐者：加人中、少商、印堂。

方义：神门穴为手少阴心经之原穴，三阴交穴走肝、脾、肾三经，专行血分，以养阴为要。两穴相合则气血双调，心肾交通，神志安定而安神助眠。百会穴属督脉，位居巅顶至高之处，为提升阳气、开窍醒神之要穴。四神聪穴镇静安神，清头明目，醒脑开窍。风池穴善祛风邪，具清利头目、泄热降火、调畅气血、疏通经络之功。足三里穴属足阳明胃经之下合穴，以健脾和胃、渗湿止泻见长，偏重于补，为远端取穴。天枢穴属手阳明大肠经，以疏调大肠、理气化湿为胜，偏重于泻，针对为病所取穴法。大陵为手厥阴心包经之原穴，为十三鬼穴之一，擅治精神神志疾病。丰隆穴善治“痰”，具有调和胃气、祛湿化痰、醒脑安神之功。四缝穴为消积之特效穴。太溪穴属足少阴肾经，尤善滋补肾阴；太冲穴属足厥阴肝经，重在引火归元。两穴相合，肾阴得滋，虚火得降，心神自宁。

具体操作包括：

A. 体针

针刺方法：神门穴直刺 0.5 寸，三阴交穴直刺，深度可达对侧的悬钟穴。四神聪向百会方向平刺；风池穴向对侧眼窝进针 1.2 寸。

四缝穴用三棱针点刺，挤出黄色黏液及鲜血数滴，之后严格消毒，预防感染。涌泉穴宜用较短毫针，刺入后不宜提插。

灸中脘、足三里，可用温针灸，即针刺后在针柄上捻上艾绒，点燃后灸治。一般灸 5 ~ 7 壮。亦可用艾条，点燃后置于穴位上约 2 公分处灸治，名曰“悬灸”。共灸约 15 ~ 20 分钟即可。

注：一壮：将艾绒捏成底直径为 2 cm、高 2 cm 的艾柱放在厚为 0.2 ~ 0.3 cm 的新鲜姜片中心位置上点燃，燃尽即为一壮。或艾条燃烧 1 cm 的时间。两者时间控制在 3 ~ 5 分钟之间。

点刺四缝穴时，先用拇指从小儿的指尖向指根推几下，然后用三棱针快速点刺，当即有清亮的黏液随针而出。立即挤压直至黏液出尽而少量血液挤出为度。术后严格消毒，防止感染。

其他各穴针刺得气后留针 30 分钟，每日 1 次，10 次为 1 个疗程，疗程间隔 2 周。

B. 耳针

（1）穴位配伍原则：主穴心、脾、肾、神门、垂前、交感、皮质下。

方义：儿童睡眠障碍的发病机制与心、脾、肾的功能紊乱有密切的关系。耳为“宗脉之所聚”，宗脉者，百脉所宗，当人体脏腑、经脉发生病变时，通过经络投射到耳郭相应点上。刺激这些相应点能很好地调整脏腑、经络的功能。

临床实践证实：心、脾、肾、神门、垂前、交感、皮质下等穴具有调理经气，调节大脑皮质功能，有改善脑血液循环和镇静安神的作用。

（2）针刺方法与疗程：常规消毒后，用磁珠贴压，每次贴 1 侧，睡眠前 30 分钟按压耳穴，每次每穴按压时间不少于 1 分钟，以局部产生酸、麻、胀、痛及灼热感为佳。夏季一般为 2 ~ 3 天，冬季为 4 ~ 5 天，两侧耳郭交替贴压。

C. 三棱针

（1）穴位配伍原则：主穴中冲穴、十宣穴。

方义：中冲穴为手厥阴心包经之井穴，心包经“代心受邪”，具有清心泄热的功效。中冲穴点刺放血，使邪热“夺路而出”，邪热出而神志定矣。

（2）针刺方法与疗程：用三棱针对准手中指末节尖端中央的中冲穴，快速点刺，并立即挤压出血 2 ~ 3 滴。从拇指十宣穴开始，依次点刺位于示指、中指、环指、小指尖端的十宣穴，快速点刺，并立即挤压出血，每穴 2 ~ 3 滴。

D. 皮内针

（1）穴位配伍原则：主穴长强、百会。

（2）针刺方法与疗程：用 30 号不锈钢 1 寸毫针制成的皮内针刺入穴位，用胶布固定针柄即可。隔日一次，两穴轮流使用。

E. 灸法

（1）穴位配伍原则：神阙、中冲、百会。

（2）针刺方法与疗程：采用一起一落、忽近忽远的“雀啄灸”手法进行施灸。

一般每次灸治 5 ~ 10 分钟，每日 1 ~ 2 次，10 次为 1 个疗程。

F. 穴位敷贴疗法

（1）穴位配伍原则：主穴劳宫、涌泉。

（2）针刺方法与疗程：朱砂适量，研为细末，贮瓶备用。穴位敷贴时取药末适量，用温水调成糊状，敷于穴位上，盖好保鲜膜及纱布，用胶布固定即可。隔天换药一次，5 ~ 7 天为 1 个疗程。

G. 音乐疗法

五行音乐疗法：

（1）选曲：

肝郁气滞证：角调式和（或）徵调式乐曲；

肝郁脾虚证：角调式和宫调式乐曲；

气郁化火证：角调式和（或）徵调式乐曲；

心脾两虚证：宫调式和（或）徵调式乐曲；

肾虚肝郁证：羽调式和角调式乐曲；

肝胆湿热证：角调式和商调式乐曲。

（2）操作：音量 40 ~ 60 分贝即可，以患者感觉舒适、悦耳为度。

（3）疗程：2 ~ 3 次 / 天，30 分 / 次为宜，10 天为 1 个疗程，至少持续 3 个疗程。应考虑患者实际情况，可以居家治疗，符合患者的作息时间表。

在针灸治疗的基础上可积极配合物理治疗、推拿、中药等方法。中药治疗应根据中医辨证论治来选用方剂。如胆郁痰扰型，方用温胆汤加减。脾虚夹积型，方用保和丸加减。心肾阴亏型，方用龙牡二阴煎加减。

20. 抽动障碍共患睡眠障碍如何进行预防与调理

父母可对孩子有针对性地进行心理疏导，让他们解除焦虑、放松身心、白天适度增加孩子的运动量，不仅可以增强体质，还能促进脑神经递质的平衡，这些都是十分有益的。

养成良好的生活习惯，如按时睡觉，不经常熬夜，睡前不饮浓茶、咖啡和抽烟等，保持心情愉快及加强体质锻炼等对失眠的防治有重要作用。

本病因属心神病变，故尤应注意精神调摄，做到喜恶有节，解除忧思焦虑，保持精神舒畅；养成良好的生活习惯，并改善睡眠环境；劳逸结合等，对于提高治疗失眠的效果，改善体质及提高工作、学习效率，均有促进作用。

抽动障碍共患失眠多为情志所伤，久病体虚，饮食不节，劳逸失度等引起阴阳失调，阳不入阴而发病。病位主要在心，涉及肝、胆、脾、胃、肾。病性有虚实之分，且虚多实少。其实证者，多因心火偏亢，肝郁化火，痰热内扰，胃气失和，引起心神不安所致，治当清心泻火，清肝泻火，清化痰热，和中导滞，佐以安神宁心，常用朱砂安神丸、龙胆泻肝汤、黄连温胆汤、保和丸等。其虚证者，多由阴虚火旺、心脾两虚、心胆气虚引起心神失养所致，治当滋阴降火，补益心脾，益气镇惊，佐以养心安神，常用六味地黄丸合黄连阿胶汤、归脾汤、安神定志丸合酸枣仁汤等。

21. 抽动障碍共患偏头痛如何治疗

抽动障碍患者可伴偏头痛，偏头痛在抽动障碍儿童的发生率约占 26.6%，明显高于一般儿童偏头痛的发生率（4% ~ 7.4%）。TD 共患偏头痛（migraine）的概率是普通人群的 4 倍，共患机制可能与锥体外系加工疼痛信息的功能失调有关，源于丘脑皮质神经通路受到干扰，以 5- 羟色胺代谢紊乱为基础；此外，强烈的刺激和压力也可引起 TD 偏头痛发作。目前研究认为伴偏头痛的抽动障碍可能代表此病的一个亚型。主要发病原因是 5- 羟色胺代谢功能障碍有关的神经递质紊乱。

治疗方面：应减少或避免发作的诱发因素，可同时服用预防偏头痛发作药物，如赛庚啶、氟桂利嗪，作用于离子通道靶点的部分抗癫痫药，如托吡酯、丙戊酸、左乙拉西坦、拉莫三嗪、加巴喷丁、唑尼沙胺等。

22. 抽动障碍共患偏头痛的中医认识

（1）头痛的病位多在肝、脾、肾三脏。病理因素涉及痰湿、风火、血瘀。病理性质有虚有实。

（2）头为诸阳之会，手足三阳经均循头面，厥阴经亦上会于巅顶，由于受邪之脏腑经络不同，头痛之部位亦不同。大抵太阳头痛，在头后部，下连于项；阳明头痛，在前额部及眉棱骨等处；少阳头痛，在头之两侧，并连及于耳；厥阴头痛则在巅顶部位，或连目系。

（3）治疗头痛引经药：太阳头痛选用羌活、蔓荆子、川芎；阳明头痛选用葛根、白芷、知母；少阳头痛选用柴胡、黄芩、川芎；厥阴头痛选用吴茱萸、藁本等。

23. 抽动障碍共患偏头痛如何辨证论治

抽动障碍共患偏头痛辨证论治见表 5–23–1。

表 5–23–1　抽动障碍共患偏头痛中医治法

分型	治法	方药
风寒头痛	疏散风寒止痛	川芎茶调散
风热头痛	疏风清热和络	芎芷石膏汤
风湿头痛	祛风胜湿通窍	羌活胜湿汤
肝阳头痛	平肝潜阳熄风	天麻钩藤饮
血虚头痛	养血滋阴，和络止痛	加味四物汤
痰浊头痛	健脾燥湿，化痰降逆	半夏白术天麻汤
肾虚头痛	养阴补肾，填精生髓	大补元煎
瘀血头痛	活血化瘀，通窍止痛	通窍活血汤

24. 头痛如何进行针灸治疗

头痛中医外治法：

刘氏神经头针：

A. 针灸疗法

主穴：百会、太阳、头维、合谷、印堂。

分型配穴：

风寒头痛：风池穴。

风热头痛：大椎穴。

风湿头痛：三阴交穴。

肝阳头痛：肝俞。

肾虚头痛：命门、关元、肾俞。

血虚头痛：足三里、三阴交。

痰浊头痛：中脘、丰隆。

瘀血头痛：膈俞、血海。

B. 埋线疗法

方法：多选用穿刺针埋线法埋植生物蛋白线，每 15 日埋植 1 次，3 次 1 个疗程。

注意事项：

（1）埋线治疗头痛疗效显著，对某些功能性头痛能够达到治愈的目的。对器质性病变引起的头痛，埋线也能改善症状，但应同时注意原发病的治疗，防止贻误病情。

（2）部分患者由于头痛反复发作，迁延不愈，易产生消极悲观、焦虑、恐惧情绪。在埋线治疗的同时，应给予患者精神上的安慰和鼓励。

C. 音乐疗法：

五行音乐疗法：

（1）选曲：

肝郁气滞证：角调式和（或）徵调式乐曲；

肝郁脾虚证：角调式和宫调式乐曲；

气郁化火证：角调式和（或）徵调式乐曲；

心脾两虚证：宫调式和（或）徵调式乐曲；

肾虚肝郁证：羽调式和角调式乐曲；

肝胆湿热证：角调式和商调式乐曲。

（2）操作：音量 40 ~ 60 分贝即可，以患者感觉舒适、悦耳为度。

（3）疗程：2 ~ 3 次 / 天，30 分 / 次为宜，10 天为 1 个疗程，至少持续 3 个疗程。应考虑患者实际情况，可以居家治疗，符合患者的作息时间表。

25. 抽动障碍共患焦虑障碍如何治疗

（1）多巴胺受体阻滞剂：硫必利（tiapride）等。

（2）联用抗焦虑障碍药：首选 5- 羟色胺再摄取抑制剂：氟西汀、舍曲林等。

（3）非典型抗精神病药：利培酮（risperidone）、奥氮平（olanzapine）、齐拉西酮（ziprasidone）等；三环类抗抑郁剂：去甲丙咪嗪等；苯二氮䓬类：地西泮（安定）、氯硝西泮、舒乐安定（艾司唑仑）等 。

传统中医用药应根据其自身生理病理特点，把握病机，合理用药。儿童心身疾病的治疗药物大致可分为疏肝理气药，养心调神药，豁痰开窍药，重镇、安神、定志药，清热泻火药，养血理血药，补益调理药等。中药治疗属于内治法，是儿科的主要治疗方法，通过药物直接进入体内发挥效用。

用药的原则是：①准确、审慎；②处方轻灵活泼；③用药勿伐生生之气，时时顾及脾胃；④勿多服药，勿乱服药。

（1）诊断

本病因素体正虚，复七情所伤，五脏气血阴阳不和，心神失养，脑神不利所致。若惊恐忧思，气郁日久化火，可耗伤肝血，肝失柔顺之性而变为刚躁；或胆气不足，失于中正；或七情伤于肾，肾精亏虚，恐发于肾；或七情伤脾，气血生化乏源，心神失养；或痰瘀化热扰于心神，均可导致心神不宁，紧张悸动，甚则惊恐发作。

本病病位在脑，涉及五脏，而以心、肝、脾、肾为主。初起时以实证或虚证多见，发病日久则多虚实夹杂之证。在治疗中针对病因病机辨证论治，分为肝郁化火、瘀血内阻、痰火扰心、心脾两虚、心胆气虚、心肾不交、肾虚肝郁七个主要证型（表 5-25-1）。

表 5-25-1　抽动障碍共患焦虑障碍中医辨证临床分型及表现

分型	临床表现
肝郁化火证	情绪不宁，郁闷烦躁，胸胁胀痛，脘闷嗳气，不思饮食，粪便不调，或见急躁易怒，口苦而干，或头痛、目赤、耳鸣、或嘈杂吞酸，粪便秘结，舌质红，苔黄，脉弦或弦数

续表

分型	临床表现
瘀血内阻证	心悸怔忡，夜寐不安，或夜不能睡，多疑烦躁，胸闷不舒，时有头痛胸痛如刺，舌黯红、边有瘀斑，或舌面有瘀点，唇紫暗或两目暗黑，脉涩或弦紧
痰火扰心证	惊恐不安，心烦意乱，性急多言，夜寐易惊，头昏头痛，口苦口干，舌红苔黄腻，脉滑数
心脾两虚证	心悸头晕，善恐多惧，失眠多梦，面色无华，身倦乏力，食欲不振，舌淡苔薄，脉细弱
心胆气虚证	心悸胆怯，善恐易惊，精神恍惚，情绪不宁，坐卧不安，少寐多梦，多疑善虑，苔薄白或正常，脉沉或虚弦
心肾不交证	情绪低落，多愁善感，虚烦不寐，心悸不安，健忘，头晕耳鸣，腰膝酸软，手足心热，口干津少，或见盗汗。舌红，苔薄，脉细或细数
肾虚肝郁证	情绪低落，倦怠疲乏，反应迟钝，烦躁易怒，腰膝酸软，气短胸闷，善太息，健忘，失眠多梦，舌质淡或暗，舌苔白，脉沉细或沉弦

（2）辨证论治

本病属本虚标实，虚实夹杂之证。本虚以肾精亏虚、心脾两虚、心胆气虚为主；标实以肝郁气滞、痰浊、血瘀为主。治疗当注意辨别阴阳虚实，注重虚实兼顾之大法，实证予以理气开郁，或伴活血、清热、化痰、祛湿；虚证则予以养心、健脾、滋肝、补肾（表 5-25-2）。

表 5-25-2　抽动障碍共患焦虑障碍中医辨证论治治疗

辨证分型	治法	方药	加减
肝郁化火证	清肝泻火 理气畅中	丹栀逍遥散加减：丹皮 15 g，栀子 15 g、生地 20 g，黄芩 10 g，柴胡 12 g，香附 12 g，枳壳 10 g，陈皮 10 g，川芎 15 g，白芍 12 g，当归 12 g，生甘草 6 g	热势较重，口苦、粪便秘结者，可加龙胆草 9 g，大黄（后下）6 g，泄热通腑，肝火犯胃而见胁肋疼痛、口苦、嘈杂吞酸、嗳气、呕吐者，可加黄连 3 g，吴茱萸 5 g，肝火上炎而见头痛、目赤、耳鸣者，加菊花 10 g，钩藤（后下）10 g，刺蒺藜 12 g，蔓荆子 15 g
瘀血内阻证	活血化瘀 理气通络	血府逐瘀汤加减：桃仁 5 g，红花 9 g，当归 10 g，生地 15 g，川芎 5 g，赤芍 15 g，牛膝 10 g，桔梗 5 g，枳壳 6 g，甘草 3 g，丹参 30 g，生龙齿 15 g，琥珀粉 6 g	身外凉、多汗、恶风者，加生黄芪 30 g，防风 10 g，麦冬 10 g，五味子 10 g，元参 20 g；胀痛明显者，加香附 12 g，青皮 9 g，郁金 12 g；纳差脘胀者，加鸡内金 15 g，焦三仙 12 g，陈皮 10 g；如有寒象，加乌药 9 g，木香 12 g；兼有热象者，加丹皮 10 g，栀子 12 g

续表

辨证分型	治法	方药	加减
痰火扰心证	清热涤痰宁心安神	黄连温胆汤加减：黄连 5 g，法半夏 15 g，陈皮 6 g，茯苓 15 g，胆南星 15 g，枳实 10 g，竹茹 15 g，酸枣仁 15 g，炙远志 10 g，天竺黄 10 g，焦山栀 10 g，龙胆 10 g，生龙齿 15 g（先煎），青礞石 30 g（先煎），磁石 20 g（先煎）	若实火较盛，烦躁不安者，可加黄连至 15 g 以助泄火宁心之力；若痰盛者，可加浙贝母 20 g，石菖蒲 30 g。如热久气阴两伤者，加五味子 10 g，黄精 10 g
心脾两虚证	益血健脾宁心解虑	归脾汤加减：党参 15 g，茯神 10 g，白术 10 g，甘草 6 g，黄芪 20 g，当归 12 g，龙眼肉 15 g，酸枣仁 15 g，远志 10 g，木香 9 g，刺五加 30 g，大枣 5 枚，生姜 3 片	心悸失眠，舌红少苔等心阴虚症状明显者，加百合 15 g，柏子仁 12 g，炙首乌 12 g。若纳呆食少、食后腹胀、少气懒言者，上方重用党参 20 g，加砂仁（后下）6 g，陈皮 15 g
心胆气虚证	镇惊定志宁心安神	安神定志丸加减：人参 9 g，茯苓 12 g，茯神 12 g，远志 10 g，石菖蒲 9 g，龙齿 30 g，当归 12 g，白芍 12 g，白术 12 g	躁扰失眠者，加酸枣仁 20 g，磁石 30 g（先煎）；心惊胆怯者，加珍珠母 30 g（先煎），龙骨、牡蛎各 30 g（先煎）
心肾不交证	滋阴清心养脑安神	交泰丸加减：黄连 10 g，肉桂 5 g，灯心草 10 g，知母 10 g，黄柏 10 g，生地 20 g	如虚热较甚，低热，手足心热，可加白薇 10 g，麦冬 10 g；失眠者，加合欢皮 15 g，炒枣仁 30 g
肾虚肝郁证	益肾调气解郁安神	解忧安虑方加减（Ⅰ级证据，强推荐）：栀子 10 g，灯心草 10 g，郁金 30 g，刺五加 30 g，贯叶金丝桃 10 g，山萸肉 15 g，紫石英 20 g，枳实 15 g，天麻 20 g	偏肝郁者，可加佛手 15 g、玫瑰花 10 g；偏阳虚者，加巴戟天 15 g，枸杞子 12 g；偏阴虚者，滋补肾阴，加熟地 12 g，黄精 10 g；失眠烦躁，加磁石 30 g（先煎）

26. 抽动障碍共患焦虑障碍如何进行中医外治

抽动障碍共患焦虑障碍中医外治法：

刘氏神经头针：

A. 头针

（1）主穴：取风府、百会、神门、通里、内关。

（2）配穴：肝郁化火结型加太冲、合谷；瘀血内阻加血海、膈俞；痰火扰心型加丰隆、阴陵泉；心脾两虚型加心俞、脾俞；心胆气虚加心俞、胆俞；心肾不交加心俞、肾俞、太溪；肾虚肝郁加太溪、太冲。

（3）操作：用提插、捻转补泻法，平补平泻，留针 30 ~ 60 min，10 min 行针 1 次。隔日 1 次，10 次为 1 个疗程。

B. 体针

针灸在治疗儿童心理障碍方面主要与手少阴心经、手厥阴心包经及足厥阴肝经有关。

穴位：手少阴心经上可以取神门、阴郄、通里、灵道等，在手厥阴心包经上可以取大陵、内关、劳宫、间使，在足厥阴肝经上可以取行间、太冲、曲泉等穴。此外针灸治疗中还十分讲究取他经或经外之穴，以此加强治疗效果。常用取穴的穴位，如百会、神庭、睛明、安眠、足三里、丰隆、心俞、神道、风府、哑门等。在耳针穴位上，取心、肝、肾、皮质下、内分泌、神门等点。

针灸治疗儿童心身疾病应注意以下几点：

1）针灸是用毫针治疗，儿童会有害怕的心理，因此治疗前，要做好解释，取得合作。

2）取穴要少而精，一般取 2 到 3 个穴位，不宜取多。

3）一般不留针，以免造成意外。

C. 音乐疗法：

五行音乐疗法：

肝郁气滞证：角调式和（或）徵调式乐曲；

肝郁脾虚证：角调式和宫调式乐曲；

气郁化火证：角调式和（或）徵调式乐曲；

心脾两虚证：宫调式和（或）徵调式乐曲；

肾虚肝郁证：羽调式和角调式乐曲；

肝胆湿热证：角调式和商调式乐曲。

操作：音量 40 ~ 60 分贝即可，以患者感觉舒适、悦耳为度。

疗程：2 ~ 3 次 / 天，30 分 / 次为宜，10 天为 1 个疗程，至少持续 3 个疗程。应考虑患者实际情况，可以居家治疗，符合患者的作息时间表。

27. 抽动障碍共患焦虑障碍如何进行推拿治疗和食疗

小儿推拿的手法不同于成人推拿的手法，容易掌握，操作时轻快柔和、平稳着实。手法有十余种，如推、揉、按、摩、运、掐、搓、摇、捏、拿、拍等。手法的名称与成人推拿相同，但操作并不完全一样。由于小儿的皮肤娇嫩，因此给小儿推拿要求手法熟练，用力均匀，动作轻柔，平稳并要掌握好推拿治疗。

食疗：食疗对疾病有一定的疗效。对于一些慢性疾病、心身疾病尤为适宜，因为不少食物既是食品又是药物，中医称为“药食同源”。作为食品，它使患者容易接受，对于儿童及老人更受欢迎，在服食的同时，又治疗疾病，两全其美。有些药物本身味佳，可以调制各种可口的点心、菜肴，既增进食欲又有利于吸收，有利于疾病的康复。

28. 抽动障碍共患焦虑障碍如何进行认知行为和心理治疗

（1）认知－行为疗法：在认知行为治疗中，通过行为矫正技术改变患者不合理的认知、观念，从而治愈疾病。首先，与患者建立良好的医患关系，了解患者的心理问题及相关的原因，通过解释和提问等方式，使患者了解焦虑的性质、惊恐的实质，侵入性思想的认知偏差，惊恐时灾难化思想和惊恐反应之间的恶性循环等，使患者明白心理治疗的机制，增加其治愈的希望和信心；其次，帮助患者重建新的正确的认知，包括识别自动性想法、识别认知性错误、真实性检验、去注意、监察苦闷或焦虑水平；最后，布置家庭作业，通过家庭作业可以让患者练习那些新的行为，并且帮助患者建立新的条件反射。

（2）分析性心理治疗：首先详细了解病史，确定治疗目标，制订治疗计划。其次要指出患者产生焦虑、恐惧的心理问题，分析隐藏于症状背后的心理冲突，用通俗的语言给患者作出分析与解释，并慎重地提醒患者所忽略的没有意识到的问题，帮助患者认清潜意识里的心理冲突对焦虑、恐怖症状的影响，目前症状的根源，启发患者探索自我，消除不恰当的情感和行为模式，促使他们以比较现实的、成熟的态度和行为去面对生活，最终消除症状，并取得较为持久的疗效。

（3）森田疗法：是一种具有东方特色的心理治疗方法，分住院式和门诊式治疗。

住院式治疗分为以下四期：

第一期为绝对卧床期，让患者除进食、排便外几乎绝对卧床，使其产生烦闷的体验，并使患者身心疲劳得到调整；

第二期为轻作业期，此期卧床时间减少，白天到户外感受新鲜空气和阳光，促进患者心身的自发活动；

第三期为重作业期，患者可随意选择各种体力劳动，指导患者在不知不觉中养成对工作的持久耐力；

第四期为社会康复期，对患者进行外界变化的训练，使患者洞察到自己存在顺其自然的常态，从根本上促发其自然治愈力。

本病预后较好，经过规范的中西医结合治疗，多数可以恢复正常。个别可以需较长时间，1～3年以上或者更长时间治疗。

29. 抽动障碍共患癫痫如何诊断

抽动障碍患者可以伴有癫痫发作，二者之间的关系尚不明确，目前认为二者可能有共同的神经生理解剖基础。抽动障碍患儿不自主的抽动，主要在清醒时发生，而常在睡眠中消失，若患儿在睡眠中有肢体或面部小抽搐，甚至全身性抽搐，应做常规脑电图检查。如描记出与临床发作同步的痫性放电可确定诊断，治疗抽动障碍的同时，应再给予抗癫痫药物。文献报道，抽动秽语综合征患者的脑电图的异常率为26% ~ 60%，44% 患者的异常表现为基本节律慢化明显多于同龄正常儿童。8% 的患者出现痫样放电。这进一步说明抽动秽语综合征患儿有脑功能的损害，或其临床表现是一种特殊形式的癫痫，或是本病并发癫痫。

TD 须与癫痫肌阵挛 / 阵挛发作相鉴别。少数 TD 患儿也可以共患癫痫，二者可能有共同的神经生理解剖基础。癫痫和抽动障碍可能分享相同的机制，涉及皮质 – 基底节环路连接异常和多巴胺功能障碍，癫痫患儿抽动障碍的发生率是普通人群的 8.7 倍（1.7% vs 0.2%），癫痫发生抽动障碍的危险因素为男性患儿、伴发 ADHD 和抗癫痫药多药联合治疗。

治疗：如硫必利 + 丙戊酸。

（1）临床表现

临床表现为猝然仆倒、不省人事、两目上视、牙关紧闭、口唇紫绀、口吐涎沫、喉中痰鸣、惊掣啼叫、项背强直、角弓反张、四肢抽搐、二便失禁等，具有突发突止、时间短暂、自行缓解、醒后如常人、反复发作的特点。若一次发作持续时间超过 30 分钟，或多次发作时间超过 30 分钟，期间意识不恢复者，为癫痫持续状态。

发作前可有头晕、胸闷、惊恐尖叫、恶心、腹部不适、心神不宁、幻听或幻视等先兆，也可无发作前兆。发作后可有朦胧、嗜睡、短暂瘫痪、头痛或恢复正常等不同表现。部分患儿发作有明显的诱因，常见的如发热、感染、精神高度紧张（如玩电子游戏）、疲劳、睡眠不足、过度换气、情感波动、饥饿或过饱，以及视听觉刺激、预防接种等。

患儿常伴不同程度的心理、行为、精神、认知等功能障碍，影响生活质量。

（2）辅助检查

脑电图：尤其长程视频脑电监测或 24 小时动态脑电图中出现棘波、尖波、棘慢波、尖慢波及多棘慢波等病理性放电对诊断具有重要价值，脑电图正常亦不能除外本病，必须结合临床是否有痫病发作予以诊断。

神经影像学检查：电子计算机X线体层扫描（CT）、磁共振成像技术（MRI）可发现脑结构异常，协助明确病因。单光子发射断层扫描和正电子发射断层成像（PET）有利于病灶的定位。

其他：血生化、脑脊液检查、遗传代谢病筛查等有助于鉴别诊断或寻找病因。

（3）病种鉴别

偏头痛、屏气发作、晕厥、睡眠障碍、癔病、抽动障碍、舞蹈病、习惯性阴部摩擦等。

30. 抽动障碍共患癫痫如何进行中医辨证

（1）惊痫证：

起病前常有惊吓史，发作时惊叫、吐舌、急啼、惊惕不安，神志恍惚，面色时红时白，四肢抽搐，神昏，平素胆小易惊、精神恐惧或烦躁易怒，寐中不安。舌淡红，苔白，脉弦或脉乍大乍小。

（2）痰痫证：

发作时期目直视，喉中痰鸣，痰涎壅盛，四肢抽搐，平素面色少华，口黏多痰，胸闷呕恶，可伴有智力低下、神志呆滞。舌淡红，苔白腻，脉滑或指纹紫滞。

（3）风痫证：

多由外感发热引起者，发作时突然仆倒，两目上视或斜视，牙关紧闭，口吐白沫，口唇及面部发青，颈项强直，全身强直或四肢抽搐，意志不清。舌红，苔白，脉弦或弦滑，或指纹浮。

既往产伤史、脑外伤史或颅脑感染史者，发作时间有周期性，发作时头晕目眩，神志不清，单侧肢体或四肢抽搐，抽搐部位、形式固定，或肢体麻木，或头部刺痛、痛有定处。舌紫暗，苔少，脉涩或指纹沉滞。

（4）虚痫证：

以肾精亏虚证多见。常表现为发病年久，屡发不止。发作时多以瘛疭抖动为主要表现，年长女孩发作往往与月经周期有关，月经逾期不行、行经前易发作。平素体质较差，面色无泽，时有头晕、神疲乏力，少气懒言，腰膝酸软，四肢不温，睡眠不宁，反应低下，可伴智力发育迟滞。舌淡或淡红，苔白，脉沉细无力或指纹淡红。

脾气虚弱者，多面色无华，神疲乏力，少气懒言，纳呆便溏，舌淡，苔腻，脉细弱或指纹淡红，肝肾阴虚者，多神思恍惚，面色晦暗，头晕目眩，两目干涩，健忘失眠，腰膝酸软，粪便干燥，舌红少苔或少津，脉细或指纹紫滞。

31. 抽动障碍共患癫痫治疗原则有哪些

抽动障碍共患癫痫的治疗，宜分标本虚实，实证以治标为主，着重豁痰、熄风、顺气、定痫或镇惊、活血，虚证重在治本，以益肾填精为主，亦可辨证使用健脾益气或滋补肝肾。对于反复发作，单纯中药治疗效果欠佳者可配合使用西药、针灸等综合疗法；伴认知损害者，应注重抗痫与益智并举；合并严重精神或心理疾病者，可请相应专科协助诊治。

本病治疗时间较长，一般认为临床症状消失后仍应服药 2 ~ 3 年，如遇青春期则再延长 1 ~ 2 年，方可逐渐停药，切忌漏服、骤停及骤减抗痫药物，以免癫痫反复或加重。癫痫发作基本控制后，可将抗痫中药汤剂改为颗粒剂、膏方等剂型，便于服用及减停。本病治疗药物中部分矿物药、动物药为毒性药物，需按照《中华人民共和国药典》的有关规定谨慎应用。

32. 抽动障碍共患癫痫如何分证论治

抽动障碍共患癫痫的分证论治见表 5–32–1。

表 5–32–1　抽动障碍共患癫痫中医辨证论治治疗

分型	治法	主方	常用药	加减
惊痫证	镇惊安神	镇惊丸（《证治准绳》）加减	茯神、麦冬、朱砂（另冲服）、远志、石菖蒲、酸枣仁、胡黄连、珍珠母（先煎）、胆南星、钩藤（后下）、天竺黄、水牛角（先煎）、甘草	发作频繁者，加蜈蚣、全蝎、僵蚕、白芍；夜间哭闹者，加煅磁石（先煎）、琥珀粉（冲服）；头痛者，加菊花、石决明（先煎）、川芎
痰痫证	豁痰开窍	涤痰汤（《奇效良方》）加减	石菖蒲、胆南星、法半夏、党参、茯苓、橘红、枳实、竹茹、甘草	点头、发作频繁者，加天竺黄、琥珀粉（冲服）、莲子心；头痛者，加菊花、苦丁茶；腹痛者，加白芍、延胡索、川楝子；呕吐者，加磁石（先煎）。 若痰火扰神，症见发作抽搐有力，意识丧失，伴急躁易怒、心烦失眠、目赤口苦、便秘溲黄、舌红苔黄或黄腻、脉滑数者，可用礞石滚痰丸加减

续表

分型	治法	主方	常用药	加减
风痫证	熄风止痫	定痫丸(《医学心悟》)加减	天麻、煅贝母、胆南星、法半夏、陈皮、茯苓、丹参、麦冬、石菖蒲、远志、全蝎、琥珀粉(冲服)、朱砂(冲服)	高热者，加石膏(先煎)、连翘、黄芩；大便秘结者，加大黄(后下)、芒硝(溶服)、芦荟；烦躁不安者，加胡黄连、淡竹叶；感受风寒而发病者，加防风、羌活
瘀痫证	活血化瘀	通窍活血汤(《医林改错》)加减	赤芍、川芎、桃仁、大枣、红花、老葱、生姜、麝香(冲服)	头痛剧烈、皮肤枯燥色紫者，加阿胶(烊化兑服)、丹参、五灵脂；粪便秘结者，加火麻仁、芦荟。若气滞血瘀者，宜疏肝理气，活血通络，可予柴胡疏肝散
虚痫证	益肾填精	河车八味丸(《幼幼集成》)加减	紫河车(研末吞服)、熟地黄、牡丹皮、泽泻、鹿茸(研末冲服)、茯苓、山药、熟附子(先煎、久煎)、桂枝、五味子、麦冬	抽搐频繁者，加鳖甲(先煎)、白芍；智力迟钝者，加益智仁、石菖蒲；大便稀薄者，加白扁豆、炮姜。若偏脾气虚弱者，以健脾益气为主，可予六君子汤化裁；偏肝肾阴虚者，以滋补肝肾为主，常予六味地黄丸或大定风珠加减

33. 抽动障碍共患癫痫如何配合中成药治疗

(1)医痫丸(白矾、半夏、僵蚕、全蝎、生白附子、胆南星、乌梢蛇、蜈蚣、雄黄、朱砂、猪牙皂)：每50粒3 g，建议用法用量：每服<3岁1.0 g，每日2次；3～6岁1.5 g，每日2次；>6岁2 g，每日2次；<6岁捣碎、温开水浸化服用。适用于风痫证、惊痫证、痰痫证等，诸痛时发，两目上窜，口吐涎沫，抽搐昏迷。

(2)镇痫片(胆南星、茯苓、甘草、郁金、红参、莲子心、麦冬、牛黄、石菖蒲、酸枣仁、远志、珍珠母、朱砂)：每盒24片。建议用法用量：<3岁每服1片；3～6岁每服2片；>6岁每服3片；<6岁捣碎、温开水浸化服用。适用于痰痫证、惊痫证，症见癫狂心乱，痰迷心窍，神志昏迷，四肢抽搐，口角流涎。

(3)琥珀抱龙丸(胆南星、茯苓、甘草、红参、琥珀、山药、檀香、天竺黄、枳壳、枳实、朱砂)：每丸1.8 g。每服1丸，每日2次。婴儿每服0.6丸，每日1次；<6岁捣碎、温开水浸化服用。适用于惊痫证、风痫证、痰痫证，症见发热抽搐，烦躁不安，痰喘气急，惊痫不安。

(4)礞石滚痰丸(煅青礞石、沉香、黄芩、熟大黄)：每瓶6g。每服1～2瓶，<6岁捣碎、温开水浸化服用，每日1次。适用于痰痫证、惊痫证、风痫证，因痰火

扰心致癫狂惊悸，或喘咳痰稠，粪便秘结。

（5）小儿抗痫胶囊（太子参、茯苓、天麻、石菖蒲、川芎、胆南星）：每粒 0.5 g。3 ~ 6 岁每服 5 粒；6 ~ 13 岁每服 8 粒；＜6 岁倒出胶囊内药粉、温开水化服。适用于脾虚风痰闭阻之虚病证，发作时症见四肢抽搐、口吐涎沫、两目上视、甚至昏仆。

（6）羊痫疯癫丸（清半夏、厚朴、天竺黄、羌活、郁金、天南星、天麻、香附、延胡索、细辛、枳壳、三棱、青皮、降香、芥子、沉香、莪术、乌药、防风、羚羊角）：每 100 粒 6 g。4 ~ 10 岁每服 1 g；10 ~ 15 岁每服 1.5 g；＜6 岁捣碎，温开水浸化服用，每日 2 次。适用于痰痫证、风痫痰热内闭，忽然昏倒，口角流涎，手足抽动。

34. 抽动障碍共患癫痫如何配合外治针刺埋线等治疗

抽动共患癫痫外治法：

刘氏神经头针（包括体针耳针）：

A. 针刺疗法

（1）主穴：人中、太冲、百会、风池、内关、足三里。人中、太冲用泻法，百会、风池、内关用平补平泻法，足三里用补法，留针 30 分钟，每 10 分钟行针 1 次。每日针 1 次，8 日为 1 个疗程，休息 2 日后可进行第 2 个疗程。

（2）配穴：惊痫证加刺神门；痰痫症配丰隆；风痫证加风府、风门；瘀病证加刺三阴交；痫证昼发者加刺申脉；夜发者加刺照海。癫痫持续状态选内关、人中、涌泉，用强刺激法。可配合电针治疗。

B. 埋线疗法

（1）取穴：大椎、腰奇、翳风，丰隆、三阴交。

（2）方法：无菌操作下，将羊肠线埋植在穴位的皮下组织（要注意检查肠线是否露在皮肤外面，以便及时处理），针孔覆盖消毒棉球，用胶布固定。1 个月后可以在原穴上继续埋植，3 个月为 1 个疗程。

C. 耳针疗法

（1）取穴：胃、皮质下、神门、枕、心。

（2）方法：每次选用 3 ~ 5 穴，留针 20 ~ 30 分钟，间歇捻针，或埋针 3 ~ 7 日；也可用王不留行按压刺激治疗。

D. 艾灸疗法

（1）取穴：大椎、肾俞、足三里、丰隆、间使、腰奇。

（2）方法：每次选用 1 ~ 2 个穴位，采用化脓灸法，隔 30 日灸治 1 次，4 次为 1

个疗程。以上各穴可交替使用。

E. 音乐疗法

五行音乐疗法：

肝郁气滞证：角调式和（或）徵调式乐曲；

肝郁脾虚证：角调式和宫调式乐曲；

气郁化火证：角调式和（或）徵调式乐曲；

心脾两虚证：宫调式和（或）徵调式乐曲；

肾虚肝郁证：羽调式和角调式乐曲；

肝胆湿热证：角调式和商调式乐曲。

操作：音量 40 ~ 60 分贝即可，以患者感觉舒适、悦耳为度。

疗程：2 ~ 3 次 / 天，30 分 / 次为宜，10 天为 1 个疗程，至少持续 3 个疗程。应考虑患者实际情况，可以居家治疗，符合患者的作息时间表。

35. 抽动障碍共患癫痫如何进行预防和调护

孕期保持心情舒畅、避免精神刺激；防受惊恐，避免跌仆或撞击腹部。定期进行产检，避免感染疾病、营养缺乏、特殊药物等因素对胎儿的不良影响。

对能引起智力低下、癫痫的遗传代谢病进行产前诊断，必要时终止妊娠。

避免产伤、分娩窒息、颅内感染、颅脑外伤、颅内出血等不良因素。

避免高热、情志刺激、饥饱无度、声光刺激、长时间玩电子游戏等诱发因素。

不宜吃兴奋性食物：巧克力、茶等，忌食牛羊肉、无鳞鱼及生冷油腻等。

嘱患儿勿单独到水边、火边、空中等危险地带玩耍，或持用刀剪锐器，以免发生意外。

发现前驱症状，迅速让其平卧，并清除周围带损伤性的物品。抽搐时，切勿强力制止，以免扭伤筋骨或造成骨折：使患儿保持侧卧位，解开颈部衣扣，用纱布包裹压舌板放在上下牙齿之间，以免咬伤舌头或发生窒息。及时清除呼吸道异物，保持呼吸道通畅。抽搐后，患儿常疲乏昏睡，应保证休息，避免噪声。

平时注重与患儿以多种方式沟通，满足其感情需要，唤起与疾病斗争的信心。

36. 什么是抽动障碍共患抑郁障碍

临床经研究发现部分抽动障碍患儿表现有情绪障碍，即常伴有抑郁情绪等，而抑郁通常是指人情绪低落时的一种心理体验。焦虑、抑郁属于负性情绪反应，是人在社会生活中表现出来的对现实不适的反应。抽动障碍患儿的心理负担比较重，特别担心在公共场所发生抽动，长期处于紧张状态，逐渐产生了退缩、回避、自卑心理，通常都有情感适应性失调，易于产生焦虑、抑郁等情绪问题。部分抽动障碍患儿表现有情绪障碍（emotional disorder，ED），即常伴有抑郁和焦虑情绪，成为治疗本病的主要障碍之一。抽动障碍患儿可以表现出情绪易失控、抗压能力弱、易怒、冲动等特质，难以处理挫折及怒气的情形。他们会攻击别人、冲撞、踢、咬或丢东西，在某些场合他们会伤害自己。这些敌对及愤怒的行为是否起源于抽动障碍所带来的挫折与怒气，或另有其他生物学上相关的原因，目前尚不清楚。

Wand 等分析 245 例抽动障碍患者，发现有抑郁、焦虑、恐怖情绪者占 21%。Comings 等应用标准化交谈诊断问卷和修订的 Beck 抑郁调查表（BDI），对 246 名抽动障碍患者和 47 名健康人进行对照研究，发现抽动障碍组 23% 得分高于 9 分，而对照组只有 2% 得分高于 9 分，提示情绪抑郁障碍常在抽动障碍患者中出现，并且是本病的组成部分之一。

Robertson 等应用 Beck 抑郁调查表和状态 – 特质焦虑调查表（STAI），观察 22 名抽动障碍患者、19 名严重抑郁患者和 21 名健康对照组，结果抽动障碍组和抑郁组的 Beck 抑郁调查表及状态 – 特质焦虑调查表总分均显著高于对照组，说明抽动障碍患者有焦虑和抑郁情绪。

Trimble 等采用下列评定量表，对 90 例抽动障碍患者的精神病理学进行了评估：艾森克个性问卷（EPQ），Beck 抑郁调查表，Spielberger 特质焦虑调查表，敌视和直接敌对行为问卷（Hostility and Direction of Hostility Questionnaire），Legton 强迫调查表问卷（Questionnaire of Leyton Obsessional Inventory），情绪附属量表（Mood Adjective Checklist）和边缘综合征指数（Borderline Syndrome Index）。调查结果表明 3 例患者既有牵连综合征，也有较高的焦虑和抑郁发生率。

疾病诊断标准主要依据国际疾病与分类第 10 版（ICD–10）。第 5 章精神与行为障碍分类（WHO，1992）有关抑郁发作的诊断标准：抑郁发作的症状分为两大类，核心症状和附加症状。

核心症状

（1）抑郁心境，存在于一天中大多数时间里，且几乎每天如此，基本不受环境影响，持续至少 2 周；

（2）对平日感兴趣的活动丧失兴趣或愉快感；

（3）精力不足或过度疲劳。

附加症状

（1）自信心丧失和自卑；

（2）无理由的自责或过分和不适当的罪恶感；

（3）反复出现自杀想法，或任何一种自杀行为；

（4）主诉或有证据表明存在思维或注意能力降低，例如犹豫不决或踌躇；

（5）精神运动性活动改变，表现为激越或迟滞的客观证据（他人的观察或报告）；

（6）任何类型的睡眠障碍；

（7）食欲改变（减少或增加），伴有相应的体重变化。

抑郁发作程度分类

（1）轻度抑郁发作：核心症状≥2条，核心症状+附加症状≥4条。

（2）中度抑郁发作：核心症状≥2条，核心症状+附加症状≥6条。中度抑郁患者进行工作、社交或家务活动较困难。

（3）重度抑郁发作具有3条核心症状，核心症状+附加症状≥8条。重度抑郁患者进行工作、社交或家务活动非常困难；或伴精神病性症状：幻觉和妄想；抑郁性木僵；或不伴精神病症状。

（4）如患者初诊或治疗过程中反复出现自杀想法，或任何一种自杀行为，建议到精神病专科就诊。

37. 抽动障碍共患抑郁障碍如何进行中医辨证分型

抽动障碍共患抑郁障碍的中医辨证分型见表5-37-1。

表5-37-1 抽动障碍共患抑郁障碍中医辨证分型

辨证分型	主证及次证
肝气郁结证	精神抑郁，善太息；次证：脘痞，嗳气频作，胸胁作胀，舌苔薄白，脉弦
肝郁脾虚证	精神抑郁，善太息，倦怠乏力；次证：胸胁胀满，诸多猜疑，思虑太多，纳差，粪便时干时溏，嗳气脘痞，舌苔薄白，脉弦细或弦滑
气郁化火证	情志不畅，急躁易怒，目赤，口苦；次证：头痛，咽干，胸胁胀闷，胃中嘈杂泛酸，便结尿黄。舌红，苔黄，脉弦数
心脾两虚证	忧虑不解，心悸，面色萎黄，乏力；次证：头晕，失眠，健忘，劳则汗出，纳谷不馨。舌淡，苔薄白，脉弦细或细数
肾虚肝郁证	情绪低落，兴趣缺乏，腰酸背痛，善太息；次证：性欲低下，善忘，忧愁多虑，胸胁胀满，脉沉弦或沉细弱
肝胆湿热证	情绪抑郁焦虑，烦躁易怒，口干口苦；次证：头胀闷、头晕耳鸣，胸胁胀满，多梦，小便短赤，舌质红，舌苔黄腻，脉弦数或滑数

38. 抽动障碍共患抑郁障碍中西医治疗有哪些原则

抑郁障碍的中医治疗原则以理气开郁、调畅气机、移情易性为总的治疗原则。在抑郁障碍的每个治疗阶段均可根据患者的症状，运用中医理论与方法进行辨证论治。

（1）西医抗抑郁治疗原则主要有：

①综合评估，个体化治疗；

②患者开始治疗前知情同意；

③尽可能单一用药，剂量逐步递增，达到最小有效量后足量足疗程治疗；

④治疗期间密切观察病情变化和不良反应并及时处理，尽可能采用量表形式定期评估；

⑤治疗效果不佳时重新评估，可考虑换药、增药或联合治疗，但需要注意药物之间的相互作用；

⑥在药物治疗基础上辅以心理治疗效果更佳；

⑦积极治疗与抑郁共病的其他躯体疾病和物质依赖。

中西医结合治疗原则是中西医相互补充，取二者之长，有利于提高临床疗效。

中医药介入抑郁障碍治疗的最佳时期，一是初期，二是后期，在这两个时期是以中医药治疗为主导地位。在抑郁障碍初期阶段或轻度抑郁发作时，患者主要以悲伤、情绪低落、失眠、食欲降低等为主要表现，社会功能无缺损或轻度缺损，中医可根据辨证论治来改善患者核心症状。

对于抑郁障碍恢复期及维持期的治疗，如患者病情稳定，可结合中医药治疗继续改善残余症状，有助于治愈及防治其复发。同时，在西药抗抑郁治疗时结合中医治疗，此时的中医药辨治主要是针对患者的核心症状及周边症状，以及西药的副反应，并增加抗抑郁的疗效。

（2）中西医结合治疗策略

以中医治疗为主

①早期、轻度抑郁；

②核心症状并未完全展现；

③社会功能无缺损或轻度缺损；

④患者、家属暂不愿意使用抗抑郁西药。

（3）中医联合心理治疗

①轻度抑郁；

②有心理社会应激因素者；

③对抑郁障碍认知不良者。

（4）中医联合西药治疗

①中医治疗 4 周疗效不明显；

②病情进展加重，明显影响其社会功能者；

③中度抑郁；

④药物治疗不良反应明显者。

39. 抽动障碍共患抑郁障碍如何进行中医中药辨证论治

抽动障碍共患抑郁障碍的中医辨证论治见表 5–39–1。

表 5–39–1　抽动障碍共患抑郁障碍的中医辨证论治

辨证论治	治法	方药	常用药	加减
肝气郁结证	疏肝和胃理气解郁	柴胡疏肝散（《医学统旨》）加减	柴胡、白芍、香附、枳壳、当归、陈皮、绿萼梅、百合、合欢花、徐长卿、佛手、川芎、甘草	胁痛甚者，加青皮、延胡索；肠鸣腹泻、腹胀者，加茯苓、白术；胁肋隐痛不休，眩晕少寐，舌红少津，脉细者，去川芎，加枸杞、菊花、何首乌、牡丹皮、栀子；气滞兼见血瘀者，加牡丹皮、赤芍、当归尾、川楝子、延胡索、郁金
肝郁脾虚证	疏肝解郁养血健脾	逍遥散（《太平惠民和剂局方》）加减	柴胡、当归、白芍、炙甘草、法半夏、厚朴、茯苓、生姜、紫苏叶	胁肋胀痛者加川楝子、延胡索、白芍；胸中烦闷者，加瓜蒌、琥珀（先煎）、合欢花、豆豉；失眠多梦者，加酸枣仁、茯苓、石决明（先煎）
气郁化火证	清肝泻火解郁和胃	丹栀逍遥散（《正体类要》）加减	柴胡、白术、芍药、茯苓、当归、牡丹皮、山栀子、炙甘草等	胃脘嘈杂吞酸、口苦严重者，加黄连、吴茱萸；口苦、苔黄、粪便秘结者，加龙胆草、大黄
心脾两虚证	健脾养心补益气血	归脾汤（《正体类要》）加减	党参、茯苓、白术、黄芪、当归、远志、郁金、酸枣仁、木香、龙眼肉、大枣、甘草	心胸郁闷、情志不舒者，加郁金、佛手；头痛者，加川芎、白蒺藜

续表

辨证论治	治法	方药	常用药	加减
肾虚肝郁证	益肾调气解郁安神	颐脑解郁方《郁病（抑郁发作）中医诊疗方案（2017 年版）》	北刺五加、五味子、郁金、合欢皮、柴胡、栀子、白芍、甘草	胸胁胀满者，加玫瑰花、绿萼梅、合欢花；耳鸣者，加磁石、远志、丹参；如有早泄、滑精、尿失禁者，可加益智仁、桑螵蛸、覆盆子温肾固摄；气短乏力可加党参、太子参以益气
肝胆湿热证	清肝利胆宁心安神	龙胆泻肝汤《医方集解》加减	龙胆草、黄芩、栀子、川木通、泽泻、当归、生地、柴胡、甘草、车前子（包煎）、珍珠母（先煎）、龙齿（先煎）	若肝胆实火较盛，烦躁不安者，可去车前子，加黄连以助泄火宁心之力；若湿盛热轻者，可去黄芩、生地，加滑石、薏苡仁以增利湿之功；如湿热日久伤阴，见低热、手足心热者，可加银柴胡、白薇以清虚热；月经不调者，可加泽兰、益母草，利湿活血调经

（2）方药煎服方法

煎药时加冷水超过药面，大火煮沸后再小火煎 20 分钟，药汁约 300 ml，分早晚两次温服。或颗粒剂，每日 1 剂，早晚分服。

40. 抽动障碍共患抑郁障碍如何进行非药物治疗

抑郁障碍除了心理治疗之外还有以下外治法：

刘氏神经头针疗法（包括体针、耳针）。

A. 体针

（1）取穴：主穴归经主要以督脉、心包经等为主，取百会、印堂等为主穴。

（2）配穴：肝郁气滞证，加太冲、期门、合谷、肝俞、膻中；肝郁脾虚证，加肝俞、脾俞、三阴交、太冲、足三里；气郁化火证，加风池、肝俞、大陵、行间、侠溪；心脾两虚证，加心俞、脾俞、足三里、三阴交、内关；肾虚肝郁证，加肝俞、肾俞、四神聪、照海、太溪；肝胆湿热证，加行间、侠溪、太冲、神门、内庭。

（3）操作方法：采用常规刺法，实证采用泻法，虚证采用补法。针百会时，针与头皮呈 30° 角，进针 0.5 寸；针印堂时，提捏局部皮肤，平刺 0.5 寸，其余各穴直刺 0.5 ~ 1 寸。针刺时避免大幅度提插捻转，以免针感太强引起受术者不耐受。

（4）疗程：每周 3 ~ 5 次，每次留针 20 ~ 30 分钟，4 ~ 6 周为 1 个疗程。

B. 电针及针刺

（1）电针取穴：以百会、印堂为主穴进行电针治疗，参考体针辨证取穴加减。电针更擅长改善睡眠障碍，以及焦虑、躯体化症状，而单纯针刺更擅长改善抑郁障碍的阻滞症状群。

（2）针刺：选取肝、胆、心、脾、肾、神门、内分泌、皮质下、交感、小肠、胃、三焦等中的六至七个穴位，双耳交替针刺治疗。

（3）配穴：肝郁善太息者，加大肠穴；暴躁易怒者，加耳尖穴；记忆障碍者，加脑干穴；痰瘀气滞者，加三焦穴；食欲不振、体重明显变轻者，加口穴和食管穴；气滞血瘀伴疼痛不舒者，加耳中穴；脘腹胀闷不舒者，加十二指肠穴；气血不足、神疲倦怠者，加胰穴。

（4）操作方法：耳部严格消毒，根据穴位特点进行针刺，针刺的深浅程度以不刺穿耳部软骨为佳。一般留针 30 ~ 40 分钟，留针过程中需要定时行针以保证对穴位足够的刺激量。也可采用揿针埋藏，或王不留行籽贴压，埋针或耳穴压籽可每日进行，嘱患者自行按压穴位局部。

可根据病情及患者意愿，同时辅助采用推拿、五行音乐疗法等治疗。

C. 推拿

（1）取穴：以督脉和手足厥阴、手少阴穴位为主，多选用太冲、合谷、百会、印堂、内关、神门、劳宫等穴。

（2）手法：滚法、点按法、揉法、推抹法、拿捏法、摩法、一指禅推法、肘运法、掐法、梳理法、拍打法等。

（3）时间：每次 30 ~ 45 分钟，治疗时间可根据患者病情、患者观点和意愿适当延长。

D. 五行音乐疗法

（1）选曲：

肝郁气滞证：角调式和（或）徵调式乐曲；

肝郁脾虚证：角调式和宫调式乐曲；

气郁化火证：角调式和（或）徵调式乐曲；

心脾两虚证：宫调式和（或）徵调式乐曲；

肾虚肝郁证：羽调式和角调式乐曲；

肝胆湿热证：角调式和商调式乐曲。

（2）操作：音量 40 ~ 60 分贝即可，以患者感觉舒适、悦耳为度。

（3）疗程：2 ~ 3 次 / 天，30 分 / 次为宜，10 天为 1 个疗程，至少持续 3 个疗程。应考虑患者实际情况，可以居家治疗，符合患者的作息时间表。

41. 抽动障碍共患抑郁障碍如何进行西医药物治疗

（1）用药原则

应尽量单一用药，从小剂量开始，根据病情需要和患者耐受情况，逐步递增剂量至足量和足够长的疗程（至少 4 周）。药物治疗一般 2 ~ 4 周开始起效，如果使用某种药物治疗 4 ~ 6 周无效，可考虑换用同类其他药物或作用机制不同的另一类药物。换药无效时，可考虑联合使用 2 种作用机制不同的抗抑郁药，建议不要联用 2 种以上抗抑郁药物。

（2）临床常用药物

在抑郁障碍急性期治疗中，Ⅰ级推荐药物包括选择性 5- 羟色胺再摄取抑制剂（SSRIs），如氟西汀、帕罗西汀、氟伏沙明、舍曲林、西酞普兰、艾司西酞普兰；选择性 5- 羟色胺再摄取抑制剂和去甲肾上腺素再摄取抑制剂（SNRIs），如文拉法辛、度洛西汀、米那普仑；去甲肾上腺素和特异性 5- 羟色胺能抗抑郁药（NASSAs），如米氮平；去甲肾上腺素和多巴胺再摄取抑制剂（NDRIs），如安非他酮；褪黑素受体激动剂，如阿戈美拉汀。

Ⅱ级推荐的药物包括：5-HT 受体拮抗剂 / 再摄取抑制剂（SARI），如曲唑酮；去甲肾上腺素再摄取抑制剂（SNRIs），如瑞波西汀；三环类、四环类抗抑郁剂等。

Ⅲ级推荐的药物是吗氯贝胺。

（3）针对患者的临床特点，具体选药策略如下：

1）如果患者伴有明显的激越，选用具有镇静作用的抗抑郁药，如 NASSAs 中的米氮平。SSRIs 中的帕罗西汀和氟伏沙明；SNRIs 中的文拉法辛。

2）如果患者伴有强迫症状，建议选用 SSRIs，但剂量较治疗抑郁障碍偏高。

3）如果患者伴有精神病性症状，可选用氟伏沙明等抗抑郁药，或合并使用第二代抗精神病药，但不建议使用安非他酮。

4）如果患者伴有躯体疾病，可选用不良反应和相互作用较少的 SSRIs 和 SNRIs、安非他酮或米氮平。

5）可基于药物的药理作用的不良反应、安全性或耐受性对个体的影响，同时充分遵循个体化治疗原则，并考虑风险因素及患者和家属的意愿等，根据患者症状特点、年龄、躯体共患病状况、药物耐受性等选择治疗药物。

42. 抽动障碍共患抑郁障碍如何进行中西医分期治疗

抑郁障碍中西医结合分期治疗

（1）急性期：

急性期治疗又称为初始期治疗，疗程 2 ~ 3 个月，主要目的是控制症状，尽量达到临床痊愈。并定期对患者的症状、药物不良反应、治疗依从性和功能状态进行量化评估。

轻度抑郁急性期建议首选中医药物及非药物疗法控制症状，或考虑心理治疗或二者联合。中度及以上抑郁障碍急性期建议首选抗抑郁西药，可考虑联合中医药物及非药物治疗、心理治疗等。

（2）巩固期：

原则上继续使用急性期治疗有效的抗抑郁药 4 ~ 9 个月，并维持原剂量不变。推荐在抗抑郁药治疗基础上联合中药治疗，稳定症状，改善残留症状，预防复燃。

（3）维持期：

对于仅有单次发作、症状轻、间歇期长（≥ 5 年）患者可不考虑维持治疗，但应密切监测复发的早期征象，一旦发现有复发的早期征象，应迅速恢复原治疗，继续使用急性期和巩固期治疗有效的药物。既往有过 2 次或 2 次以上发作、存在残留症状、持续存在心理社会应激因素、发作年龄早、有心境障碍的家族史、共病其他精神或躯体疾病的患者，需要维持治疗一般至少 2 ~ 3 年。多次复发者＞ 3 次以上以及有明显残留症状者主张长期维持治疗。一旦发现有复发早期征象，迅速恢复原治疗。

推荐结合心理疗法，有助于降低复发风险。中医治疗方面仍以辨证论治为主。此期推荐结合心理疗法，可有效降低复燃及复发风险。中药汤剂可根据辨证改为中成药维持治疗，同时鼓励患者坚持进行中医非药物治疗，频次可减少。

重度抑郁障碍及有自杀观念和行为的患者，建议在精神科规范治疗下，进行中医药辨证治疗。

经过中西医结合抗抑郁治疗，大部分患者的抽动障碍并抑郁症状可缓解或显著减轻，但仍有约 15% 的患者无法临床治愈。

43. 抽动障碍共患抑郁障碍治疗有哪些中成药

（1）逍遥丸。功效：疏肝健脾，养血调经。适应证：肝气郁结证。用法用量：口服，每次 6 g，每日 2 次。

（2）舒肝解郁胶囊。功效：疏肝解郁，健脾安神。适应证：轻、中度单相抑郁障碍属肝郁脾虚证。用法用量：口服，每次 2 粒，早晚各一次。

（3）加味逍遥胶囊。功效：清肝泻火，解郁和胃。适应证：肝郁脾弱，血虚发热证。用法用量：口服，每次 3 片，每日 2 次。

（4）人参归脾丸。功效：益气养血，健脾养心。适应证：心脾两虚，气血不足证。用法用量：口服，每次 1 丸，每日 2 次。

（5）安神定志丸。功效：宁心保神，益血固精。适应证：心胆气虚证。用法用量：口服，每次 1 丸，每日 2 次。

（6）乌灵胶囊。治法：交通心肾。适应证：心肾不交证。用法用量：口服，每次 3 粒，每日 3 次。

44. 什么是抽动障碍共患儿童遗尿症

抽动障碍患儿夜间尿床发生率明显高于正常儿童。遗尿症患儿通常泌尿系统结构及功能都正常，因此，西医学目前已将遗尿症划归心理行为疾病范畴，即与抽动障碍是同一系统的疾病，其病理经过与抽动障碍亦有某些相似之处，如随着年龄的逐渐增长，病情逐渐减轻，最后尿床消失。

但由于二者都是原因不明的疾病，因此二者间的关系是怎样的仍不十分明确，但应该指出的是从临床来看抽动障碍兼遗尿的患儿，使用中药治疗后，抽动障碍明显好转时遗尿亦可痊愈，因此从临床用药的角度推论二者之间可能存在一定的关联。还应指出的是不仅是遗尿，抽动障碍合并其他儿童心理行为疾病的情况亦较多，如注意缺陷多动障碍、强迫症、焦虑及抑郁症等，给本来就已经比较复杂的疾病带来更莫测的变化。

临床诊断

（1）诊断条件：

依据国际疾病分类第 10 版（ICD-10）精神与行为障碍分类（WHO，1993）对原发性夜间遗尿症的诊断标准：

1）儿童年龄与智龄≥ 5 岁。

2）不自主的夜间遗尿，＜7 岁，每个月至少 2 次；7 岁以上，每个月至少 1 次遗尿。

3）病程＞ 3 个月。

（2）鉴别诊断：

1）鉴别诊断注意除外癫病发作或神经系统疾病所致的遗尿，抽动障碍共患儿童遗尿症也不是泌尿道结构异常或任何其他非神经系统疾病的直接后果。

2）除外原发性遗尿症，原发性遗尿症不存在符合 ICD–10 分类标准的任何其他心理障碍的证据，如精神发育迟滞、焦虑症和抑郁症等。

45. 抽动障碍共患儿童遗尿症有哪些危害

（1）影响大脑及神经系统、智力发育与功能完善：表现精神萎靡，倦怠乏力，睡中难以叫醒，易发生梦醒症，夜惊。烦躁易怒、注意力不集中、多动、记忆力差、反应慢或不能较长时间坐，大动作与精细动作不协调等神经精神症状。

（2）影响生长发育：致钙吸收不全，骨骼发育迟缓而出现佝偻病，个长不高。骨的内分泌功能降低，甲状腺、肾上腺皮质功能降低，出现隐睾，睾丸不发育、小阴茎及小卵巢、小子宫等，甚至导致不育症发生。

（3）影响免疫功能，降低抵抗力：易感冒、发热、呼吸道疾病多，胃肠功能弱，易腹泻，易患传染性疾病及泌尿道感染。

（4）影响心理健康：遗尿症，自己感到不光彩，不愿让别人知道，不喜欢与其他孩子多接触，亦不愿参加集体活动，逐渐形成羞怯、自卑、孤独、内向的性格。会产生自卑、羞愧、内疚、内向、孤僻，甚至胆小、恐惧、不自信、焦虑、不合群，甚至有攻击行为，男孩会有暴力倾向。影响社交能力，生活散漫、做事无计划，理解力差，工作能力低，不愿交朋友，出现社交恐惧症，有的出现自闭倾向，严重者发生精神抑郁症。

46. 抽动障碍共患儿童遗尿症如何进行中医辨证治疗

中医中药辨证分型见表 5–46–1：

表 5–46–1　抽动障碍共患儿童遗尿症的中医辨证分型

分型	临床表现	治则	方药
肾气不固证	睡中遗尿，醒后方知，数夜一次或每夜一次，甚至一夜数次，面色䀮白，精神疲乏，甚或肢冷畏寒，智力迟钝，腰腿乏力，白天小便亦多，甚至难以控制，舌质淡，舌苔薄，脉沉细，指纹淡红	益气固肾	肾气丸合缩尿丸

续表

分型	临床表现	治则	方药
肺脾两虚证	睡中遗尿，尿频而量少，一经劳累，尿床加重，面白气短，食欲缺乏，粪便易溏，舌淡，苔白，脉细而无力，指纹淡红	健脾益气	归脾汤
肝经郁热证	睡中遗尿，尿量不多，色黄腥臊，夜梦纷纭，急躁易怒，面赤唇红，口干，舌红，苔黄，脉弦数，指纹红	清肝泄热	丹栀逍遥丸

外治疗法：

刘氏神经头针疗法：

A. 体针治疗

（1）目的与治则：补肾阳、补益脾肺、振奋膀胱功能为主。

（2）适应证

儿童原发性夜间遗尿症不同临床辨证分型。

（3）穴位配伍原则：局部取穴配合循经选穴，补法为主。

主穴：遗尿点、肾俞、膀胱俞、关元。

辨证取穴：肺脾气虚，加肺俞、脾俞、三阴交、足三里；肝经郁热，加太冲、太溪。

方义：遗尿点为治遗尿经验穴，加用内关、神门调理神经系统以达到自主排尿的目的。肾俞乃先天之本，有通调水道，下输膀胱的功能；膀胱俞可固精缩尿、疏通肝脉、补益肾气；关元为任脉和足三阴经交会穴，具有温补肾气、调摄下焦、固肾止遗之功；三阴交属脾经，又是脾、肾、肝三经之交会穴，针刺具有调整足少阴经和足太阴经功能；足三里为补气之要穴，具有健脾培元、补中益气之功。肺俞、脾俞分别为肺、脾之背俞穴，可补肺脾之气。三阴交为足太阴经穴，亦为足三阴经之交会穴，可补脾益气，兼可调补肝肾之精血。足三里为足阳明之下合穴，可补益脾胃气血。

针刺方法与疗程：肾俞、膀胱俞、次髎快速进针，强刺激捻转后出针，余穴以补法留针 30 分钟。

B. 头皮针

（1）目的与治则：补肾阳、补益脾肺、振奋膀胱功能为主。

（2）适应证：儿童原发性夜间遗尿症不同临床辨证分型。

（3）穴位配伍原则：额旁三线、足运感区。

（4）针刺方法与疗程：选用 32 号长 1 寸毫针，平刺 0.8 ~ 1.2 寸，留针 0.5 ~ 1 小时。在留针期间，适度捻针。可用韩氏电针仪通电治疗 20 分钟。

C. 穴位注射

（1）穴位配伍原则：主穴三阴交、中极、足三里。

方义：三阴交调补三阴之气，加强膀胱之约束力；中极为膀胱经的募穴；足三里是全身强壮穴。诸穴合用，补肾健脾益气，下关得固，遗尿自止。

（2）针刺方法与疗程：常规消毒，用 5 ml 一次性注射器吸取 2% 利多卡因 4 ml，进针得气后，回抽无血时，缓慢注入 1 ml。

D. 耳针

（1）穴位配伍原则：肾、膀胱、遗尿点、兴奋点、脑点。方义：刺激肾穴具有强肾补脑、健骨利尿、明目聪耳的功效，主治遗尿、泌尿系统疾病、神经系统疾病；刺激膀胱穴具有调节膀胱的功能，主治遗尿、尿路感染；刺激遗尿点对遗尿有特异性作用，主治小儿遗尿；刺激兴奋点对大脑皮质起兴奋作用，主治遗尿；刺激脑点具有调节脑垂体功能的作用；刺激肺、脾等穴有助于机体营养物质的输送和吸收。选取以上穴位，可通过神经反射改善脏器功能，以利于排尿反射恢复正常。

（2）操作方法及疗程：帮助患儿选好体位，使要操作的耳朵朝向医生，严格消毒耳郭，并令其干燥。以镊子夹取备好的贴敷材料，准确贴压于所定耳穴表面，每次选穴应力求少而精，一般每次应用 5 ~ 10 穴。贴压完毕，嘱家长每天按压药丸或磁珠 3 次，每次每穴按压 5 ~ 10 秒，不能揉动，24 小时后取下，并对局部皮肤清洁；局部皮肤破损及时到医院处理。

E. 灸法

（1）穴位配伍原则：主穴：关元、中极、膀胱俞（双）、肾俞（双）、命门、三阴交。方义：小儿遗尿病机主要为肾气不足，下元不固，致膀胱约束无权。故治疗选任脉和膀胱经穴为主，配以督脉之穴，以达温督通阳、补肾固摄之功。关元乃小肠经募穴，又为三阴经、任脉之交会穴，可益肾气，利下焦；中极为膀胱募穴，又是足三阴经与任脉之会穴，具有补肾固摄之功，与膀胱俞“俞募配穴”增强膀胱约束之功；三阴交为足太阴、厥阴、少阴三阴经交会之穴，与诸穴远近相配，共奏补肾益气固元之效。

（2）操作方法及疗程：以常规艾灸条，雀啄灸，每穴 5 分钟，以局部皮肤发红为度。

（3）注意事项：穴位皮肤有破损时或有发热者暂停。

F. 穴位埋线疗法

（1）穴位配伍原则：主穴：中极、关元、肾俞、膀胱俞、三阴交等。方义：中极穴为膀胱的募穴，系任脉在脐下的部位，能充益肾气、固涩止遗、调补膀胱功能；关元穴为任脉要穴，能温补肾阳、培补元气、固脱止遗；肾俞是肾的背俞穴，主藏精，为先天之本，能温肾祛寒、调节水液代谢、健脑益智；膀胱俞为膀胱的背俞穴，膀胱与肾相表里，能补肾生髓止遗；三阴交穴为脾、肝、肾经的交会穴，脾主运化水谷，肝主疏泄，肾主水，故三阴交穴能调补脾肾、运化水湿。诸穴合用，共奏充益肾气、调补脾肾、固涩小便、开窍醒神、振奋膀胱之功，以达到治疗遗尿的目的。

（2）操作方法及疗程：取适宜体位，在穴位处以甲紫液标示，局部严格常规消毒后，戴一次性无菌手套，将 2 号羊肠线剪成 1 ~ 5 cm 不等长度备用，每次按穴位区组织厚薄选取相应长短的羊肠线，穿入 12 号腰穿刺针中。左手拇指、示指绷紧或捏起进针部位皮肤，右手持穿刺针，先刺入穴位得气后，用针芯将羊肠线推至穴内，然后用无菌纱布覆盖，每组穴位间隔 10 天左右。2 个月为 1 个疗程。

（3）注意事项：穴位皮肤有破损时或有晕针者暂停。

G. 穴位贴敷疗法

（1）穴位配伍原则：主穴：育门、神阙穴。

（2）操作方法及疗程：治疗时将两个电极分别置于两个药片上并固定于两组穴位上，每日 1 次，每次治疗结束后将贴片固定保留 24 小时。7 天为 1 个疗程。

H. 激光针疗法

（1）穴位配伍原则：主穴：关元、气海、百会、三阴交。

（2）操作方法及疗程：每天以 15 ~ 2.0 mW 的氦 – 氖激光照射一次，每穴照射 10 分钟。

47. 抽动障碍共患精神分裂症如何进行中医辨证治疗

在研究中发现抽动障碍的病程中可出现精神异常（如被洞察感、被害妄想及关系妄想）和形体障碍等，表明抽动障碍患儿伴有精神分裂症。其发病机制尚不明确，精神分裂症及其思维障碍的基础可能与多巴胺功能亢进有关。

精神分裂症是抽动障碍的共病之一，为精神病中较常见的一种，在抽动障碍过程中，出现精神异常（如被洞察感、被害妄想及关系妄想）和形体障碍，根据临床表现当属祖国医学“癫狂症”的范畴，此病治疗难度大，且易复发，但中医治疗有一定优势，且副作用小而疗效较为稳定。

（1）癫症（表 5–47–1）：

表 5–47–1　抽动障碍共患癫症中医辨证论治治疗

辨证	主要症状	处方
痰气郁结型	思虑太过，所求不得，肝气被郁，脾气不升，气郁痰结，痰蒙清窍，故出现精神抑郁，神志呆钝，语无伦次，时喜时悲，哭笑无常，不思饮食，舌苔薄腻，脉弦细或弦滑。治宜解郁化痰开窍	橘红、天竺黄、茯苓、竹茹、远志、石菖蒲、佩兰、藿香、青礞石、胆南星、焦三仙
气虚挟痰型	情志不遂，肝郁气滞，枢机不畅，故见精神抑郁，淡漠少语；肝郁化火，痰迷心窍，心神被扰，肝魂失藏，故见目瞪口呆；气虚挟痰，运化失职，故见面色萎黄，便溏溲清，舌质淡，舌体胖，脉滑或脉弦。治宜益气定神，化痰解郁	柴胡、黄芩、郁金、丹参、桃仁、赤芍、红花、磁石、生龙骨、生牡蛎、党参、朱砂、合欢皮
心脾两虚型	心脾两虚，气血内耗，神不守舍，故见神思恍惚，魂梦颠倒，心悸易惊，善悲欲哭；脾虚失于健运，故见体困肢乏，饮食减少，舌质淡，脉细无力。治宜补脾益气，养心安神	党参、炙黄芪、炒枣仁、五味子、茯苓、全当归、白芍、生龙骨、柏子仁、川芎、甘草

（2）狂症（表 5–47–2）：

表 5–47–2　抽动障碍共患狂症中医辨证论治治疗

辨证	主要症状	处方	加减
痰火扰神型	暴怒愤郁，肝胆气逆，郁而化火，煎熬成痰，上蒙清窍，或因过喜伤心以及胃热上蒸，扰乱神明，故见头痛，躁狂，彻夜不眠或狂乱莫制，骂人毁物，两目怒视，舌绛苔黄，脉弦大滑数。治宜平肝潜阳，清心化痰	生铁落、胆南星、橘红、法半夏、石菖蒲、玄参、川黄连、茯苓、朱砂、麦冬、青礞石、天冬、沉香、朴硝	若烦渴引饮者可加石膏、知母以清热；若阳明热盛、粪便秘结、苔黄燥、脉实大者，可用加减承气汤以荡涤秽结，清泄肠胃实火
火盛伤阴型	狂病日久，耗气伤阴，故见狂势渐弱、精神疲惫之象；阴不足则不能制心火，虚火上炎，故时而烦躁不安，形瘦面红，舌质红，脉细数。治宜滋阴降火，安神定志	生地黄、麦冬、玄参、灯心草、茯神、酸枣仁、党参、石菖蒲、远志、茯苓、白术、甘草	

（3）癫狂并发其他症状：

在临床上，或癫或狂，癫狂并见者并不少见。笔者认为，癫病属阴，但癫病日久，失于治疗，致痰郁化火，痰火扰心，则发为狂症，此属由阴出阳。狂病属阳，日久实火渐得宣泄，余邪滞留，痰阻经络，迷阳心窍，则转为癫症，此属从阳转阴。故癫狂虽互有区别又相互联系、相互转换，且可两者并存。若脏腑功能失调，肝肾阴液不足，则见精神抑郁，表情淡漠，神志痴呆等癫症表现。若七情化火，痰气上扰，则见躁狂无知，打人毁物，骂詈不避亲疏等狂症表现。

以癫症表现为主者，治宜行气解郁，养心安神，佐以涤痰开窍，方以千金定志丸加味，处方：党参、茯神、柴胡、合欢皮、郁金、远志，白芍、酸枣仁、柏子仁、法半夏、石菖蒲、甘草；以狂症表现为主者，治宜清热平肝，涤痰开窍。佐以安神定志，方用自拟礞丑涤痰宁心汤治疗。处方：礞石、黑丑、沉香、朱砂、胆南星、黄连、茯神、珍珠母、远志、郁金、牙皂、炒枣仁、石菖蒲、枳实，山栀子等。

48. 抽动障碍共患精神分裂症如何用西药治疗

（1）西医治疗

1）第一代抗精神病药物

吩噻嗪类：以往常作为首选药物，包括氯丙嗪、奋乃静、三氟拉嗪、硫利达嗪及氟奋乃静等，适用于妄想幻觉、兴奋躁动、思维障碍等阳性症状。严重兴奋冲动、拒绝服药者可肌注或静脉点滴氯丙嗪。有效剂量：氯丙嗪 200 ~ 600 mg/d，氟奋乃静 20 ~ 60 mg/d。

硫杂蒽类：主要是氯普噻吨（泰尔登）、氯哌噻吨和氟哌噻吨。目前已很少作为首选药物使用。泰尔登有效剂量为 200 ~ 600 mg/d。

丁酰苯类：较常用的是氟哌啶醇，有口服和注射两种剂型。主要适用于精神分裂症的阳性症状和兴奋、激越等行为异常。有效剂量为 6 ~ 20 mg/d。

苯甲酰胺类：代表药物是舒必利，该药低剂量时有一定抗焦虑和抗抑郁的作用，高剂量有控制幻觉妄想的作用，静脉滴注能有效缓解紧张症的症状。有效剂量为 800 ~ 1600 mg/d。

2）第二代抗精神病药物

临床上已越来越多地应用较新一代的抗精神病药物。包括氯氮平、利培酮、奥氮平和喹硫平。该类药物除适用于妄想幻觉、兴奋躁动等阳性症状外，还对情感淡漠、社会退缩等阴性症状有一定疗效，对认知功能有一定的改善作用。治疗剂量一般为：氯氮平 200 ~ 400 mg/d，利培酮 2 ~ 6 mg/d，奥氮平 5 ~ 20 mg/d，喹硫平 300 ~ 750 mg/d，阿立哌唑 10 ~ 30 mg/d。

第二代抗精神病药物较第一代抗精神病药物的副反应少且轻，特别是锥体外系不良反应较少发生。 值得注意的是，氯氮平可能引起粒细胞减少或缺乏，在治疗前及治疗中应定期监测血象，如有异常结果应立即停药，并对症处理。

（2）非药物疗法

1）心理治疗是精神分裂症治疗的一部分。根据患者的具体情况选择心理治疗的方法，有利于患者改善精神症状，恢复自知力，增加治疗的依从性，降低复发率，改善家庭成员间的关系，解决患者的心理问题和心理需要，促进患者恢复社会功能。行为治疗有助于纠正患者的某些功能缺陷，提高人际交往能力，宣泄不良情绪，恢复学习或工作能力，全面达到社会功能康复。不同时期的心理治疗方法的选择有所侧重。急性期多采取支持性心理治疗；恢复期心理治疗侧重集体心理治疗、心理咨询与技能训练、认知治疗、行为治疗、家庭治疗。慢性期以行为治疗、集体心理治疗、工娱治疗和支持性心理治疗为主。

2）抽动障碍伴精神分裂的外治疗法

刘氏神经头针疗法：

A. 体针（“调神醒脑”针刺疗法）

头部取穴百会穴，并于印堂穴直上 2.0 cm 向后平刺 25 ~ 40 mm 深，目内眦直上平行于该针两旁各 1 穴，均向后平刺 25 ~ 40 mm 深；配经外奇穴印堂穴。小幅度、轻捻转，偶伴提插，捻转速度达 200 r/min 以上，连续 3 ~ 5 min，1 次 /d。腹部取穴：于剑突下 0.5 寸穴位处，针尖向肚脐方向刺一针，然后在其左右旁开 0.5 寸穴位处分别刺入两针，3 针向下平刺 1.5 寸深，施轻度手法捻转，连续 5 ~ 10 min，必要时可以通电针刺激，1 次 / 天。

B. 三步针刺疗法

第一步，开窍醒神。选择十三鬼穴（水沟、少商、隐白、大陵、申脉、风府、颊车、承浆、间使、上星、会阴、曲池、舌下少阴）中 5 ~ 6 穴。按上述十三鬼穴顺序进针，按常规针刺方法操作，用 26 ~ 28 号 1 寸或 1.5 寸针，均以得气为度，每个穴位针刺时间大约 30 秒，不留针。每日 1 次，疗程为 3 ~ 7 天。

第二步，辨证施针。主要穴位：水沟、百会、内关、三阴交。临证配穴，肝郁脾虚者配穴为：印堂、神门、足三里、太溪、太冲；痰湿内阻者配穴为：丰隆、阴陵泉、足三里；气滞血瘀者配穴为：血海；心脾两虚型配穴为：安眠、神门；按常规针刺方法操作，用 26 ~ 28 号 1 寸或 1.5 寸针，均以得气为度，而后留针 30 分，每 10 min 实施提插捻 1 次。1 次 / 天，疗程 2 ~ 4 周。

第三步，善后调理。在辨证施针取得一定临床疗效后，以电针进行善后调理。每周一、三、五取穴百会、水沟，周二、四取穴双侧内关穴，采用连续波，频率为 2 ~ 5 Hz，1 次 / 天，1 小时 / 次，8 周为一个疗程。

C. 对症取穴

幻听者取翳风、耳门、听宫、听会；幻视者取攒竹、睛明、四白、风池；失眠者取神庭、内关、神门、三阴交、太溪、照海、太冲、安眠、气海；兴奋者取水沟、太阳、曲池、行间；木僵者取隐白、涌泉、水沟；焦虑者取中脘、内关、太冲、三阴交、通里。

D. 电针

取百会、水沟、印堂斜刺，捻转泻法进针 5 min。得气后，针疗电麻仪，将导线分别连在百会、水沟、印堂穴上，频率为 80 ~ 90 次 /min，穴位局部可见针抖动，局部可见轻微肌肉抽动，以患者无不适感为度。留针 1 小时 / 次，1 次 / 天。此疗法一般在精神分裂症患者病情相对稳定后实施。在治疗前，应尽量与患者沟通，争取其最大限度地配合，并且患者家属应始终陪同，保证患者治疗期间的情绪稳定。

E. 穴位注射

取穴内关（双侧）、三阴交（双侧）两侧交替注射。药物：舒必利注射液。穴位常规消毒，选用 1 ml 或 2 ml 7 号一次性注射器。注射针管抽取药液（首次 0.1 g，根据病情及躯体情况决定药量，最大剂量 0.3 g），进针得气回抽无回血后缓慢推注，观察 5 ~ 10 min，观察身体有无不适，24 h 内保持局部干燥。每周 3 次，2 周为一个疗程。在稳定期，狂证者配合使用这些疗法存在困难。

F. 穴位贴敷疗法

取穴大椎穴、腰奇穴、间使穴（双侧）。药物：白芥子、夜交藤、合欢花、桂枝、石菖蒲、远志、郁金、川芎、当归。药物粉碎研末后，用食用油或植物油将药物调成糊状，置于专用贴敷膜上。穴位局部消毒后，取药贴敷于相应穴位 6 ~ 12 h。在稳定期，狂证者配合使用这些疗法存在困难。

G. 推拿疗法

弹拨背俞穴，即心俞、肝俞、脾俞、肾俞、胆俞、膈俞；拿头部五经，或以五指弹击头部；推风池、风府、大椎；拿项肌、斜方肌；掐水沟、丰隆、通里、内关、外关、太冲；按揉百会、足三里、神门、血海、三阴交，以得气为度；拿揉天枢，以得气为度；顺时针按摩腹。每日按照以上顺序，各进行 10 次。在稳定期，狂证者配合使用这些疗法存在困难。

H. 五行音乐疗法

①选曲：

肝郁气滞证：角调式和（或）徵调式乐曲；

肝郁脾虚证：角调式和宫调式乐曲；

气郁化火证：角调式和（或）徵调式乐曲；

心脾两虚证：宫调式和（或）徵调式乐曲；

肾虚肝郁证：羽调式和角调式乐曲；

肝胆湿热证：角调式和商调式乐曲。

②操作：音量为 40 ~ 60 分贝即可，以患者感觉舒适、悦耳为度。

③疗程：2 ~ 3 次 / 天，30 分 / 次为宜，10 天为 1 个疗程，至少持续 3 个疗程。应考虑患者实际情况，可以居家治疗，符合患者的作息时间表。

从总体上看，本病若经及时、有效治疗，一般预后较好。若患者病前性格较开朗，社会适应能力良好，发病突然，有明显诱因刺激，病邪由痰、瘀、气等实邪上扰脑神所致，其情志活动尚丰富，有一定治疗的意向要求者，病程较短，预后较好。若病前性格偏激孤僻，社会适应能力较差，发病缓慢、隐匿，不易察觉，无明显诱因刺激，病邪由心脾肾亏虚，脑神失养，灵机迟滞所致，其情感淡漠，呆滞愚笨，思维迟缓，意志减退，妄见妄闻妄想者，病程较长，预后较差。

抽动症并精神分裂症，影响预后的因素：多数研究表明，此类患者，初发年龄较大，急性或亚急性起病，患者人际关系好、职业功能水平高，以阳性症状为主症，症状表现中情感症状成分较多，家庭情感表达适度，治疗及时、系统，维持服药依从性好等指标常是提示结局良好的因素。

此外还有情志疗法：顺情从欲疗法、运动宣泄疗法、习见习闻疗法、诱导劝说疗法均适用于本病。情志病的治疗在我国历史悠久，历代医家不仅在传统方剂上取得进展，并且在临床实践上手段丰富。情志的严重波动可影响脏腑气机，加重病情恶化，医护工作者应关注患者的心理健康，加强现代医学和心理学理论的交流。

49. 如何运用中医辨证论治对抽动障碍共患心理障碍进行治疗

古代没有心理障碍及情感精神障碍之名，但从历代文献中可以见到许多与本病临床表现近似的描述，如《伤寒论》和《金匮要略》中记载的多种疾病及其证候与心理障碍有诸多相似之处，故相关内容散见于郁证、百合病、脏躁、癫证等病证的记载之中。当代医家则从不同角度阐述各自对抑郁症病因病机的认识与实践。

（1）当代中医治疗心理障碍症的现状：

当代医家将心理障碍症的基本病机归于肝气郁结，进而可以发生肝气乘脾、肝损及肾，气滞痰凝、血瘀，因实致虚等病机变化；治疗则以疏肝解郁为中心。柴胡疏肝散、逍遥散、四逆散、小柴胡汤以及甘麦大枣汤等成为临床治疗抑郁症常用方剂。

（2）关于心理障碍证治的：宣阳开郁是心理障碍证治关键：

“阳郁神颓”是心理障碍的基本病机，神形兼病，神病为主，是主要临床表现。心理障碍临床表现虽然复杂，不出神形兼病之范围，并且主要表现为功能活动呈现出抑制性的变化，其中神机颓废是其特征性的改变。而阳气郁痹、生发异常是抑郁症之病机核心。阳气郁痹，则生发之机抑遏，表现为功能活动减弱。功能活动减弱的特征是昼不能精，且至夜则不能寐。进而提出畅达阳气作为治疗抑郁症的基本方法，通过畅达阳气以求达到舒畅气机，鼓舞脏腑气化，振奋神机、宁神定志之目的。心为阳中之太阳，主血脉，藏神明，又为人身精神心理活动之总司。因此，通阳可以治心，治心可以调神。

（3）心理障碍症证治：

以《内经》阳气理论为指导，应用经方治疗心理障碍。在《内经》阳气理论的指导下，紧密结合发病原理，创立宣阳开郁，振奋神机之证治大法，形成心理障碍证治的基本思路。

表 5-49-1 抽动障碍共患心理障碍中医辨证论治治疗

辨证	主证	治法	方剂
肝气郁结证	精神抑郁，情绪低落，胸胁胀痛，痛无定处，纳呆少寐，脘闷嗳气，粪便不调，苔薄白或薄腻，脉弦	疏肝理气，解郁安神	四逆散合茯苓甘草汤
气郁化火证	情绪低落，急躁易怒，失眠头痛，胸胁胀痛，口苦而干或目赤耳鸣，或嘈杂吞酸，舌红苔黄，脉弦数	疏肝解郁，泻火安神	四逆散合栀子豉汤加减
气滞血瘀证	精神抑郁，性情急躁，失眠头痛，健忘或胸胁疼痛，或身体某部有发热或麻痛感，舌紫暗或有瘀点、瘀斑，脉弦或涩	理气活血，解郁安神	四逆散合三物白散、桂枝茯苓丸加减
肝郁脾虚证	表情抑郁，胸闷太息，急躁易怒或不言不语，入睡困难，倦怠乏力，便溏不爽，舌苔白腻，脉弦缓	疏肝健脾，行气安神	四逆散合厚朴生姜半夏甘草人参汤、甘草干姜汤加减
痰气郁结证	精神抑郁，呆滞寡言，胸部闷塞，胁肋胀满，或表情淡漠，多疑善虑，或喃喃自语，或咽中如有物梗塞，吞吐不得，苔白腻，脉弦滑	理气化痰，解郁安神	《温病条辨》桂枝半夏汤合涤痰汤加味
痰热蕴结证	精神抑郁，烦躁不宁，面赤气粗，烦躁失眠，舌质红，苔黄腻，脉弦滑或滑数	清热化痰，利气泻浊	小陷胸汤合礞石滚痰丸加减
忧郁伤神证	精神恍惚，心神不宁，多疑易惊，悲忧懒动，或时时欠伸，或烦躁喊叫等多种症状，舌淡，脉弦	养心安神，解郁悦志	甘麦大枣汤合桂枝加龙骨牡蛎汤加减
心肾阳虚证	精神萎靡，情绪低沉，嗜卧少动，心烦惊恐，失眠多梦，面白无华，形神颓废，阳痿遗精，舌淡胖，苔白，脉沉细	温补心肾，助阳悦神	金匮肾气丸合桂枝甘草汤加味

续表

辨证	主证	治法	方剂
气血不足证	久病或产后，精神不振，懒言懒动，少食少寐，面色无华，健忘多梦，舌质淡胖，舌苔薄白，脉沉细无力	益气健脾，养血安神	人参养荣汤合桂枝甘草汤加味

（4）外治法

刘氏神经头针疗法（包括体针耳针）。

A. 体针

1）取穴：主穴归经主要以督脉、心包经等为主，取百会、印堂等为主穴。

2）配穴：肝郁气滞证，加太冲、期门、合谷、肝俞、膻中；肝郁脾虚证，加肝俞、脾俞、三阴交、太冲、足三里；气郁化火证，加风池、肝俞、大陵、行间、侠溪；心脾两虚证，加心俞、脾俞、足三里、三阴交、内关；肾虚肝郁证，加肝俞、肾俞、四神聪、照海、太溪；肝胆湿热证，加行间、侠溪、太冲、神门、内庭。

操作方法：采用常规刺法，实证采用泻法，虚证采用补法。针百会时，针与头皮呈 30° 夹角，进针 0.5 寸；针印堂时，提捏局部皮肤，平刺 0.5 寸，其余各穴直刺 0.5 ~ 1 寸。针刺时避免大幅度提插捻转，以免针感太强引起受术者不耐受。

3）疗程：每周 3 ~ 5 次，每次留针 20 ~ 30 分钟，4 ~ 6 周为 1 个疗程。

体针电针：以百会、印堂为主穴进行电针治疗，参考体针辨证取穴加减。电针更擅长改善睡眠障碍，以及焦虑、躯体化症状，而单纯针刺更擅长改善抑郁障碍的阻滞症状群。

B. 耳针

1）取穴：选取肝、胆、心、脾、肾、神门、内分泌、皮质下、交感、小肠、胃、三焦等中的六至七个穴位，双耳交替针刺治疗。

2）配穴：肝郁善太息者，加大肠穴；暴躁易怒者，加耳尖穴；记忆障碍者，加脑干穴；痰瘀气滞者，加三焦穴；食欲不振、体重明显变轻者，加口穴和食管穴；气滞血瘀伴疼痛不舒者，加耳中穴；脘腹胀闷不舒者，加十二指肠穴；气血不足、神疲倦怠者，加胰穴。

3）操作方法：耳部严格消毒，根据穴位特点进行针刺，针刺的深浅程度以不刺穿耳部软骨为佳。一般留针 30 ~ 40 分钟，留针过程中需要定时行针以保证对穴位足够的刺激量。也可采用揿针埋藏，或王不留行籽贴压，埋针或耳穴压籽可每日进行，嘱患者自行按压穴位局部。

可根据病情及患者意愿，同时辅助采用推拿、五行音乐疗法等治疗。

C. 推拿

1）取穴：以督脉和手足厥阴、手少阴穴位为主，多选用太冲、合谷、百会、印堂、内关、神门、劳宫等穴。

2）操作方法：滚法、点按法、揉法、推抹法、拿捏法、摩法、一指禅推法、肘运法、掐法、梳理法、拍打法等。

3）时间：每次 30 ~ 45 分钟，治疗时间可根据患者病情、患者观点和意愿适当延长。

D. 五行音乐疗法

1）选曲：

肝郁气滞证：角调式和（或）徵调式乐曲；

肝郁脾虚证：角调式和宫调式乐曲；

气郁化火证：角调式和（或）徵调式乐曲；

心脾两虚证：宫调式和（或）徵调式乐曲；

肾虚肝郁证：羽调式和角调式乐曲；

肝胆湿热证：角调式和商调式乐曲。

2）操作：音量 40 ~ 60 分贝即可，以患者感觉舒适、悦耳为度。

3）疗程：2 ~ 3 次 / 天，30 分 / 次为宜，10 天为 1 个疗程，至少持续 3 个疗程。应考虑患者实际情况，可以居家治疗，符合患者的作息时间表。

E. 抽动障碍共病心理障碍临证注意事项

调神是心理障碍证治的重要内容，调神第一要疏通阳气，阳气宣达，神机才能振奋。当然，强调治疗心理障碍应当重视畅达阳气，振奋神机，并非否认其他病机的存在与治法的应用。相反，在此基础上，同时应当重视审察兼夹证病机，适当给予治疗。第二，需要重视阴精的谧藏，察其阴液之盈亏，阴液充足者，振奋阳气为要；阴液不足者，养阴为先，阴亏者神无所藏，安神必以养阴为基础。第三，安神药物种类繁多，临证需随证而施，不可一味追求潜镇，用之不当，反而影响阳气之生发，神机被遏，其病缠绵难愈。第四，重视粪便通畅与否。便秘是心理障碍的主要临床表现之一，保持粪便通畅是心理障碍治疗过程中的重要临床内容。粪便的排泄以阳气的鼓舞推动为动力，阳明胃肠的传导下行是粪便排泄的基本脏腑器官，因此，心理障碍的便秘以宣畅阳气，畅达气机为首务，不可一味苦寒泻下，虽可求得一时畅快，日后反而越发秘结、甚至连一泻也难得。第五，坚持治疗，不可随意停药。心理障碍病程长，易于复燃，因此，需要坚持用药，在临床症状控制一段时间之后，可以改为丸剂，方便长期服用，或汤剂 1 剂分 2 日服用。第六，注意服药时间，一般而言，欲宣阳开郁，调气化痰，应当在早晨、中午服药；滋补安神药则宜午后、晚间服药；和胃化浊，畅中调气药，则宜饭前服用。心理障碍的发病率与日俱增，其病机未知尚多；中医药治疗心理障碍虽有一定疗效，但仍存在诸多不尽如人意之处，如对中重度心理障碍症疗效较差，故尚需不断探索。

50. 什么是抽动障碍伴拔毛癖

拔毛癖被归为冲动控制障碍之列，是指不能克制地拔除自己毛发的行为，导致毛发明显脱失。抽动障碍患儿偶有拔毛癖。有专家认为拔毛癖与抽动障碍可能是一种疾病，拔毛是抽动障碍的一个特殊临床表现。临床上在针对中西医结合抽动障碍治疗的同时进行心理干预。

51. 什么是抽动障碍伴疼痛

抽动障碍的特点是多组肌群不自主抽动，躯干部肌肉包括胸部及腹部的肌肉等，由于肌群不停的收缩、放松频繁运动，用意志难以控制，此时肌群虽已疲劳也不停止抽动，会产生大量乳酸，不能及时消散、分解，刺激肌肉神经而感到酸痛。抽动障碍可以以肢体疼痛为首发症状，特点是无明显诱因的四肢关节疼痛，逐渐发展到颈部、躯干部等。疼痛部位不固定，变化无规律。与同伴玩耍时症状减轻或消失。同样原理，其他部位肌群的抽动也可引起相应的肌群酸痛，如胸痛、颈痛、上下肢痛等。轻症不用特殊处理，重者可让患儿平卧，深吸气放松，家长或医生轻轻按摩痛处即可，这是抽动障碍的一个特殊临床表现，和抽动障碍并偏头痛一样。临床上在针对抽动障碍治疗的同时进行中医疼痛辨证治疗。

52. 抽动障碍共患其他心理行为障碍的治疗

抽动障碍共患其他心理行为障碍：

（1）抽动障碍共患猥亵行为（copropraxia）的发生率为 20% ~ 25%，往往与秽语并存，可进行教育干预。抽动障碍伴猥亵行为比其他相关行为少，大约 6% 的抽动障碍患儿有此行为。猥亵行为往往与秽语并存，有些患者常以淫猥的手势或其他姿势代替污秽词句来表现鄙陋行为，此行为常发生在家庭中，患者直接对自己的亲人或其他家庭成员进行猥亵活动。

少部分抽动障碍患者表现有裸露癖（exhibitionism），男性约占 16%，女性约占 6%。

国外把裸露癖分为以下 4 级：

0 级：指无裸露现象。

Ⅰ级：指抚摸性器官。

Ⅱ级：指限于在家中、家庭成员面前裸露。

Ⅲ级：指在公众场合亦有裸露欲及裸露行为。

抽动障碍患儿中这些情况均可出现。还有攻击行为、社会退缩、交往不良、行为不成熟、口吃、拔毛癖等。临床上在针对抽动障碍治疗的同时进行正面教育、心理干预治疗、行为矫正等。

（2）极少数 TD 患儿共患品行障碍，出现说谎、逃学、偷窃、纵火、伤害动物或离家出走等反社会行为。这些现象治疗困难，有时缺乏有效治疗方法，多采用教育与心理治疗干预，无特效药治疗。儿童行为量表或调查表是评定行为障碍的测验工具，可以客观全面地了解患儿的行为问题。在众多的儿童行为量表中，Achenbach 儿童行为量表（CBCL）包含面较广，是用得较广泛的一种，主要用于筛查儿童的社会能力和行为问题。

（3）易怒及行凶现象

在抽动障碍家族中有明显性格特征，即为性情急躁、有破坏财物及行凶现象，经研究发现这与抽动障碍的严重程度有关。

目前将易怒及行凶问题划分为以下 4 级。

0 级：无易怒及行凶现象。

Ⅰ级：表现为易怒、大喊大叫、打翻东西等，但未涉及能够毁坏财物及袭击他人的行为。

Ⅱ级：患者往往以破坏财物、杀死动物、伤害他人等行为发泄其愤怒。

Ⅲ级：因易怒与行凶而致法律问题。

目前认为抽动障碍患者易怒及行凶的原因有以下 2 个：

1）外因　由于其不自主的怪异动作遭到他人讥笑或嘲讽，使患儿本身对躯体失去控制。

2）内因　患者中枢神经系统的高多巴胺可使患者在无外界刺激下也表现易怒与性情暴躁。动物实验显示，高多巴胺能促进剂不仅可诱发抽搐，而且会增强其好斗性与挑衅行为。

目前多采用改善生活环境和应用心境稳定剂（抗躁狂药物），如丙戊酸盐、锂盐和新型抗精神病药等，教育、心理治疗配合为主。

第六篇　护　理

1. 抽动障碍患儿哪些心理问题需要护理

当孩子确诊为抽动障碍时，除了生活护理外，更需要心理护理。抽动障碍儿童病程中虽然没有生命危险，但可能会影响孩子的心理健康，影响孩子与家长、教师、同学及朋友的交流；长大成人后还可能影响社会交往，产生自卑心理，失去自信。因此，对于促进孩子的康复，儿童的心理护理十分重要。

抽动障碍儿童常见的心理问题大概有以下几种：

（1）孤独、自卑心理：由于儿童抽动障碍并未引起人们足够的重视，加之共患多动症的孩子因自控能力差，课堂上不遵守纪律，注意力不集中，导致学习困难，容易让人们误解为“愚笨”或“低能”。又经常受到同学的讥讽、嘲笑和疏远，久而久之使孩子产生强烈的自卑感，不愿与人交流，逐渐变得孤独、孤僻。

（2）暴躁、易怒心理：由于自我控制能力差，病程长、病情反复，当受到意外刺激时，孩子经常情绪不稳定，易激动、冲动，性格多任性、倔犟、固执，常为一点小事引起强烈反应，大吵大闹，甚至破坏东西，打架伤人。

（3）紧张、害怕心理：由于孩子会交替出现挤眼、抽鼻等动作，加之部分教师、家长对本病认识不够，常认为是品德问题、坏毛病，或常被误当作结膜炎、咽炎而反复就诊，以致延误诊断，长此以往，容易造成患儿精神紧张、心烦意乱，一方面害怕受到教师、家长的批评和责骂；另一方面，大龄孩子又担心害怕自己是否患了难以医治的疾病。

2. 抽动障碍患儿的日常护理注意事项有哪些

（1）不关注、不指责、不安慰。避免提醒暗示，不要在患儿抽动的时候注视患儿。这样会对患儿造成一种心理压力，要视而不见，看到孩子有抽动时，要当作没看见，不要说、不要问，更不能责备。反复提醒可能会加重病情。平和的心态会增进亲子接触和交流，对缓解症状也是很有必要的，像对待正常孩子一样，该让孩子做什么就让孩子做什么，鼓励孩子与他人正常交往，学会与他人合作，谦虚，为他人着想，讲礼貌等，帮助患儿获得同伴的接纳，关心他们，大胆地表达自己的愿望，以舒缓紧张情绪。

（2）不给压力："抽动"是病，不是"坏毛病"。需要坦然地告诉孩子抽动表现是一种病态，如同感冒发烧一样，只是表现症状不同，与"坏毛病"无关。尽量减轻孩子压力，稳定孩子的情绪，缓解其恐惧和焦虑。尤其是学习和生活中，对孩子不能管教过严、要求过高，避免过度刺激和增加心理压力，不要呵斥责骂。给予患儿更多的鼓励、关心，建立自信，缓解压力。应与学校老师沟通，避免老师给予患儿敏感性语言批评教育，避免让孩子参加剧烈运动，如军训、长跑、竞技性体育活动及重体力活动。

（3）不受凉、不感冒：季节交替期，尤其是春、秋季为感冒高发期，应注意患儿的脱、穿衣物，谨防感冒，因为感冒极易引起患儿症状复发或加重。

（4）家长情绪稳定，不打骂：抽动症状并非孩子故意所为，千万不要因此责备或者惩罚他们，出现抽动症状时，千万不要提醒或者矫正，更不要打骂他们，以免强化负面诱导，使抽动次数更多，症状持续时间更长。

（5）不能使患儿劳累：帮助孩子制订合理的作息时间，不可过度劳累，要保持足够的睡眠，学习时间不宜过长。

（6）避免过度玩电子产品。紧张、焦虑、压力大、精神刺激、疲劳等因素可加重病情。要尽量不看手机、电视、平板，尤其是不能看打斗、悬疑的视频或电影中过于激烈、刺激画面，不打任何电子游戏，每天看电视时间不可超过半小时，对重症患者应避免看电视。避免使用电脑，如确有学习需要，每次使用电脑不宜超过 1 小时，杜绝过度使用电脑或玩游戏。

（7）当孩子被确诊为抽动障碍后，家长要有信心。虽然此病治疗比较麻烦，但大部分预后尚好，解除心理因素可能会自然缓解。

（8）注意治疗期的合理饮食。

（9）向孩子的教师讲解与本病有关的医疗知识，并通过教师教育其他同学不要取笑或者歧视患儿，由此帮助他们消除由疾病引发的紧张、自卑心理，以保持正常的生活与学习。

抽动障碍患儿得到综合治疗和护理，康复效果就相对良好，大多数患儿在长大成人后病情向好的方向发展。有文献报道，1/3 的抽动障碍患儿在青春期抽动症状自动消失，1/3 患儿在成年期抽动症状减轻，1/3 患儿症状延续至成年或终生。抽动障碍不会威胁生命，也不会缩短寿命，大部分患儿可拥有接近正常的生活，可胜任所从事的任何工作。但也有部分难治病例，尤其伴有行为障碍和精神障碍的病例，目前治疗仍有不少困难。

3. 如何对抽动障碍患儿的生活进行护理

（1）指导孩子正确认识疾病，详见图 6–3–1。

√抽动症是一种神经发育疾病	× 抽动症是一种精神疾病
√患有抽动症会有抽动的表现	× 抽动症是坏习惯
√抽动意味着你可能会发出声音，做出你无法控制的动作	× 抽动症会影响你的智力
√抽动在任何年龄都可能存在	× 抽动症会传染

图 6–3–1　指导孩子正确认识疾病

如果当抽动发生时正在与别人说话，患儿会发现很难集中注意力，人们可能不理解，但患儿可以告诉他们，这会使患儿感觉好多了，虽然可能无法停止抽动，即使不想它们出现，如果有人要求患儿停止抽动，这可能很难做到，而且会让患儿感到非常不舒服，这也可能会让其他人不高兴，患儿不得不解释说自己不是故意让他们不高兴的。

（2）合理搭配饮食：多吃绿叶蔬菜，不吃辛辣刺激食物，如辣条、辣椒，不吃零食如方便面、膨化食品，不喝碳酸饮料如雪碧、可乐等，不吃兴奋性食物，如巧克力、咖啡，不吃爆米花和油炸食物，可适当吃一些动物的脊髓和脑。

（3）有过敏现象的孩子要尽量避免接触过敏原。

（4）不可以让孩子参加剧烈运动，如军训、长跑、竞技性体育活动及重体力活动。

（5）注意治疗期的饮食，不吃油腻、生冷、含铅量高的食物，服药期间不吃辛辣、海鲜、方便面、膨化食品，应以清淡佳肴为宜，适当补充营养。

（6）季节交替期，尤其是春、秋季为感冒高发期，应注意患儿的脱衣、穿衣，谨防感冒，因为感冒极易引起患儿症状复发或加重。

（7）每天看电视时间不可超过半小时，且不可看过于激烈、刺激的画面，对于重症患者应避免看电视。避免使用电脑，如确有学习需要，每次使用电脑不宜超过半小时，杜绝过度使用电脑或玩游戏。

4. 抽动障碍心理护理有哪些主要环节

生活中引起和加重抽动症的原因有很多，要配合好治疗期患儿的教育工作，家长和老师可从以下细节入手，做好预防和心理护理。

（1）帮助孩子制定合理的作息时间，学习时间不宜过长，不可过度劳累，要保持足够的睡眠。

（2）在家庭环境和学校里，老师要避免对患儿使用敏感性语言进行批评教育，应避免直接用敏感语言明示患儿症状；家庭氛围紧张，比如家长在孩子面前吵架也会给孩子心理压力。

（3）在患儿抽动症状出现时应忽视，做到视而不见。

（4）给予患儿更多的鼓励，培养孩子建立自信心，缓解压力。心理护理中不可缺少的环节是争取家庭和社会配合，以保证孩子的情绪稳定。家长应给孩子以耐心和关怀，平时要多关心照顾，合理安排生活。当孩子犯错误时，不能辱骂、殴打或大声吵闹，要细心开导，耐心说服，以使孩子的情绪平稳。

（5）多关心孩子深层次的心理需求：当孩子确诊有抽动障碍疾病时，老师和同学能做些什么？要向老师和同学宣教本病的相关知识，让他们正确认识本病和接纳患儿，多给予患儿理解和鼓励，做到不嘲笑、不排挤。与学校老师取得联系，让老师多给予正面引导，让同学们多给予帮助，其目的在于不要让同学或周围人歧视孩子，让孩子觉得处于温馨和安全的环境，让孩子在生活中有快乐感，从而消除自卑心理，降低心理防御水平，亦有利于缓解抽动症状。

（6）帮助学习困难的患儿：对于共患学习困难的孩子，应给予主动帮助，不要因为成绩不理想而训斥孩子，以免加大孩子的精神心理压力。作为父母要正确评估孩子的能力，降低期待，不要给孩子制定太多的要求，创造轻松愉快的学习环境，促进儿童健康成长，提高其生活质量。

（7）父母的宣教及指导：让父母充当抽动障碍孩子的治疗者，使父母从治疗的角度对孩子施加影响，这样可以巩固治疗效果，孩子的行为改善也会更加持久。要注意的是，虽然我们提倡要给予孩子宽松、温暖的成长环境，对孩子的管教不要过严，但应避免对孩子退化性培养和过分保护。

5. 孩子诊断抽动障碍后家长如何摆脱焦虑情绪

抽动障碍不仅对患儿本身造成了精神和肉体上的痛苦，而且对患儿的家庭同样产生较大的影响和压力。新近诊断为抽动障碍患儿的父母会有各种反应，包括觉得孩子出现的不自主抽动是对父母的惩罚，有犯罪感；对孩子的将来比较担心，因他们的孩子是“十全十美”的梦想破灭而忧伤；甚至有的父母起初并不承认他们的孩子患有本病。如果他们自己也新近被诊断患有多发性抽动症，那么他们的反应会更加复杂。另外，有些父母难以接受某些不被社会所接受的或违背宗教信仰的特殊症状（如秽语）。

很多家长都说自从孩子诊断为抽动症，自己一刻也不敢放松。每天都观察孩子，看他有没有什么好转，担心症状反复，担心落下病根。害怕这些问题会给孩子心理造成不好的影响。由于长时间处于神经紧绷的状态，还没等到孩子康复，大人就先崩溃了。孩子生病，家长会感到“焦虑”，本是正常的反应。但是，这些情绪和反应一旦过度、过激，就会造成负面的影响。不仅影响家长自己的身心健康，也会阻碍到孩子症状改善的进度。

（1）为何会“过度”焦虑？

焦虑是指人对现实或即将来临的，可能会造成的危险或威胁，所产生的紧张、不安、忧虑等不愉快的复杂情绪状态。

当得知孩子确诊抽动症后，很多家长都会有这样的担忧：抽动症会不会影响孩子发育？会不会影响学业？会不会一直都治不好？这一系列问题背后反映的是，对疾病缺乏正确认知。很多家长不明白、不清楚自己以及孩子接下来将要面对怎样的情况，会在无意中放大每个问题的严重性，尤其当这些问题与孩子的健康和未来息息相关时，自然会产生焦虑。

（2）对治疗的不合理期待：许多父母在治疗孩子的抽动症上投入了大量时间、精力和金钱，相应地对治疗期望也很高，一旦遇到抽动有所波动或反复，内心容易有挫败感。当孩子的表现不尽如人意，这种挫败感就会转而变为焦虑、愤怒，甚至是对自我的否定，“我都已经尽力了，孩子怎么还不见好？”家长过度期待到最后，往往是期待越高，失望越大，久而久之自己的心态变得越来越不好。

（3）如何摆脱焦虑：正视抽动症，转变治疗观念，才能促进抽动障碍的有效康复，抽动障碍是遗传、心理和环境等多种因素相互作用、综合产生的结果。疾病不是一两天形成的，也不可能一两天就被治好。

通常来说，暂时性的抽动障碍，一般至少持续 2 ~ 4 周；慢性抽动障碍及更复杂的 Tourette 综合征，病程通常在 1 年以上，因此家长要做好长期应对的思想准备。与其担心、焦虑，不如将焦虑转化为具体的行动，多了解抽动障碍的基本知识，多关注孩子更具体的需求。

（4）调节自身状态：

在治疗抽动症的过程中，家长的状态很重要，如果家长的状态不好，这种信号也会传递给孩子。“我爸妈知道我得病了需要帮助，他们天天看着我，让我更有压力了”。

所以，家长首先要学会调整自己，不把焦虑传递给孩子。感觉焦虑的时候，努力找些事情来做转移注意力。比如可以听一些舒缓的音乐，或者是去跑步健身，做些自己喜欢的事情，调整好自己的情绪，再去和孩子沟通，更有利于自己和孩子的身心健康。

近年来多发性抽动症的发病呈逐渐上升趋势，国内外研究认为抽动障碍作为一种心理障碍和行为障碍性疾病，在药物治疗的同时辅以心理护理和家庭护理更有利于患儿的康复。

（5）努力掌握抽动障碍的基本知识：一般家长大多不太了解多发性抽动症是怎么回事，当医生说孩子诊断为多发性抽动症时，家长多数有以下两种反应：A. 家长到医院就诊前就已经通过网络、书籍或咨询等方式，初步了解了一些多发性抽动症的相关知识，对于这个诊断可以平静地面对；B. 家长认为孩子没有疾病，只是坏毛病或不良习惯，不是什么严重的问题，不愿意承认孩子患病，心理上也不重视孩子的状况，一般也不接受治疗。

（6）努力配合治疗：由于部分抽动障碍患儿的病程长、症状经常反复、波动，甚至加重，在治疗过程中，一些家长难免产生更加焦虑、紧张的心理、孤独内向的心理以及固执发泄的心理情绪，一些家长频繁地去多家医院就诊，频繁地更换药物，或抱怨医生看病以及用药的效果差，使治疗的依从性差，更加难以达到满意的治疗效果。

6. 抽动障碍患儿如何进行中医调护

中医治疗抽动症属绿色疗法，安全高效。既可以通过调整阴阳，增强体质，又能减少疾病复发。患儿和家长要有充分的思想准备，同时保持平和、乐观的心态，给孩子创造良好的学习、生活环境。抽动症作为一种身心疾病，病程长、易反复，所以预防和调护显得特别重要，健康教育的重心需放在日常的调理。中医对于抽动症患儿及其照顾者的健康教育，主要包括辨证施护的中药用药护理、饮食调护、情志调护以及生活起居护理等。

（1）中药治疗抽动障碍要掌握正确的护理方法。

抽动障碍的辨证施护中医护理的内容为：抽动障碍病位在肝，与心、脾、肾密切相关，病机主要与五志过极，风痰内蕴、肾虚肝旺、痰热扰心或脾虚痰湿有关。且中医认为小儿为稚阴稚阳之体，脏腑娇嫩，形气未充。故在临床用药时药物用量较小，加之中药喂服有一定的困难，因此在临床护理工作中，要结合中医特色，进行有针对性的护理。

中医护理从起居、服药、饮食、情志等方面进行综合调护，既符合临床多发性抽动症患儿的护理要求，又能根据儿童的生理、心理特点有的放矢，尤其对患儿全身症状的改善方面，与西药相比具有明显优势。故中医护理不仅使患儿得到恰当的起居护理，合理的饮食调护，适时的心理护理，临床上也取得较满意的治疗效果。

（2）抽动障碍的中药煎制方法

1）煎药容器以砂锅、搪瓷器皿、不锈钢为宜，严禁用铁、铜、锡等制成的器具。

2）中药入煎前应先用冷水或温水（25 ~ 50 ℃）浸泡 30 分钟为宜。煎药用水量一般以浸过药面 2 ~ 3 厘米为宜。质地坚硬、黏稠或需要久煎的药物可适当增加用水量。

3）煎药时间应根据药性而定，煎一般药，中火煮沸后改用小火煎 10 分钟。煎药时要搅拌药料，使有效成分充分溶出。每剂中药一般煎至少两次，第二次、第三次煎时间约 15 分钟即可。

4）煎药量：药量约 250 ~ 500 ml，每日 3 ~ 4 次分服。

5）特殊药物的煎煮方法："先煎药"，煮沸 10 ~ 15 分钟，再加入其他药同煎，如石膏、磁石、附子等；"后下药"，在一般药即将煎至预定量时，投入同煎 5 分钟即可，如薄荷、大黄等；"包煎药"，入药时宜用纱布包裹而煎，如海金沙、葶苈、辛夷、车前子等；"冲服药"，将冲服药调入煎好药汁或开水中冲服；其他特殊药物按医嘱煎煮。

抽动障碍中药服用方法：每天煎一剂，每剂煎 2 ~ 3 遍，一天 3 ~ 4 次。汤药宜温服，用微波炉加热即可，注意保护胃气。遵医嘱服药，不宜过量。

（3）饮食调护

临床的饮食护理中发现抽动症患儿大多喜荤食，对蔬菜摄入量少，若长期进食高蛋白、高脂肪食物，体内蕴热，热极生风，极易引发肝风内动，因此嘱家长应让患儿多进食蔬菜，减少高蛋白、高脂肪食物的摄入。同时，在服药期间避免食用辛辣食物、海鲜类食物，这类食物可诱发旧病或加重新病。

1）适宜多吃的食物：蔬菜尤其是绿叶蔬菜、动物大脑及骨髓、鱼肉、牛奶、粗粮、核桃、莲子、百合等。

2）多食新鲜蔬菜、水果，忌辛辣厚腻食物。

3）不宜多吃的食物：儿童应避免进食含有咖啡因和水杨酸及含防腐剂、食物色素、添加剂、调味剂的食品，以及煎炸、烧烤、油腻食品及滋补品等，尤其是含咖啡因的饮料可加重抽动症状。

4）饮食要规律，不要暴饮暴食、挑食、偏食。

（4）生活起居调护

在患儿患病期间，注意妥善安排日常作息时间，避免过度紧张疲劳，适当参加一些的体育和文娱活动，使其尽量处于一个轻松愉快的环境中。照顾者针对患儿的病情分别给予环境的特殊安排和生活的护理照料。目的在于促进机体内外阴阳的平衡，恢复和保养正气，增强机体抵御外邪的能力，为疾病的治疗和康复创造良好的条件。

其基本方法为顺应四时调阴阳、环境适宜避外邪、起居有常适度劳逸。研究表明，感冒、腹泻等会导致儿童抽动症病情加重或复发。所以，外出活动应注意防寒保暖，户外锻炼时衣着穿戴要适宜，以免出汗后受凉，切忌在大汗淋漓后脱下衣服或在风口处休息，剧烈活动后不应立即停止并休息，锻炼后应用干毛巾擦干身上的汗水，预防感冒。

7. 抽动障碍如何进行中医护理中的情志调护

“医者，先医其心，而后医其身”。我国古代中医学家把人类复杂多变的情志归纳为：“喜、怒、忧、思、悲、恐、惊”，也就是人们通常所说的“七情”。

“七情”本来是人类最基本的感情活动，若是这些情志的变化在正常范围之内，将内心的情绪表露于外，对人体是有利的；相反，这些情志过于激动，就可以使人滋生百病。根据每一个脏腑都对应于一种情志的理论，即“心主喜，肺主忧，脾主思、肝主怒，肾主恐”。每种情绪都有双重性，一旦过激，比如突然、强烈、持久的情志刺激，超出了人体的承受范围，就会对相应的脏器造成影响，而产生相应的疾病，即所谓的“过喜伤心，大怒伤肝，思虑伤脾，悲泣伤肺，恐惧伤肾”。

小儿虽无成人的“多愁善感”，可是正处于生长发育至成熟的开始阶段，心理的发展和躯体的成长过程与外界自然环境及社会环境影响密切联系，尤其是来自家庭和学校的影响，会使他们的情绪发生各种变化，若出现心理紧张或抑郁过度，即可产生疾病。

抽动症首发年龄主要在 3 ~ 4 岁，典型临床表现集中在 7 ~ 11 岁，若得不到及时有效的治疗可延至青少年期甚至终生。小儿各年龄段的心理变化特点各不相同。幼儿及学龄期，神经系统发育迅速，与成人接触更加密切，理解模仿能力增强，语言逐渐丰富，对周围新鲜事物有强烈的好奇心；至青少年期，综合分析能力、体力活动均有进一步发展，已能适应复杂的学校和社会环境，意志力、责任心、自控能力等，都在增长，但思考问题往往带有片面性和表面性，因而此期是进行行为教育及心理疏导的关键时期。

后世医家在《黄帝内经》的基础上，从不同角度进行补充，逐渐形成了祖国医学独特的情志调理方法，适用于抽动症患儿的主要有：

（1）清净养神法：让患儿在一个安静舒适的房间内闭目静坐，做到心情平静、排除杂念、全身放松，配合吐纳之法（深呼吸），每天 20 ~ 30 分钟，对于年幼患儿照顾者可在旁陪同练习。

（2）移情易性法：转移注意，让患儿不去担忧自己的病情，以减轻患儿的心理负担、缓解紧张。同时也要求家长不要表现出过度关注患儿的抽动症状，尤其不要在患儿抽动的时候注视患儿，这样会对患儿造成一种心理压力，不利于疾病康复。

（3）分心怡情：鼓励患儿培养自己的兴趣爱好，多听舒缓美好的音乐、阅读一些抒情美文或者家长可陪同患儿多到户外走动，适当地进行体育活动，通过这些方式陶冶情志，疏肝解郁，有意识地培养患儿健康的心理。

（4）顺情解郁法：

着重指导患儿如何管理好自己的情绪，不要过喜、过怒、过忧等，如出现过度的情绪，要及时进行自我疏导，年幼的患儿可由家人帮助疏导。耐心与患儿进行沟通和交流，引导患儿自觉地解除烦恼、消除不良情绪。

抽动症的早期治疗很重要，周围人认为其症状稀奇古怪，会令患儿不安，同时父母、监护人要避免吓唬孩子，应给予他们充满安全感和爱的生活环境，多从心理上给予健康呵护。当患儿的抽动症状得到控制，过激的情绪得到稳定，应及时给予鼓励，有条件者可给予奖励，但需注意不可溺爱。

（5）情志相胜法：

《素问·阴阳应象大论》说："怒伤肝，悲胜怒；喜伤心，恐胜喜；思伤脾，怒胜思；忧伤肺，喜胜忧；恐伤肾，思胜恐。"这种以情志相互制约的心理治疗方法，其理论依据与五脏功能相关的整体论观点相符。

以情制情法是根据情志及五脏间存在的阴阳五行生克原理，用互相制约、互相克制的情志，来转移和干扰原来对机体有害的情志，以达到协调情志的目的。在运用"以情胜情"疗法治疗情志因素所导致的病变时，要注意刺激的强度，即治疗的情志刺激，要采用可以超过、压倒致病的情志因素，或采用突然的强大刺激，或采用持续不断强化刺激，否则可能就达不到以情胜情的目的。

8. 抽动障碍患儿常用饮食调护中医药膳方有哪些

中医治疗抽动障碍根据证候诊断辨证分型来施治，其中最常见证型以肝亢风动证及脾虚肝亢证为主，所以中医药膳也是根据辨证分型来制定饮食调护。

（1）抽动障碍属肝风内动型

1）抽动症（刘振寰食疗方）

【配方】鲍鱼壳 20 g、生蚝壳 20 g、白芍 20 g、天麻 20 g、钩藤 10 g、用鸭头、鸭脖子 1 ~ 2 个炖服。

鲍鱼壳、生蚝壳中医功效：具有平肝潜阳、清肝明目的功效。主要成分是碳酸钙，约占 90% 以上。同时还含有少量的壳角蛋白、多种矿物元素（如铁、锰、锌等）以及甘氨酸、天冬氨酸等 17 种氨基酸蛋白质、糖原、牛磺酸以及锌、硒等微量元素等。

天麻中医功用：平肝熄风，常用于治疗肝风内动引起的眩晕、头痛等症状。天麻可以通过平肝潜阳、息风止痉的作用来缓解抽动障碍。天麻含有天麻素、天麻多糖、香荚兰醇、香兰素、琥珀酸等成分。其中天麻素是天麻的主要有效成分。

钩藤的中医功用：味甘，性凉，归肝、心包经。平肝熄风，能平肝阳，熄肝风，对于肝阳上亢所致的头痛、眩晕，以及肝风生成的惊痫抽搐等症有良好疗效。可平肝熄风、清热活血、补益肝肾，用于治疗肝阳偏亢、肝风上扰证。其熄风止痉的功效，是治疗小儿急惊风的常用药。小儿急惊风多由热极生风所致，钩藤可熄风止痉、清热化痰，以缓解小儿惊风抽搐等症状。

主要成分为：①生物碱类：是钩藤的主要有效成分，包括钩藤碱、异钩藤碱、去氢钩藤碱、异去氢钩藤碱等。其中，钩藤碱和异钩藤碱含量较高，具有明显的降压、镇静、抗惊厥等药理活性。②黄酮类：如金丝桃苷、异槲皮苷、槲皮素等，具有抗氧化、抗炎、降血脂等作用，有助于减轻机体的氧化应激反应。③三萜类：包含齐墩果酸、熊果酸等，具有保肝功能，可促进肝细胞的修复和再生，减轻炎症反应。④有机酸类：有绿原酸、咖啡酸等，能增强机体的免疫力，抵御病原体的侵袭。⑤挥发油类：钩藤中含有多种挥发油成分，具有一定的香气，可能在钩藤的药理作用中发挥协同效应，同时也与钩藤的气味和品质有关。

白芍的中医功用：

①养血调经：白芍归肝、脾经，平抑肝阳。可平肝阳，用于治疗肝阳上亢所致的头痛、眩晕等症状，能有效缓解肝阳上亢引起的头目眩晕、脑部热痛等症状。柔肝止痛，善于养血，具有敛阴止汗的功效。能养血柔肝，缓急止痛。治疗肝血不能濡养筋脉所致的胁腹、四肢疼痛，以及手足拘挛等症。

②养肝明目：白芍养血之功可滋养肝血，肝开窍于目，肝血充足则目能视，以增强养肝明目之效，改善眼部症状。

【主治】适用于抽动障碍属肝风内动的摇头、点头、扭颈症状的抽动障碍儿童。

2）百合熟地龙齿汤

【配方】百合 15 g、熟地 15 g、龙齿 15 g。

【制作】龙齿先煎 40 分钟，再入百合、熟地同煎煮，取汁冲珍珠粉 1 g 饮。

百合、熟地中医功用：有安神定惊的功效。在安神方面，用于治疗惊悸失眠等症状，对于改善睡眠质量有一定的帮助。百合、熟地含有丰富的营养成分，包括淀粉、蛋白质、脂肪、多种生物碱（如秋水仙碱等）、维生素（如维生素 B_1、维生素 B_2、维生素 C 等）和钙、磷、铁矿物质及梓醇、地黄素、甘露醇、维生素 A 类物质、糖类及氨基酸等成分。珍珠粉的主要成分是碳酸钙，还含有多种氨基酸（如甘氨酸、丙氨酸等）、微量元素（如锌、锰、铜等）、牛磺酸等成分。

【用法】饮汁，每日 1 次。每周 3 次。

【功效】滋肝肾、补肝肾。

【主治】适用于抽动障碍肝阳上亢、肝风内动、阴虚不足的烦躁易怒，好冲动，睡眠不安，精神涣散、多动，舌质红，脉细数或弦细之肾阴不足，肝阳偏旺型小儿抽动障碍多动症。

3）天麻、菖蒲、猪心汤

【配方】天麻 5 ~ 10 g，石菖蒲 10 g、猪心半个。

天麻有平肝熄风功用。

石菖蒲的中医功用：开窍醒神：石菖蒲味辛、苦，性温，芳香走窜，具有开窍醒神之功，是治疗痰湿秽浊之邪蒙蔽清窍所致神志昏乱的常用药。对于神志昏迷，或者癫痫、惊风等引起的神昏、抽搐等症状有治疗作用。主要含有挥发油，其成分包括 β-细辛醚、α- 细辛醚、石竹烯等。此外，还含有糖类、有机酸等成分。

猪心的成分：猪心富含蛋白质、脂肪、维生素 B_1、维生素 B_2、维生素 C、尼克酸等营养成分，还含有钙、磷、铁等矿物质。猪心是一种营养丰富的食物，可以为人体提供多种必需的营养物质，有助于维持身体正常的生理功能。其蛋白质含量较高，对于补充身体能量、促进肌肉生长和修复等有一定的作用。猪心具有安神定惊（食疗角度）的作用。中医传统食疗观念中，猪心有一定的安神作用。

【制作】适量生姜、大枣、料酒去腥调味。煮开后文火炖 1 小时。

【用法】每周 1 ~ 2 次。

【功效】平肝熄风，养心神。

【主治】适用于各类小儿抽动症，肝风内动、肝阳上亢。能够调治轻症，预防复发。

4）猪心大枣汤

【配方】猪心 1/2 个、大枣 3 个、浮小麦 30 ~ 60 g、甘草 3 ~ 5 g、石菖蒲 10 ~ 20 g、石决明 25 g（先煎）、生龙齿 20 g（先煎）、钩藤 15 g（后下）、茯神 10 g。

浮小麦中医功效：具有益气除热功效。含蛋白质：含有多种氨基酸，是生物体细胞的重要组成部分，在维持生命活动中发挥重要作用。含黄酮类：如木犀草素等，具有抗氧化、抗炎等作用。含生物碱：具有一定的生理活性，可能对神经系统等有调节作用。

石菖蒲中医功效：味辛、苦，性温，归心、胃经，可开窍豁痰、醒神益智。主要成分为β-细辛醚、α-细辛醚等，具有镇静、抗惊厥、改善学习记忆功能等作用，能调节中枢神经系统功能。

石决明：味咸，性寒，归肝经，能平肝潜阳、清肝明目，常用于肝阳上亢等疾病。

生龙齿中医功效：味甘、涩，性凉，归心、肝经，有镇惊安神、清热除烦等作用，可用于治疗失眠、心悸等。含有碳酸钙：是生龙齿的主要成分，含有铁、铜、锌等，在人体的生理活动中发挥着重要的调节作用。

茯神中医功用：味甘、淡，性平，归心、脾经，可宁心、安神、利水，多用于心虚惊悸、失眠健忘等。含茯苓聚糖，具有增强免疫力等作用，可激活免疫细胞，提高机体的抵抗力。含有钾、镁、铁等，参与人体的多种生理活动。

【制作】将以上八味配料一起煲汤，约煲1～2小时，每次饮汤1小碗，食猪心1小块，每周2～3次，连用3～4周。

【主治】配方适用于抽动障碍肝阳上亢烦躁易怒，好冲动，睡眠不安，抽动共患多动症、学习困难、精神涣散、睡眠障碍等的儿童。

（2）抽动障碍属肝旺脾虚型为主的儿童：

1）平肝宁神食疗方：

【材料】浮小麦40 g，大枣10 g，甘草15 g，茯神15 g，百合30 g，合欢花10 g，莲子10 g，桂圆肉10 g，生龙骨40 g，牡蛎40 g，石决明20 g，酸枣仁15 g，炒柏子仁10 g。

【方法】煎好后冲服琥珀粉1～3 g，每周2～3次，食疗调理4～8周。

2）宁心安神方

【材料】酸枣仁12 g、柏子仁20 g、桂圆肉10 g、猪心1个。

【方法】煲汤，每周2次。

【适应证】酸枣仁是安神定惊助睡眠的良药，其中酸枣仁是临床中改善睡眠的通用药，它对各种失眠都有良好的作用，柏子仁可以促进酸枣仁的安眠作用而没有副作用，可放心服用。桂圆肉健脾补血入心安神。猪心具有以形补形功效。

合欢花的中医功效：具有解郁安神等功效。含有挥发油类：主要含反－芳樟醇氧化物、芳樟醇、异戊醇等，这些成分赋予合欢花独特的香气。黄酮类：有槲皮素、异槲皮苷、槲皮苷、芦丁等，具有抗氧化、抗炎等多种生理活性。还含有合欢苷、鞣质、多糖等成分。

莲子中医功效：养心安神。能滋养心脏，缓解心悸、失眠等，含有生物碱类：如莲心碱、异莲心碱、甲基莲心碱。含有黄酮类：如木犀草素、金丝桃苷等，有抗氧化、抗炎等活性。莲子中蛋白质含量丰富，包含多种人体必需氨基酸，能为身体补充营养，维持正常生理功能。

大枣的中医功效：补益脾胃，性甘、温，归脾、胃经，能补脾益气，滋养脾胃。甘味入脾，可补充脾胃之气，增强脾胃的运化功能，促进食物的消化和吸收。适用于脾胃虚弱引起的食欲不振、倦怠乏力。

它富含多种功用成分：①糖类：如葡萄糖，能为人体快速提供能量，口感好，可以维持身体正常的生理活动。果糖：果糖在人体内的代谢途径与葡萄糖不同，对血糖的影响相对较小。低聚糖：如蔗糖、棉子糖、木苏糖等，具有促进肠道有益菌生长、调节肠道菌群平衡的作用，增强肠道的消化和吸收功能。②维生素 C：含量丰富，具有很强的抗氧化作用，能清除体内自由基，延缓细胞衰老，增强免疫力。③ B 族维生素：包括维生素 B_1、维生素 B_2、维生素 B_6、烟酸、泛酸等，参与人体的新陈代谢，对维持神经系统、消化系统和心血管系统的正常功能至关重要。④维生素 A：具有保护视力、促进生长发育的功能。⑤矿物质：铁是合成血红蛋白的重要原料，食用大枣有助于补充铁元素，预防和改善缺铁性贫血。钙：对于维持骨骼和牙齿的健康至关重要，能增强骨密度，预防骨质疏松症，促进儿童的骨骼发育。钾是人体细胞内液的主要阳离子，参与维持细胞的正常渗透压和酸碱平衡，维持正常的肌肉收缩功能。⑥黄酮类化合物：如芦丁、金丝桃苷等，具有抗氧化、抗炎、抗过敏等多种生理活性。⑦三萜类化合物：如齐墩果酸、熊果酸等，可促进肝细胞的修复和再生。⑧氨基酸：含有的多种人体必需氨基酸，是合成蛋白质的基本单位，对维持人体正常的生理功能、促进生长发育和修复组织等具有重要意义。

桂圆中医功用：补益心脾：益智健脑，对心脾两虚有很好的补益作用，可改善心脾虚弱引起的心悸、失眠、健忘。它含有蛋白质、葡萄糖、蔗糖、维生素、矿物质。能为人体快速提供能量，补充体力。为身体提供必要的营养物质，有助于维持身体正常的生理功能。富含维生素 A、维生素 B 族等，其中 A、B 族维生素参与人体多种代谢过程。含钾、钠、钙、镁、铁等，钾元素有助于维持心脏正常功能和体内渗透压平衡，铁元素对于预防和改善贫血有重要意义。它含有桂圆多糖、黄酮类等生物活性成分，具有抗氧化、提高免疫力等作用。

酸枣仁的中医功用：养心安神。主治心肝血虚引起的心烦、失眠、惊悸等症，能补养心肝之血，使心神得养，恢复平静。含有多种功用成分：①三萜类化合物：如酸枣仁皂苷 A、B、C、D 等，是酸枣仁发挥镇静、催眠等作用的主要活性成分之一。②还含有生物碱类：有荷叶碱、原荷叶碱等，具有一定的镇静和安神效果。③还含有蛋白质、维生素 C 及钙、磷、铁等多种营养元素。

柏子仁中医功用：养心安神。适用于心阴不足、心血亏虚所致的心悸、失眠、健忘等，能滋养心阴、心血，让心神安定，改善睡眠质量。滋补肝肾：有助于肝肾阴虚的调理，能改善肝肾阴虚引起的头晕、目眩、腰膝酸软等症状，起到滋补肝肾之阴的作用。它含有多种功用成分：①皂苷类：如柏子仁皂苷等，有一定的镇静、催眠和抗焦虑活性。②蛋白质和氨基酸：多种人体必需氨基酸，能够为身体提供营养，维持正常生理功能。③挥发油：雪松醇、罗汉柏烯等成分，赋予炒柏子仁特殊的香气，具有一定的镇静安神作用。④维生素 E、钙、磷、铁等营养成分。

琥珀中医功效：镇惊安神。琥珀质重沉降，入心、肝二经，能镇惊安神，可用于治疗各种原因引起的抽搐。含有：①树脂类成分：主要由松科植物的树脂形成，包括琥珀酸、琥珀树脂醇等，这些成分是琥珀发挥药理作用的重要物质基础。②挥发油：含有多种挥发性成分，如柠檬烯、龙脑等，赋予琥珀特殊的香气，具有一定的镇静、舒缓作用。③矿物质元素：铁、铜、锌、镁、钙等多种营养元素，这些元素在人体的生理代谢过程中发挥着重要作用。④蛋白质、多糖等有机成分，对琥珀的物理性质和部分药理作用也有一定影响。能缓解心悸、失眠、多梦、惊痫抽搐等病症，能使心神安定、缓解精神紧张和焦虑。

生龙骨中医功用：镇惊安神。归心、肝、肾经，质重沉降，有良好的镇惊安神作用，可用于治疗心神不宁、心悸失眠、惊痫癫狂等病症。平肝潜阳：能平肝潜阳，用于治疗肝阳上亢所致的头晕、目眩等症状，以平肝阳、熄肝风，缓解肝阳上亢的症状。含有无机成分：主要为碳酸钙、磷酸钙，还含有少量的铁、钾、钠、氯等，这些无机成分是生龙骨发挥重镇安神、平肝潜阳等作用的物质基础之一。含有其他成分：还含有一些有机物，如骨胶原等。

生牡蛎中医功用：重镇安神：归肝、胆、肾经，有重镇安神的作用，用于治疗心神不安、惊悸失眠等症，常与龙骨相须为用，加强重镇安神的效果。平肝潜阳：为平肝潜阳的要药，可用于治疗肝阳上亢，头晕目眩、烦躁不安等。以增强平肝之力，使肝阳得潜。含有：①碳酸钙等无机成分，主要成分是碳酸钙，含量较高，还含有磷酸钙、硫酸钙以及镁、铁、铝、硅等多种元素，这些无机成分与牡蛎的平肝潜阳、收敛固涩等功效密切相关。②氨基酸等有机成分：含有多种氨基酸，如甘氨酸、丙氨酸、谷氨酸等。③此外还含有牛磺酸、微量元素锌等，这些成分具有一定的营养保健作用，同时与重镇安神等功效可能存在一定的关联。④其他成分：还含有少量的维生素、糖原等，对维持机体正常生理功能有一定作用。

配方中，诸药做食疗配合具有平肝健脾宁心安神的功效，对肝旺脾虚心神不宁的抽动障碍儿童具有很好的调理作用。

3）补充脑营养：小麦牛肉汤：

【材料】浮小麦 25 g、党参 10 g、淮山药 10 g、桂圆肉 10 g、牛展肉 400 g、生姜 3 片。

【方法】煲或炖汤，去渣喝一碗，每周 1 ~ 2 次。

【适应证】此方有补益精，健脾养胃、补脾安神、滋阴补气、润血和脉的作用。浮小麦是医圣张仲景常用的清心除烦的药物。

党参中医功效：成分含皂苷类：如党参皂苷Ⅰ、Ⅱ、Ⅲ、Ⅳ 等，具有调节免疫、抗疲劳、抗氧化等作用。含有多糖类：包含党参多糖等，能增强机体免疫功能、促进造血功能等。含挥发油：含有多种挥发性成分。中医功效具有健脾益肺：能增强脾胃的运化功能，改善脾胃虚弱所致的食欲缺乏等症状；能够养血生津，有养血的作用，可用于治疗气血两虚引起的面色萎黄、头晕、心悸等；还能生津止渴，改善津伤口渴、内热消渴等情况；扶正祛能：增强机体免疫力，提高抗病能力，帮助身体抵御外邪。

淮山药中医功效：健脾止泻：对脾胃虚弱、消化不良等有改善作用。

牛展肉即牛腱肉：其有效成分和功效如下：有效成分：①蛋白质，牛展肉富含优质蛋白质，含有人体必需的多种氨基酸，如亮氨酸、异亮氨酸、缬氨酸等，能为人体提供必要的营养，维持正常生理功能。②矿物质：含有钙、铁、锌、镁等多种矿物质。其中，铁元素含量较为丰富，主要以血红素铁的形式存在，生物利用率高，是人体补铁的良好来源。③维生素：牛展肉是 B 族维生素的良好来源，含有维生素 B_1、维生素 B_2、维生素 B_6、维生素 B_{12} 等，这些维生素在人体的能量代谢、神经系统功能维护等方面发挥着重要作用。还能够预防神经系统疾病，缓解焦虑、失眠等症状。④其他成分：还含有肌酸、肉碱等成分，可以为肌肉活动提供能量，有助于提高肌肉力量和运动能力。因此，牛展肉的功效有：①增强免疫力，其丰富的蛋白质是躯体免疫物质的重要组成部分，如抗体、免疫细胞等的合成离不开蛋白质；②能促进肌肉生长与修复。蛋白质和肌酸等成分对肌肉的生长和修复非常重要，能够为肌肉组织提供营养，促进肌肉纤维的合成，增加肌肉质量。适合运动员、健身爱好者以及需要康复锻炼的人群食用。③能补充能量：牛展肉中的营养成分在体内可通过代谢转化为能量，能满足人体日常活动和运动的能量需求，缓解疲劳，使人保持良好的精神状态。

4）北黄芪大枣粥

【配方】北黄芪 10 g，大枣 10 g，大米 200 g，柏子仁 5 g，茯神 6 g，猪舌 1/3 条。

【制作】把北黄芪润透切片，大枣洗净，去核，与柏子仁、茯神共煮 40 分钟，去渣取水煮粥，再放入猪舌（切成细小块）一起煲粥。

【用法】每周 2 ~ 3 次，连用 2 ~ 3 周即可。

北黄芪的中医功效：健脾补气，可用于治疗脾气虚所致的倦怠乏力、食少便溏等症状。北芪即黄芪，其成分：皂苷类主要含黄芪甲苷、黄芪乙苷等，其中黄芪甲苷是主要活性成分，具有多种药理活性，具有提高免疫力的作用。黄酮类：包括毛蕊异黄酮、芒柄花素等，这些黄酮类化合物具有抗氧化、抗炎等作用。多糖类：由葡萄糖、半乳糖、阿拉伯糖等组成，黄芪多糖是其主要成分，具有免疫调节、抗肿瘤等多种功效。氨基酸类：含有人体必需的多种氨基酸，如精氨酸、天冬氨酸、谷氨酸等，可补充营养，促进机体代谢。微量元素：含有铁、锌、硒、锰等微量元素，在维持人体正常生理功能方面发挥着重要作用。

【适应证】适用于抽动障碍属脾虚气血两虚型体质的抽动障碍儿童。

（3）抽动障碍脾虚肝旺型：

益智健脑核桃粥

【配方】盐炒黑芝麻 30 g，炒核桃仁 20 g，大米 100 g，桂圆 5 g，蜜枣 2 粒，无花果 6 g。

黑芝麻中医功用：味甘，性平，归肝、肾、大肠经。具有补肝肾，益精血，润肠燥之功效。在中医养生理念里，肝肾同源，精血互生，黑芝麻能滋养肝肾之阴，对于肝肾不足所致的头晕眼花、耳鸣耳聋、须发早白、腰膝酸软等症有良好调养作用，通过补充肝肾精血，使身体各脏腑器官得到濡养，恢复精力与活力。所含成分：黑芝麻富含优质脂肪，其中不饱和脂肪酸含量颇高，如油酸、亚油酸等，对维持心血管健康益处多多，能降低胆固醇，减少动脉粥样硬化风险。同时含有丰富的蛋白质，其氨基酸组成较为全面，可为人体补充多种必需氨基酸，助力身体组织的构建与修复。此外，还包含维生素 E、维生素 B 族、钙、铁、锌、镁等多种矿物质以及芝麻素、芝麻酚等木脂素类抗氧化成分。维生素 E 具有强大的抗氧化能力，能保护细胞免受自由基损伤，延缓衰老；钙元素对于骨骼健康至关重要，铁参与血红蛋白合成，预防缺铁性贫血，锌影响人体的免疫功能与生长发育等诸多方面。

炒核桃仁中医功用：炒核桃仁味甘，性温，归肾、肺、大肠经。有补肾固精，温肺定喘，润肠通便之功效。从补肾角度看，炒核桃仁能温补肾阳，通过补充肾中阳气，振奋命门之火。在润肺方面，适用于肺肾两虚所致的虚寒喘咳，尤其在秋冬季节，气候寒冷，人体易受寒邪侵袭，引发咳嗽气喘，炒核桃仁能温暖肺脏，平喘止咳，减轻呼吸道不适症状。成分：炒核桃仁保留了核桃仁的大部分营养，含有丰富的不饱和脂肪酸，特别是 α- 亚麻酸，它是人体必需脂肪酸，能在体内转化为 DHA 和 EPA，对大脑发育、神经系统功能维护以及心血管健康意义重大。蛋白质含量也较高，且属于优质蛋白，易于被人体吸收利用，为机体提供构建肌肉、修复组织的原料。同时，富含维生素 E、B 族维生素、钙、磷、铁、锌等营养元素。维生素 E 能够抗氧化，防止细胞老化。所含钙、磷元素能协同保障骨骼强度；铁可以预防贫血；锌促进大脑发育与免疫调节，全方位为身体正常运转提供支持。

【制作】将黑芝麻晒干炒熟研碎，再与核桃仁粳米同煮为粥，可做正餐，每日 2 次。

适用于免疫力低下及后期康复的抽动障碍儿童。

（4）抽动障碍脾虚型：

1）黄芪泡水煮粥能够强身健体。黄芪不仅是名药，更是强身健体的上等补品。“常饮黄芪水，强身又健体”，“常喝黄芪汤，身体保健康”。用黄芪 5 ~ 10 g 泡水代茶频饮，解除乏困，消除疲劳，健身防病。对于抽动障碍脾虚免疫力低下、气虚体质、表现为抽动时间长、支持力差、易于出汗、经常感冒者，常服黄芪水或黄芪精，也可做黄芪药粥食用。

2）黄芪粳米粥含黄芪 10 ~ 12 g，粳米 40 ~ 50 g，大枣 10 枚，熬粥，可小补中气，强身健体，黄芪枸杞猪骨汤含黄芪 15 ~ 20 g，山药 15 ~ 20 g，枸杞 15 ~ 20 g，猪骨数块，薏仁 15 ~ 20 g，红枣 5 ~ 10 枚，能够益气健胃，强腰补肾，长期食用，必收其效。（郭诚杰国医大师推荐此方为养生良方。）

粳米的中医功效有 3 个：①健脾养胃：在中医理论里，粳米味甘，性平，归脾、胃经。其性平和，不寒不热，能温和地滋养脾胃，为后天之本提供源源不断的动力支持。对于脾胃虚弱，运化失常所导致的食欲不振、腹胀、消化不良等症状，粳米煮粥食用，可起到调养脾胃，助其恢复正常运化功能的作用。通过日复一日的滋养，使脾胃之气渐旺，消化吸收功能得以强化，为身体摄取充足营养，维持气血生化有源。②生津止渴：当人体因热病后期，津液耗伤，出现口干舌燥、烦渴欲饮等症状时，适量食用粳米粥能有效缓解不适。粳米煮成的稀粥，质地柔润，一方面可直接补充人体缺失的津液，滋润口腔、咽喉及胃肠道黏膜；另一方面，其甘平之性可协调脏腑功能，促进津液的化生与输布，从根源上改善津液不足的状态，达到生津止渴之效，帮助身体恢复阴液平衡，缓解燥热烦渴之感。③补中益气：对于久病体虚、劳累过度或年老体弱，元气耗损之人，粳米有着补中益气的良效。它能填补脾胃之气，进而化生全身气血，使气血充盈，脏腑得以濡养，四肢百骸得到充分滋养，改善神疲乏力、气短懒言、面色萎黄等气虚之症，助力身体恢复元气，增强机体抵抗力与活力，逐步回归健康状态。

总之，粳米凭借其丰富的营养成分与独特的中医功效，成为人们餐桌上不可或缺的养生佳品，无论是日常保健，还是辅助疾病康复，都发挥着重要作用。富含成分：粳米作为常见的主食谷物，富含多种营养成分。它含有大量的碳水化合物，能为人体提供充足的能量，维持日常生理活动所需。同时，含有一定量的蛋白质，其氨基酸组成较为合理，接近人体需求比例，易于消化吸收，有助于身体组织的修复与生长。在脂肪含量方面相对较低，且多为不饱和脂肪酸，对心血管健康有益。粳米还富含 B 族维生素，如维生素 B_1、维生素 B_2、维生素 B_6 等，这些维生素参与人体糖代谢、神经系统功能维护等诸多生理过程，能够有效预防脚气病、口角炎等因维生素缺乏引发的病症，保障身体新陈代谢正常运转。矿物质成分也不容小觑，钙、磷、铁、锌等含量丰富，钙磷对于骨骼发育、维持骨骼强度起着关键作用，铁元素是血红蛋白合成的必需原料，助力预防缺铁性贫血，锌则对人体的免疫功能、味觉感知等方面意义重大。适用于抽动障碍脾虚胃弱、食欲不振，挑食等儿童。

3）鸭肫食疗煲汤：麦芽 30 g，谷芽 30 g，山楂 10 g，鸡内金 10 g，鸭肫 1 个，无花果 5 个，蜜枣 15 个，连用 7 天。功效：消食导滞，适用于小儿积滞。

麦芽中医功用：麦芽味甘，性平，归脾、胃经。具有行气消食，健脾开胃之功效。常用于食积不化，脘腹胀满，脾虚食少等症。尤其对于因米面薯蓣类食物积滞导致的消化不良，麦芽能通过促进胃肠蠕动，激发脾胃运化之力，使积滞得以消散，恢复脾胃正常纳运功能。

成分：麦芽含有丰富的淀粉酶、转化糖酶、维生素 B、脂肪、磷脂、糊精、麦芽糖、葡萄糖等成分。其中，淀粉酶、转化糖酶对于糖的消化起着关键催化作用，有助于将食物中的多糖分解为更易吸收的单糖形式，为机体供能。

谷芽中医功用：谷芽味甘，性温，归脾、胃经。具有消食和中，健脾开胃的功能。与麦芽类似，可用于解决饮食积滞问题，但谷芽作用相对温和，更侧重于促进谷物类食物的消化吸收，能改善脾胃虚弱、运化无力、饮食停滞所致食欲不振、腹胀，能温和地鼓舞脾胃阳气，增进食欲，帮助身体摄取营养，维持良好状态。成分：富含蛋白质、淀粉酶、维生素 B 族等。其淀粉酶同样是助力消化的关键酶类，蛋白质为机体修复与生长提供基础物质，B 族维生素参与维持机体正常代谢，保障胃肠道消化吸收等一系列生理过程的有序进行。

山楂中医功用：山楂味酸、甘，性微温，归脾、胃、肝经。具有消食健胃，行气散瘀之功效。在消食方面，山楂对缓解各种食积，尤其是肉类油腻食物积滞效果显著，其酸性成分可促进胃液分泌，加速脂肪类食物的乳化与消化，缓解胃脘胀满、嗳气吞酸等症状。再者，山楂入肝经，能行气血，散瘀血，促进病理产物排出，恢复机体气血通畅。成分：含有黄酮类、三萜皂苷类（如熊果酸、齐墩果酸）、有机酸（如山楂酸、柠檬酸、苹果酸）、维生素 C、矿物质等多种成分。黄酮类物质具有抗氧化、改善心血管功能等潜在益处；有机酸则赋予山楂独特的酸甜口感，同时能刺激胃液分泌，增强消化酶活性，助力食物消化分解。

鸡内金中医功用：鸡内金味甘，性平，归脾、胃、小肠、膀胱经。能健胃消食，涩精止遗，通淋化石。它是消食化积的要药，无论米面薯蓣、肉食油腻，或是小儿疳积等各类食积证，鸡内金皆能有效运化，消食之力强劲且持久。对于小儿因喂养不当、饮食不节导致的脾胃受损、疳积腹大、面黄肌瘦，帮助其恢复脾胃运化，促进营养吸收，改善小儿生长发育不良状况。其主要含胃激素、角蛋白、微量胃蛋白酶、淀粉酶、多种维生素与微量元素等。胃激素能刺激胃液分泌，增强胃运动功能，从内在调节胃肠消化功能；角蛋白则提供一定的机械保护作用，保护胃黏膜免受损伤，同时为其发挥消化功效营造稳定内环境。

无花果中医功用：无花果味甘，性凉，归肺、胃、大肠经。具有清热生津，健脾开胃，解毒消肿之功效。在夏季暑热，津液耗伤，出现口渴咽干、声音嘶哑时，无花果能清热润肺，生津止渴，滋养肺胃之阴，缓解燥热不适。对于脾胃虚弱，消化不良，无花果可健脾开胃，帮助运化，增进食欲。其富含葡萄糖、果糖、蔗糖、柠檬酸、苹果酸、蛋白酶、脂肪酶、淀粉酶、维生素 C、钙、磷、铁等多种成分。丰富的糖类为机体供能，各类酶有助于食物消化，维生素 C 发挥抗氧化作用，增强机体免疫力，钙、磷、铁等矿物质对骨骼健康、造血功能等诸多生理过程意义重大。

综上所述，麦芽、谷芽、山楂、鸡内金、无花果虽各有特性，但均围绕着调理脾胃、促进消化以及应对一些相关病症发挥着重要的中医作用，在日常食疗与中医临床应用上有着广泛用途。

适用于抽动障碍免疫力低下、脾虚胃弱的儿童。

脾虚型抽动障碍儿童还可以多吃黑色食物以提高免疫力、预防受凉感冒，尤其是抽动障碍后期康复的儿童。

中医认为，黑在五行中属水，在五脏中属肾。肾为先天之本，居五脏之首。肾藏精，是纳气生血的源泉，为肾加油，才能在寒冬抵御寒冷，增加能量，提高免疫力。黑色的食物往往营养价值高，冬季食“黑”是冬令进补的好选择。常见的黑色食物如乌骨鸡、甲鱼、墨鱼、黑芝麻、黑豆、黑糯米、香菇、黑木耳、黑米、黑麦、紫米、黑荞麦、黑豆、紫菜等。特别是黑豆和黑芝麻，补肾效果极佳。

现代医学认为，黑色食品不但营养丰富、且多有补肾、保健、防病治病等独特功效。大量研究表明，黑色食品保健功效除与其所含的三大营养素、维生素、微量元素有关外，其所含黑色素类物质也发挥了特殊的积极作用。

抽动障碍的孩子不能吃的食物：皮蛋、爆米花、烧烤类、可乐、反式脂肪酸含量高的食物，但平时可以饮酸奶，多服用含双歧杆菌类食品。

9. 为什么说抽动障碍患儿要坚持配合治疗

抽动障碍虽然说是起病于儿童时期，但许多患者症状迁延，甚至延续至成年期。部分患者共患一种或多种行为障碍，被称为共患病，增加了疾病的复杂性和难治性，影响患儿的学习、社会适应能力、个性及心理的健康发展。及时有效的治疗，是改善疾病预后强有力的手段之一，可以极大地降低对患者学习生活的影响。

但不少患儿父母对此类神经障碍疾病存在认识上的误区，担心药物的不良反应，而拒绝服药治疗，从而导致患儿延误了最佳治疗时机。家长担心药物的副作用，担心年龄小吃药会对生长发育有影响，甚至有的家长在孩子症状刚有减轻时擅自停药，等到症状加重再给孩子恢复用药，此类做法是不可取的。在抽动障碍治疗过程中，应由医生调整用药方案，即使症状已减轻，家长也不能擅自给孩子减药停药。坚持治疗的理由如下：

①抽动障碍治疗周期长（分为急性治疗期、巩固治疗期、维持治疗期、减量停药期）：药物治疗应循序渐进，分多个阶段进行，每一步都要仔细评估，整个疗程通常为1～2年。

急性治疗期：积极控制症状，缩短病程。从最小剂量开始，慢慢增加（1～2周增加）至目标治疗剂量。治疗过程取决于患者对药物的反应，直到取得满意效果。

巩固治疗期：巩固治疗效果，预防复发，促进社会功能恢复。抽动症状基本得到控制后，仍需持续1～3个月。

维持治疗期：预防复发，保持良好的日常功能，提高生活质量。巩固期结束后，如病情得到良好控制，应持续治疗6～12个月，维持剂量一般为之前所用最大剂量的1/2～2/3。

减量停药期：维持治疗后，如症状得到控制，可逐步停药，停药期应循序渐进，为期至少1～3个月。以上可以看出，即使孩子的症状得到控制，到了减量停药的阶段，也要慢慢进行，切不可直接停药。

②自行停药存在的危害：治疗一段时间，部分家长看到孩子有改善后往往会放松警惕，做出错误的决策。比如有些家长会想当然认为，孩子有改善就代表好了，然后就给孩子停药了；还有家长会觉得，毕竟是药三分毒，能少吃就少吃，既然有改善了，那就停一停或者只上学吃，假期就停。其实以上观点都是错误的，并且是治疗的大忌。孩子抽动症状有改善并不能代表抽动症就好了，只是药物在发挥作用而已。抽动症的治疗是一个长期的过程，而且抽动症还有易反复发作的特点，如果擅自停药很容易造

成症状的反复。所以家长们千万不要过早、频繁更换及停用药物。很多家长会担心长期用药对孩子有影响而给孩子停药，比如是否会影响孩子的生长发育？是否会产生药物依赖？等。其实药物持续治疗对孩子的影响并不是很大，反而总是吃吃停停、中断治疗会对孩子治疗产生很大的影响。药物从开始服用到达到稳定的药效，是需要一个过程的，如果经常吃吃停停，会影响药物实际的治疗效果。停药后如果症状加重需恢复用药的话，很可能要增加剂量才能控制，甚至出现无效果的情况，所以需要长期用药。

③症状减轻后仍需遵医嘱用药治疗，服药期间不要随意停药。很多时候自行判断的不一定准确，如果有调整用药的需求，应向医生反馈，听从医生的建议。用药期间出现的任何情况，不论好坏都可以反馈给医生，让其帮助调整用药方案。除了用药治疗，当孩子的抽动症状减轻或消失后也需注意呵护孩子的身心健康，避免症状复发。在抽动症治疗结束后，还应密切关注其他共患病的治疗情况，防止因其他共患病的发生导致抽动症状的反复。

10. 抽动障碍患儿在学校和社会中如何干预

当孩子确诊为抽动症，让孩子本人及其家长了解并接受患病的事实是非常重要的，因为这样可以给孩子创造一个温馨的生活环境，而社会开明给予孩子一个正常的交往环境也尤为重要。

儿童的生理和心理都处在发育和发展阶段。儿童气质是非常重要的个性心理特征之一，它是指儿童在心理活动方面表现出的稳定的人格动力特征。儿童出生时已具备一定的气质特点，且相对稳定，随后在与外界环境相互作用过程中会发生一定变化。

有研究显示，抽动症儿童的气质类型特点明显不同于正常儿童，中间型气质最多，这类孩子的心理行为特点是：易接近新鲜事物，但又谨慎、胆小、怕事、适应性差，体贴、温顺、乖巧，渴望温暖、安慰，但情绪易多变，心境易波动，反应强烈，对事物敏感细致，非常在意他人对自己的评价，但又经不起挫折和批评等。如果抽动症儿童得不到及时、有效的心理干预，不但难以建立自尊、自信，形成健全的人格，而且还可能产生反社会心理。部分患儿到了青少年时期即发展成为品行障碍。

如何解决抽动症儿童存在的社交问题？要鼓励抽动障碍儿童进行正常交往，抽动症的治疗通常侧重于减少抽动，而不是继发性问题，如社交能力，在积极治疗的同时，要鼓励儿童多与周围人进行正常交往。

当病情较轻、抽动症状不明显时，一般不影响与周围人的正常交往与相处。家长应鼓励孩子多出外玩耍，多交朋友，期望形成外向性格，以最大限度减少抽动障碍可能带给孩子的不良心理影响。

当病情较重，多组肌肉频繁抽动伴有怪异发声及行为异常时，与人交往会带来困难，一方面是语言表达言不由衷，另一方面是由于学习成绩下降而自卑，还会因为频繁秽语及怪异行为使周围人讨厌，这样就给孩子人格带来不良影响。此时，家长应发挥亲情关系的优势，主动亲近孩子，还要与学校老师及同学取得沟通，并主动找医生进行治疗，大部分儿童通过用药及心理行为治疗，其病情是可以控制的。

注意孩子在青春期后抽动症状即使得到了控制或缓解，但由于长期的心理影响，往往使孩子心理不健康，有的甚至抽动已完全停止仍不能适应社会，不喜欢或拒绝与周围人交往，形成自闭心理，影响了儿童的正常交往，使孩子自尊受挫或被排斥在集体之外，这时应主动找心理医生治疗，并鼓励孩子大胆与周围人交往，家长和周围人的爱心可给孩子创造一个温馨的环境，也有利于其抽动病态心理的康复。

抽动障碍多发病于学龄期儿童，且孩子在校时间很长，所以学校对待疾病的正确观念及态度非常重要。老师不同的教育方式，对孩子产生的影响也不同。抽动症孩子应该在学校接受正确的教育疗法。

老师方面：对老师来说，大部分时间直接面对学生，加之老师的职业特长使其更善于观察学生的面部表情、肢体动作等。当上课本应聚精会神时，有的同学挤眉弄眼，咧嘴耸鼻，或有不该有的肢体动作时，先不要批评，应认真观察，如肢体动作频繁无规律的交替进行，或有异常发声时，要考虑到该学生可能是患有抽动症，提醒家长及时带孩子到医院就诊。

建议班主任老师注意以下四点：

（1）不关注学生抽动症状：在孩子抽动症发作时，老师不要过度关注或者盯着孩子看，过多的关注会给孩子增加心理压力进而导致症状加重。

（2）严禁同学有嘲笑等行为：当确诊为抽动症后，老师要出于爱心，对孩子更加爱护，并提醒同学们不要因抽动症孩子的怪异动作而哄笑、讥讽、看不起等。发现有同学嘲笑抽动的孩子，可以把他单独叫到办公室，推心置腹地和这个孩子谈明白嘲笑一个同学的后果有多么严重。

（3）积极关爱抽动症孩子：老师们要多给抽动症孩子一些关照（切记不是关注抽动症状）和善心及爱心；主动与孩子接触，帮助其解决由于疾病带来的学习和生活上的不便；在学习上有所进步时，要及时鼓励。家庭、学校和社会的关爱对患儿心理健康发育非常重要。

（4）坚持家校沟通：班主任老师可定期与家长沟通孩子的情况，及时地沟通也可以让双方更加了解孩子的情况。

同学方面：抽动症孩子容易受到身边同学的嘲笑与歧视，家长可以先与老师沟通，让老师在了解孩子的情况后，由老师对同学进行教育，营造良好的学习氛围，以消除歧视，这也有利于减轻父母的压力。老师必须告诉同学们，抽动症不是一种传染性疾病，不会在同学之间传染，消除同学们对抽动症孩子不必要的思想顾虑，建立正常的社交关系。

必要的学习干预：抽动症状可以直接影响学习，如抽动突然发作，而又不能很快缓解，势必对患儿的学习造成一定的影响，例如手臂的抽动会影响书写，眼睛的抽动或头的抽动会影响阅读，有相关调查发现，抽动症儿童抽动发生的年龄越小，他们的概念形成、触觉记忆和皮肤书写觉比那些初次发作抽动年龄大的患儿更贫乏。再者，抽动症所伴发的行为障碍对孩子学业有影响，临床实践表明抽动症孩子伴发的强迫障碍或注意缺陷多动障碍等行为异常，对学业有不同程度的影响。在明确伴发有何种行为异常后，应试图给予相应的教育干预措施，以助于减轻或缓解患儿的行为障碍。老师可负责适当减轻抽动症孩子的学习负担，消除歧视、惩罚等不正确的教育方法，建立一个理解和支持的环境。一旦发现孩子在学习上取得了进步，应及时给予鼓励，以增强其自尊心和自信心。当然家长也要注意，不要给孩子增加太多的学习压力及提出太高的要求。

11. 如何对抽动障碍患儿进行家庭教育

面对抽动症孩子的教育，许多家长都觉得犯难，对于患有抽动症的孩子来讲，在进行积极治疗的同时，应对孩子的学习问题、社会适应能力和自尊心等方面予以必要的教育干预，这不仅能够促进疾病的康复，更有利于孩子更好地适应社会环境。针对抽动症的教育干预包含了家庭、学校、社会三个方面。

家长的教育：抽动障碍不仅对孩子的精神及肉体造成了一定的痛苦，对家庭也会造成一定的影响和压力。有些父母可能会有罪恶感，认为是自己哪方面做得不对导致孩子患有抽动症；也有家长对孩子的未来感到担心，因为疾病打破了他们对孩子“十全十美”的梦想；更有些家长不承认自己的孩子患有此病。当孩子确诊为抽动症后，家长要尽量保持平常的心态，遵医嘱用药和医生打好配合，不要在孩子面前讲抽动症难以治疗的话题，更不要针对孩子的抽动症状做出提醒，要明白这并不是孩子故意为之或是学的坏习惯，不要进行责罚或打骂，孩子出现抽动症状是不自主的，没有控制能力，责罚或打骂会加重孩子的精神负担，使症状加重，还会造成亲子间的矛盾。家长要配合医生对孩子进行必要的治疗，特别是对伴有行为异常的患儿更应积极干预治疗。如由于注意力不集中及无目的的活动太多，造成学习困难，长此以往必将影响学业，即使长大后抽动停止，但由于学习成绩下降，行为讨厌，也必将受到周围人别样的对待。

对于年龄比较大，具备了一定的思考判断能力的孩子，家长可以把此病适当地告诉孩子。当孩子知道自己的疾病后，可以充分调动主观能动性，对疾病的康复是有好处的。

教育孩子要做到以下几点：

①树立战胜疾病的信心，了解自己的病是有可能治好的，积极主动地配合家长和医生的治疗。

②了解自己的不可控制症状是因疾病导致，就像头痛时捂头一样，同学们是可以理解的，不要自己看不起自己，主动和同学交往，以增进友谊。

③减轻心理压力，当影响学习成绩时，要知道是暂时的，通过加倍努力后会追上或甚至超过别人。

④避免情绪波动，平时少看电视，不打游戏，不看恐怖影视片。和同学和睦相处，不打架斗殴。

12. 如何对家长交代抽动障碍的护理和预后

多发性抽动障碍的预后如何？这种病能否彻底治好？对患儿将来成长发育有什么影响？会不会造成残疾？这些是许多家长最为关注的问题。

目前报道有关 TS 的国内文献有 170 多篇，但涉及 TS 预后追踪研究的报道较少。20 世纪 70 年代以前，TS 被认为是一种终身疾病，20 世纪 70 年代发现了抗精神病药物氟哌啶醇，治疗 TS 有明显效果。

本症少部分预后良好，可自行好转。可是目前的研究尚不能给出提示，什么样的短暂性抽动障碍将来会缓减，什么样的短暂性抽动障碍会持续存在或逐渐加重。

为每一个已经来就诊的家长及患儿提供详细的评估、健康教育和社会支持是必须的。对于首次就诊的抽动需要完善相关检查，尤其是与链球菌感染、过敏性疾病有关的检查。心理评估后不能仅关注抽动症状的严重程度，更需要关注抽动的功能以及对患儿和整个家庭的影响，同时还要评估可能存在的共患问题。对患儿进行健康教育时，医师需要用与患儿年龄相匹配的沟通方式，解释抽动症状，降低病耻感以及紧张焦虑情绪。对家长、老师的健康教育十分重要，一般可包括以下主要内容：

（1）应尽早告知家长孩子抽动的症状特点以及病程的波动性。

（2）与家长探讨抽动症状与社会心理因素的关联。

（3）需提醒家长正确看待抽动障碍对患儿生活学习的功能损害。

（4）讨论可能的治疗也包括健康教育。专业人员需要帮助患儿家长和老师理解患儿疾病的性质和特征，说明是疾病的问题而非孩子调皮、故意做作，以取得他们的合作与支持，从而正确教育、耐心帮助患儿。

（5）合理安排患儿日常的作息时间和活动内容，避免过度紧张和疲劳，可开展规律性体育活动锻炼。虽然迄今为止体育活动和运动疗法对抽动的影响尚未得到充分研究，但是最近的一项系统综述回顾了 8 项研究，大部分是基于案例报告：与基线相比，急性有氧运动后抽动频率显著降低，在运动后的一段时间也有持续效果，适当体育活动和运动疗法对降低焦虑和调整情绪于正常的水平也有好处。

（6）对于有家族遗传史的家庭，有症状的一方常会觉得是自己把问题遗传给了孩子而感到内疚，事实上这部分家长其自身的经验可以成为理解和帮助孩子的有利资源。

（7）提供抽动相关的健康宣教材料给家长、老师和同伴，共同为患儿营造理解、接纳和包容的支持性环境。

王健对 65 例 TS 患者 6 ~ 12 年随访结果显示：TS 症状消失好转率达 91%，TS 患者的病程长短、是否伴发其他精神疾病、是否有神经精神病家族史和既往史都可能会影响 TS 的预后。有精神或神经病家族史、反复呼吸道感染、注意缺陷多动障碍者预后差，病情严重者预后差，病情反复频数高者预后差。儿童抽动症在治疗期间应按时复诊，确保及时根据病情调整用药，提高康复进度。

第七篇　健康教育策略

1. 为什么对抽动障碍要有健康教育策略

抽动障碍是起病于儿童时期，以抽动为主要临床表现的神经发育障碍性疾病。患病率为 2.5%，临床表现复杂多样，伴发的共患病较多，需要进行规范的诊疗教育管理，以使患儿获得最大程度的症状控制和功能改善。面对抽动障碍孩子的教育，许多家长都觉得犯难。对于患有抽动障碍的孩子来讲，在积极进行治疗的同时，还应该进行必要的教育干预，有利于孩子更好地适应社会环境。抽动障碍的教育干预策略，涉及家庭、学校、社会三个方面。我们国家针对抽动障碍社会面的健康教育普及，仍存在不足，根据抽样调查显示，家长对患儿的病情、治疗方法及效果、用药知识及不良反应、影响因素、健康教育形式等知识需求高达 90% 以上。对抽动障碍患儿来讲，在进行积极治疗的同时，应对患儿的学习问题、社会适应能力和自尊心等方面予以必要的教育干预，这不仅能够促进疾病的康复，更有利于患儿回归社会。

2. 家庭健康教育在抽动障碍临床治疗中的作用如何

家庭健康教育在抽动障碍临床治疗中的作用，见图 7–2–1。

3. 抽动障碍如何进行家庭健康教育

抽动障碍在从确诊到进入治疗阶段后，经常是一个抽动障碍的康复过程，这个过程需要家庭教育配合来实现。抽动障碍家庭教育不仅针对药物治疗，也针对非药物治疗，如心理行为治疗。

对于接受药物治疗的抽动障碍儿童，传统抽动障碍儿科用药往往根据体重计算用药剂量。一些慢性抽动障碍的儿童，家庭随访中会根据体重的变化而调整用药剂量。然而，也有一些抽动障碍的药物治疗不是根据体重决定药物剂量，而是在家庭教育中

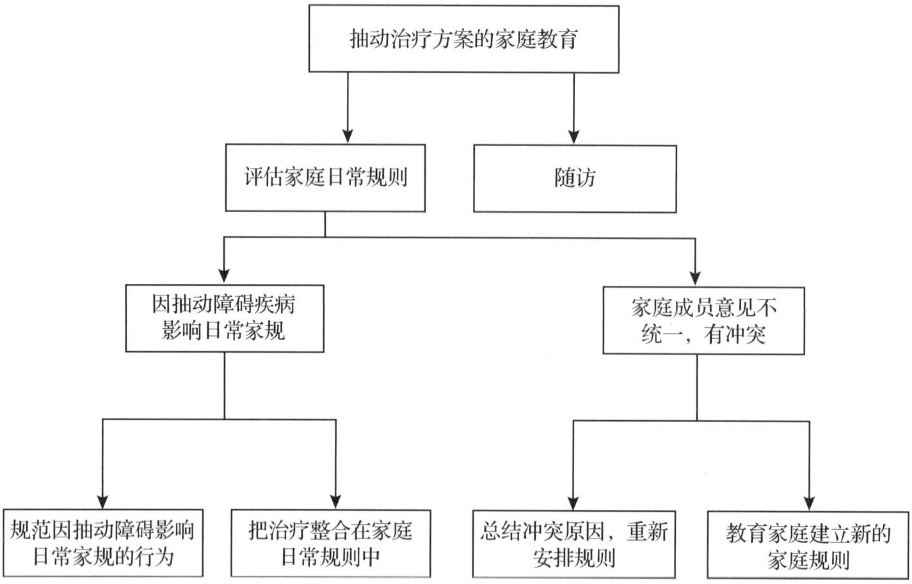

图 7-2-1　家庭教育在抽动障碍临床治疗的作用

根据用药疗效的评估来调整剂量，以获得最大的疗效、最小的副反应。不仅如此，在家庭中，当抽动障碍发现用药无效时，需要再次确认在诊断基础上变更药物，反馈给临床医师，然后再次进入对变更药物的疗效评估过程中。

对于非药物治疗的抽动障碍儿童来说，家庭教育是必要的。抽动障碍在抽动症状同时有行为问题时必须同时要纠正，用以反馈父母应用行为矫正的方法是否适当，以及修正或调整各种行为矫正策略；使父母在家庭教养中开发抽动障碍儿童的潜力，提高抽动障碍儿童的生活质量；由医生教会儿童的家长学习配合抽动障碍的行为治疗，在家庭中改变行为环境，促进与抽动障碍孩子的交流，随着病情的稳定、年龄的增长、治疗的进步，并与其他的亚专科相互沟通，向抽动障碍家庭提供个体化的养教建议和指导。

4.（医生进行的）家庭健康教育如何让儿童和家人释放与抽动障碍相关的痛苦情绪

抽动障碍不仅给孩子的精神及肉体造成了一定的痛苦，也会对他们的家庭造成一定的影响和压力。

因此，在家庭教育中，要帮助他们释放抽动障碍痛苦情绪，否则他们难以听从医师的建议，并配合治疗。在家庭教育时，医师可通过公开讨论疾病。例如，在讨论过程中，情绪不佳的父母可对抽动障碍现象发泄情绪；担忧的父母可对儿童抽动障碍述说自己的忧虑；胆怯的儿童可在家庭教育中表达自己对疾病的担忧。此时，家庭气氛应当是放松的、私密的，医师要鼓励儿童或父母的交谈。通常来说，医师以公开的方式问道：“你看上去很生气（担忧或悲伤），不妨告诉我什么问题困扰你了？”并反复应用带有情绪的词语进行公开讨论，这可解除儿童或家人的顾虑。在这个过程中，医师只是聆听，没有任何责备、批评。儿童或家人感到他们在善解人意的医师面前宣泄了个人的极度痛苦后，恢复了镇静，情绪得到了平衡。

在此基础上，要向儿童或家庭教育提供必要的治疗信息，医师在耐心地聆听后，清楚了他们的害怕所在，要采用真诚的谈话方式告知病情，谈话要简单易懂，不要用太专业化的医学术语。并且把儿童的障碍淡化成普遍性，例如医师可以对抽动障碍患儿的父母说：“你知道抽动障碍在我国学龄儿童中有很多，每个班级大概都会有这样的学生。”同时医师在传递病情信息时，注意自己的面部表情不要过于夸张。有时，父母和儿童对医师的肢体动作的关注胜过对语言的理解。只有这样，才能减轻他们的焦虑。

5. 家庭健康教育如何让抽动障碍儿童家长有好的心态

当孩子确诊为抽动症后，家长应尽量保持平静的心态，遵医嘱用药，与医生做好配合。不要在孩子面前讲抽动症难以治疗的话题，也不要频繁观察孩子的抽动症状或提醒他。要明白这并不是孩子故意为之或是学的坏习惯，不要进行责罚或打骂。孩子出现抽动症状是无意识的，对此，他没有控制能力，责罚或打骂会加重孩子的精神负担，使症状加重，可能会造成亲子的矛盾。

家长要配合医生对孩子进行必要的治疗，特别是伴有行为异常的患儿更应积极干预治疗。如由于注意力不集中及无目的的活动太多，造成学习困难，长此以往必将影响学业。即使长大后抽动停止，但学习成绩下降，行为讨厌，也必将受到周围人特殊的对待，对成年后进入社会不利。

抽动障碍多起病于学龄前期或学龄期儿童，对于年龄比较大，具备了一定的思考判断能力的孩子，家长可以把此病适当地告诉孩子。当孩子知道自己的疾病后，可以充分调动主观能动性，对抽动障碍的康复是有好处的。

6. 抽动障碍需要医教结合的家庭健康教育

家庭健康教育时要进行医教结合教育，是指抽动障碍医师教育儿童或父母有关疾病的知识和医疗观点，纠正错误概念，帮助儿童和父母建立信心，配合治疗。教育可以在门诊进行，因时间有限，可以采用心理学科的形式，把相同情况抽动障碍的家庭召集在一起，针对特定的抽动障碍进行讨论、交流和分享，还可以通过学习科学的宣传手册和录像带等让儿童和家庭获得相关的医学知识。

在抽动障碍家庭医教结合中，医师要和父母在治疗中相互配合、积极参与。抽动障碍治疗以家庭为中心，让父母作决定，而不是代替父母下指令。即使有一些无经验的年轻父母对抽动障碍过分焦虑和无助，他们需要暂时地依靠医师，但还是要逐渐引导他们自己做明智的选择来解决问题。如果父母的决定不适当，抽动障碍医师可保留性地与父母讨论，并尊重他们的选择。对于一些治疗成功的案例，医师要与儿童和家庭一起，分享他们的成功经验，赞许儿童抽动障碍症状的改善。对于一些摇摆不定、间歇治疗的家庭，医师要增加医患沟通，增强父母对医疗建议的接受程度。每一次的随访其实都是医教结合的实践，这对患慢性抽动障碍的儿童及家庭来说，都是至关重要的医疗服务内容之一。

7. 抽动障碍家庭健康教育需要良好的环境干预

首先，家庭为儿童提供食物、居所及稳定的环境，这是抽动障碍治疗康复的基础保障。然而，父母的教育背景、家庭经济状况、家庭所居住的环境等因素相关联，直接影响着抽动障碍儿童的康复和发展。其次，家庭是抽动障碍儿童发泄情绪的场所，在这个熟悉环境中有助于患儿学习信任他人，调节自己的情绪，接受外界的挑战。如果儿童在家庭中有不良的经历后发生抽动障碍会导致出现学习或行为问题，会使同伴关系紧张。要注意，不良经历是相互影响的，抽动障碍儿童的行为特征影响家庭，家庭又影响儿童的抽动障碍的行为。家庭信念及家庭文化经常代代相传，影响家庭育儿的实质，一些家庭出现忽视、父母心理障碍等情况则会置抽动障碍儿童于不良的健康和发展风险中。

其次，环境干预包括抽动障碍儿童身处的家庭内外环境的特殊改变。抽动障碍专科医师给予的建议主要是减少对抽动障碍不良影响的因素，调动周围有利的资源帮助儿童及其家庭。尤其是抽动障碍严重的儿童，环境干预不仅需要家庭环境的改变，更需要儿童学校的配合、社区的支持，甚至社会的关爱。提供科学的抽动障碍孩子育儿方法，培养孩子独立的生活技能，促进亲子交流。特别是有共患病的孩子，应紧密地与医院建立合作伙伴关系，定期监测抽动障碍儿童的康复情况，制订和调整教育目标，充分发挥抽动障碍儿童的最大潜力。对社区干预的建议是提供各种游戏活动和娱乐设施，为抽动障碍儿童增添更多参与同伴活动的机会，创造良好的环境。除此之外，抽动障碍专科医师可以利用社会资源，呼吁对抽动障碍儿童的关爱，取得多方的支持和帮助。

8. 在社会环境中如何对抽动障碍患儿进行干预

当孩子确诊为抽动障碍，让孩子本人及其家庭了解并接受抽动障碍非常重要。因为这可以给孩子创造一个温馨的生活环境，帮助其康复。此外，社会开明给予孩子一个正常的交往环境也尤为重要。家长应该鼓励多发性抽动障碍（抽动症）患儿与他人正常交往，通常情况下，病情较轻且行为基本正常的患儿能够与周围的人正常交流、融洽相处。家长可以鼓励孩子多外出玩耍，结交朋友，培养外向的性格，以最大限度地减少抽动障碍给孩子产生的不良影响。然而，病情较重的患儿与他人交往时可能会遇到一些困难，一方面是语言表达上言不由衷；另一方面，由于学习成绩下降或特殊症状表现而自卑退缩，此外，由于频繁秽语及怪异行为遭到周围人排斥，不仅给孩子的个性形成产生影响，也给其日常生活带来诸多不利。在这种情况下，家长应该充分发挥亲情关系的优势，主动接近孩子，走进孩子的内心，积极沟通，帮他们解开内心的困扰。也可以积极找医生治疗或找心理医生治疗，鼓励孩子大胆说话，有疑问多请教。家长和周围人的关心可以给孩子创造一个温馨的环境，有利于改善他们的心理状态。曾有一份来自沙特阿拉伯的报道，关于一个患有抽动障碍女孩的故事，在家里，她遭到哥哥的欺负，在学校里她遭到同学们的取笑，因为她有秽语（不分场合不可克制地说出一些污秽的语言）而被老师罚站在教室门口，以至于她被吓坏而尿湿了裤子。最后她被学校开除，被软禁在家里。所以，只有在积极治疗的同时，鼓励孩子与周围人正常交往，才能避免悲剧的发生，才能对孩子的抽动障碍有重大改善和矫正。

解决抽动障碍儿童存在的社交问题。在积极治疗的同时，要鼓励儿童多与周围人进行正常交往。期望形成外向性格，以最大限度减少抽动障碍可能带给孩子的不良心理影响。

孩子在青春期后抽动症状即使得到了控制或缓解，但由于长期的心理影响，往往会导致孩子心理不健康。有的甚至抽动已完全康复，仍不能适应社会，不喜欢或拒绝与周围人交往，形成自闭心理，影响抽动症儿童的正常交往，使他们的自尊受挫或被排斥在集体之外。此时，应主动找心理医生治疗，并鼓励孩子大胆与周围人交往。家长和周围人的爱心可以为孩子创造一个温馨的环境，将有利于其抽动病态心理的康复。

9. 如何对在校老师进行培训，促使其建立正确的健康教育观念

学龄期抽动障碍儿童，在校时间很长，所以学校对待疾病的正确观念及态度非常重要。不同老师不同的教育方式，对孩子产生的影响也是不同的。

对于老师来说，大部分时间都是直接面对学生，加之老师的职业特长更善于观察学生的面部表情、肢体动作等。当上课本应聚精会神时，有的同学挤眉弄眼，咧嘴耸鼻，或有不该有的肢体动作时，先不要批评，应认真观察，如频繁无规律地交替进行，或有异常发声时，要考虑到该学生可能是患有抽动障碍，提醒家长及时带孩子到医院就诊。

抽动障碍孩子在学校日常学习生活中，班主任 / 老师努力做到以下四点：

①不关注学生抽动症状。②禁止同学的嘲笑行为。③积极呵护关爱患抽动症的孩子。④坚持与家长沟通。

10. 在校学习期间同学如何与抽动障碍患儿进行正常交往

抽动症患儿容易受到身边同学的嘲笑与歧视。家长可以先与老师沟通，让老师了解孩子的情况，由老师对同学进行教育，营造出良好的学习氛围，以消除歧视。还需要告诉同学们抽动症不是一种传染性疾病，不会在同学之间传染。这样可以消除同学们对抽动症孩子不必要的思想顾虑，建立正常的社交关系。

学习问题：抽动可以直接影响学习和行为，如果抽动突然发作，而又不能很快缓解，势必对患儿的学习造成一定的影响。例如手臂的抽动会影响书写，眼睛的抽动或头的抽动会影响阅读。相关调查发现，抽动症儿童抽动发生的年龄越小，他们的概念形成、触觉记忆和书写能力比初次发作抽动年龄大的患儿更贫乏。此外抽动障碍所伴发的行为障碍也会对孩子学业造成影响，临床实践表明：抽动障碍孩子伴发的强迫障碍或注意缺陷多动障碍等行为异常，对学业有不同程度的影响。在明确伴发有何种行为异常后，应尝试采取相应的教育干预措施，以帮助减轻或缓解患儿的行为障碍。

另外，老师可负责适当减轻抽动障碍孩子的学习负担，消除歧视、惩罚等不正确的教育方法，营造一个理解和支持的环境。一旦发现孩子在学习上取得了进步，应及时给予鼓励，以增强他们的自尊心和自信心。当然家长也要注意，不要给孩子增加太多的学习压力及提太高的要求。

建议孩子要做到以下几点：①树立战胜疾病的信心；②知道是因为疾病导致自己的不可控制抽动障碍症状。③减轻心理压力。当学习受到疾病的影响导致成绩下降时，要知道这只是暂时的，通过自己加倍努力后会追上甚至超过其他人。④避免情绪波动。

11. 对待抽动障碍儿童，家长、老师的注意事项

①抽动症状并非孩子故意所为，不要因此责备或者惩罚他们，出现抽动障碍症状时，千万不要提醒或者矫正，更不要打骂他们，以免强化负面诱导，使抽动次数更多，使症状持续时间更长。

②“抽动障碍”是病，不是“坏毛病”。需要坦然地告诉孩子这是抽动疾病的症状表现，是一种病态，就像感冒发烧一样，只是表现症状不同，与“坏毛病”无关。

③平和的心态对缓解抽动障碍孩子的症状也是很有必要的，像对待正常孩子一样，该让孩子做什么就让孩子做什么。鼓励孩子学会与人合作，谦虚，为别人着想，讲礼貌等。可以帮助患儿获得同伴的接纳，关心他们，鼓励他们大胆地表达自己的愿望，以舒缓紧张。

④增进亲子接触和交流，稳定抽动障碍孩子的情绪，缓解其恐惧和焦虑。并帮助他客观地看待自己的疾病，消除自卑感，增强克服疾病的信心，在心态上进入良性循环。

⑤向其他教师讲解有关的医疗知识，并通过教师教育其他同学不要取笑或者歧视患儿，由此帮助他们消除由疾病引发的紧张、自卑心理，以保持正常地生活与学习。

⑥科学安排抽动障碍患儿的作息时间，使其生活内容丰富多彩。鼓励患儿参加有益的文体娱乐活动，同时要避免过度兴奋和紧张疲劳。指导患儿做一些需全神贯注的创造性活动，如装收音机和做航海模型等，使患儿转移注意力，减轻抽动症状。

抽动障碍综合护理好，预后康复就相对良好，大多数患儿在长大成人后病情向好的方向发展。有文献报道，1/3 的抽动障碍患儿在青春期抽动障碍自动消失，1/3 患儿的抽动症状在成年期减轻，还有 1/3 患儿症状延续至成年，甚至终生。抽动症不会威胁生命，也不会缩短寿命，大部分患儿可拥有接近正常的生活，可胜任所从事的任何工作。但也有部分难治病例，尤其伴有行为障碍和精神障碍的病例，目前治疗仍有不少困难。

12. 抽动障碍患儿如何获得社会帮助

在当代社会，儿童抽动障碍（tic disorder，TD）作为一种常见的神经精神疾病，给患儿及其家庭带来了深远的影响。这种疾病的临床表现多样，可伴随多种共患病，给患儿的日常生活、学习和社交活动带来挑战。需要得到包括卫生部门、教育部门在内的社会各级地方行政部门的支持。这项工作的前提依据是《中华人民共和国精神卫生法》。21 世纪以来，我国政府对儿童和青少年的心理健康日益关注：① 2004 年国务院办公厅下发的《关于进一步加强精神卫生工作的指导意见》中，就在《重点人群心理行为干预》中指明要"重视儿童和青少年心理行为问题的预防和干预"。② 2008 年，卫生部（原）、宣传部、国家发展和改革委员会等 17 部门又发布《关于印发〈全国精神卫生工作体系发展指导纲要（2008—2015 年）〉的通知》。多处涉及儿童青少年的心理健康。在"完善精神卫生工作体系的指导思想、基本原则和工作目标"中指出："降低儿童和青少年精神疾病和心理行为问题发生率（2005 年部分地区调查为 13.4% ~ 15.6%），到 2010 年降为 12%，2015 年降为 10%"。③ 2012 年 2 月 23 日中华人民共和国国家卫生和计划生育委员会（原卫计委）发布《中国儿童发展纲要（2011—2020 年）》。在纲要的"发展领域、主要目标和策略措施"中，"儿童与健康"的主要目标之一即为"降低儿童心理行为问题发生率和儿童精神疾病患病率"。④《2011—2020 年中国妇女儿童发展纲要实施方案的通知》中也强调，加强儿童保健服务和管理。加强妇女儿童精神卫生服务。建立健全覆盖城乡、功能完善的精神卫生防治和康复服务网络。⑤国家卫计委于 2013 年 4 月 9 日下发了《儿童心理保健技术规范》。从以上政策可见，儿童的心理问题和精神健康已得到政府的高度关注。儿童抽动障碍作为一种起病于儿童，可延续至成人期，常见的、预后不容乐观却能得到有效治疗的精神心理障碍疾病，显然是需要得到高度重视、重点防治的疾病之一。

因此，要将儿童抽动障碍作为一个公共卫生问题进行关注，作为常见的、并且花费不高即可获得有效改善的疾病，引入三级预防体系，需要纳入社区干预中。儿童抽动障碍社区干预的目的是做到早发现、早诊断、早治疗，能促进儿童抽动障碍患者接受科学、系统的治疗，最大程度地改善预后。多年以前，西方许多国家成立了专门的 Tourette 综合征协会（Tourette syndrome association，TSA），能够对抽动障碍患者及其家庭提供支持和帮助。目标是提高公众对儿童抽动障碍基本知识的知晓度及对儿童抽动障碍的识别率；降低公众对儿童抽动障碍的误解和偏见；提高正确诊断率和治疗技能，规范和安全用药；提高儿童抽动障碍患者的就诊率、治疗率、显著缓解率；降低与儿童抽动障碍有关的功能损害和不良后果。最终达到降低儿童抽动障碍的患病率，提高康复治愈率的目标。

我国目前虽已经建立抽动障碍协会，但功能不多，不利于患者的社区教育和康复。与西方发达国家相比，我国对抽动障碍的认识和研究存在着不小的差距，希望有关部门尽快建立抽动障碍协会。以便更好地为抽动障碍患者服务。

第八篇 预 后

1. 抽动障碍的预后如何

抽动障碍的预后如何？这种病能否彻底治好？对患儿将来成长发育有什么影响？会不会造成残疾？这些问题是许多家长最为关心的问题。

通过数据库检索发现有170余篇国内文献报道抽动障碍的治疗方法，但涉及抽动障碍预后追踪研究的报道较少。20世纪70年代以前，抽动障碍被认为是一种终身疾病。但近年来的研究表明，本病是一种发育障碍性疾病。抽动障碍确诊以后，经过长期系统的康复治疗，包括心理干预和中西药物治疗。根据儿童病情的严重程度，约50%的患儿可以在成年期缓解和康复，并且该疾病几乎不影响智力，大部分患儿可拥有接近正常的生活，可胜任所从事的工作。另外有30%～50%的孩子到成年以后依然没有办法完全康复。他们仍然存在抽动症的表现，但是此类患者的症状与早期相比，存在明显改善、缓解。此外，还有5%～10%患儿的症状为难治性的病例，尤其抽动障碍症状会持续到成年期，与幼年时期的表现一致，甚至有加重趋势。对于持续具有中或重度抽动障碍伴发行为症状和精神障碍的病例，当前治疗上仍有不少困难，预后较差。其主要因素是共患病的持续常造成更多功能损害，抽动症状同时有强迫症、品行障碍，消极地影响抽动障碍患者长期的结果。个别严重患者会导致精神致残。尤其是成人时，抽动严重性增加的预测因子包括童年期更高的抽动症状严重性、更小的尾状核体积、更差的精细运动的控制。患儿的预后与是否合并共患病、是否有精神或神经病家族史以及抽动严重程度等危险因素有关。

2. 影响抽动障碍预后的因素有哪些

抽动症的预后因人而异，不同的患儿会有不同的结局。一部分患儿随着年龄的增长，到青春期后症状会逐渐好转，甚至完全消失，这种情况称为自愈。然而，也有一部分患儿的症状会持续到成年甚至终生，这种情况称为慢性化。需要注意的是，抽动症的预后与发病年龄、病情严重程度、伴随症状等多重因素有关，不能简单地预测是否会自愈。

影响抽动障碍患者预后的因素多种多样，其中，病情严重程度、既往病史、共患病和病情反复频数为较为一致的影响因素。

抽动症的预后因人而异，不能简单地预测是否会自愈。对于抽动症患儿，家长和老师需要密切观察其症状变化，及时寻求专业医生的帮助和建议。同时，采取综合治疗的方法，包括药物治疗、心理干预、行为疗法等，可以帮助患儿缓解症状、提高生活质量。

最后，家长在患儿的治疗过程中扮演着非常重要的角色，需要为患儿提供必要的支持和帮助。部分孩子预后（prognosis）相对良好，大部分抽动障碍患儿到了成年期后可正常生活，也可胜任所从事的工作。但也有一项由 22 个国家对 3500 例抽动障碍患者的研究结果显示，在接受治疗的情况下，16 岁以后的抽动障碍患者仍有 19.4% 症状明显。

影响儿童抽动障碍预后的因素很多，且各报道不一，主要有以下几个方面：

（1）年龄因素

抽动障碍的起病因人而异，可以突然起病，大多数为逐渐起病，部分在之后自然缓解。部分少年时期起病的患者在以后的 10 年内抽动症状可完全显现，但有时抽动症状每天或每周都有明显变化，部分病例到了少年后期、成年早期，抽动症状才开始改善，约 1/3 患者抽动症状完全消失，其余 2/3 患者症状改善、程度减轻，可不造成损害，但有可能偶尔反复直至终生。极少数老年人被诊断为抽动障碍，65 岁以上患者不超过全部患者的 1%。此外，也有人认为起病于 4 ~ 6 岁抽动障碍儿童的预后较差。

临床和人口学研究表明，80% 起病于 10 岁前的抽动障碍患儿在青春期症状会明显减轻。至 18 岁时，50% 的抽动障碍患儿抽动症状可停止。延续至成年的抽动障碍严重性可明显减轻，尽管可能残留轻微抽动症状，但 18 岁后人群抽动强度和频度多数会降至不影响患者社会功能程度。当然，也有部分难治性病例，尤其是伴有共患病的抽动障碍患儿，治疗仍存在不少困难。约 20% 抽动障碍患儿抽动强度不会减弱，仍存在中等程度总体功能损害，甚至部分患儿成年期症状加重，进而可能出现严重并发症。总而言之，抽动障碍患儿成年期的 3 种结局：1/3 患儿抽动症状缓解；1/3 患儿抽动症状减轻；1/3 患儿抽动症状一直迁延至成年或终生。

（2）疾病严重程度的影响

无共患病：没有共患病的抽动症比有共患病的抽动症治疗效果更好；病情较轻的多属于短暂性抽动，症状多数能够自行消失。而慢性抽动症、难治性抽动症，病情相对较重者，治疗预后相对较差。

对于抽动障碍预后的评估，有赖于长期随访资料的分析。一般来讲，抽动障碍的病程转归对大多数患者来讲，可能是良性的，但确有一小部分患者可因严重抽动症状、强迫行为、品行障碍等影响生活质量。

（3）治疗是否及时规范

如果治疗比较及时和规范，一般预后也比较好。如果治疗不及时，经常在治疗过程中擅自停药，也会造成难治性抽动症，影响预后。所以一定要用药及时规范，足量、足疗程，以免形成难治性抽动症，导致不良的预后。

鉴于抽动障碍易受精神因素影响，故及时控制抽动症状，减轻患者躯体不适和心理负担，纠正不良行为和情感，对本病的预后、防止严重行为障碍及降低致残率的发生也有较好的效果。

（4）是否有营造轻松、自由的家庭环境

避免歧视此类患者的环境以及家庭成员间的互相支持与理解，对抽动症状的改善有帮助，有助于孩子的身心健康发展，让孩子能够在温馨和谐、舒适的氛围内成长。反之，过分严厉的教育、充满焦虑不安的家庭环境，会导致孩子心理的恐惧和压抑，使孩子缺乏自信和主见。长此以往的不良刺激会导致抽动障碍的复发。因此在生活中，家长要适当鼓励和表扬孩子，给予更多的关心和理解。偶尔放下家长的架子，多与孩子平等交流，也许孩子会带给我们更多惊喜。同时，家长应该给予患儿更多的包容，引导周围的伙伴、朋友、邻居用宽容的目光看待每个抽动障碍患者。

3. 为什么抽动障碍的不同类型预后不一样

儿童抽动障碍分为以下三种类型：

（1）短暂性抽动障碍，特征是在一年之内自己就能痊愈，所以这一类预后最好。

（2）慢性抽动障碍和抽动秽语综合征：若短暂性抽动障碍短时间无法治愈，会演变为慢性抽动障碍或抽动秽语综合征，也可能发生于多种运动联合抽动障碍，这两类都是病程超过一年。在积极治疗的情况下，有 75% 的人预后良好，25% 的人预后较差。如果不能积极治疗，自愈的可能性非常小。

4. 药物治疗对抽动障碍预后有什么影响

由于家长及患儿对抽动障碍认识程度不高，用药缺乏依从性、过早停药、用量不当或药物种类变换过于频繁都可能造成病情复发或症状恶化。药物突然中断也可能发生撤药症候而影响预后。

但部分多发性抽动症患儿在服药治疗过程中，可能因药物副反应而影响学习或日常活动，如表现嗜睡、反应迟钝、记忆力减退、情绪低沉、书写操作困难、成绩下降、厌学等。国内研究结果显示：氟哌啶醇等药物对抽动障碍患儿总的记忆功能产生影响。所以在这里提倡中西医结合治疗，尤其是配合针灸疗法和各种中药汤剂对减少一些西药的副反应有着良好的作用。

5. 共患病病史心理精神因素对抽动障碍预后的影响

抽动障碍患者多伴有心理精神因素的异常，常见有情绪障碍，如表现焦虑不安、过分敏感、紧张恐惧或表现忧郁、易激动、好发脾气、冲动、攻击行为等，尤其是抽动障碍患儿病情严重程度与共患病病史相关。病情较重的多发性抽动障碍患儿多合并有共患病，两者相互交叉重叠影响着多发性抽动障碍的病情进展。而这些心理精神因素可能造成抽动障碍主要症状更为严重，影响病情的恢复和适应社会的能力，使家长和教师对患儿均难以管教，往往出现严重的学习问题，严重影响患儿预后。有的抽动障碍患儿除了有特殊学习能力缺陷之外，还因抽动症状，受嘲笑、歧视以致不愿上学甚至辍学，性格、行为的偏激可在少年阶段或更早阶段就出现，并可影响身心健康。研究显示多发性抽动障碍越严重，其伴发共患病的概率就越高。

而 Bloch 等国外学者对 46 例 14 岁的抽动障碍患儿追踪发现，儿童期抽动严重者成年后抽动亦严重，预后与抽动严重程度相关。我国学者曾对 420 例多发性抽动症患儿追踪研究，发现无共患病的患儿，根据耶鲁综合抽动严重程度量表（YGTSS）量化其预后数据明显优于有共患病的患儿。因此，对于有共患病的多发性抽动症患儿应积极寻求相关病因，积极以药物配合心理辅助治疗，尽可能通过药物及非药物手段逆转疾病转归。及时控制抽动和伴发的行为症状，减轻患儿身体不适和心理困扰，改善患儿的不良行为和情绪，对抽动障碍的预后和防止精神病性症状的发生具有重要意义。

6. 家庭因素对抽动障碍预后的影响如何

抽动障碍患儿的家庭因素对其预后的影响至关重要。我国研究人员对多发抽动症患儿的研究中发现，父母的不良嗜好对患儿的预后有显著影响：在 166 例患儿中，父亲有不良嗜好的为 20 例，占 12%，其中未愈病例中占 2 例。而母亲有不良嗜好的病例数较少，仅有 2 例，未愈病例占 1 例。父亲的不良嗜好主要包括吸烟、喝酒及打牌等。

家长在家进行吸烟、喝酒及打牌等活动，会给患儿身心带来不同程度的影响。如吸烟能刺激患儿呼吸道，可能会引起喉中发声、清喉声、缩鼻等动作。打牌时的嘈杂声音可使患儿情绪紧张、不安、睡眠不好，长期下来必将加重病情或诱发抽动，预后较差。所以父母，尤其是父亲应改掉不良嗜好，养成良好习惯，给患儿树立好榜样，营造一个舒适健康的生活环境，从而改善预后。

7. 遗传性背景是否影响抽动障碍预后

抽动障碍患儿的发病率目前认为与遗传学背景密切相关。经研究表明，其遗传方式倾向于常染色体显性遗传，伴不完全外显率，并且其预后也很大程度上被遗传学背景所影响。我国有研究人员发现，伴有精神系统或神经系统家族疾病患儿随访后未愈率明显高于无遗传学背景的患儿。因此，对于有遗传学背景的多发性抽动症的患儿，即家属患有精神系统或神经系统疾病的患儿应尽早就诊，并积极应用药物进行干预，改善患儿预后。

8. 病程不同，抽动障碍预后不同吗

能够预测将来抽动障碍患儿症状严重程度的因素包括：目前疾病严重程度、强迫障碍和社会心理压力。抽动障碍的程度越严重，生活质量越低。也有学者认为儿童期抽动症状的频度和严重程度难以预测成年期抽动症状严重程度。另外，随访研究发现，儿童期表现为发声性抽动症状的患儿，成年后社会心理功能的损害程度要高于运动性抽动症状的患儿，但关于依据儿童期的一些抽动形式能否预测成年期抽动症状或共患病症状，目前仍存在争议。

9. 抽动障碍患儿能像正常人一样生活吗

大部分多发性抽动症患儿在长大后病情逐渐向好的方向发展，甚至完全缓解。对患儿的学习及社会适应能力的影响一般不大，可以和正常人一样地生活。但也有少数病人症状会迁延，主要是因为抽动症状或伴发的行为障碍影响患者的学习、生活或社交活动，使患者的生活质量降低。所以发现孩子患了抽动障碍，要积极治疗。

10. 抽动障碍患儿会转变成精神病患者吗

抽动障碍可以与精神分裂症作为共患病存在，也可能是精神分裂症的早期阶段的特殊临床表现。研究发现，小儿抽动障碍与精神分裂症具有共同的发病基础：

①重叠的受损脑区，如额上回、额中回、额内侧回、中央后回、枕叶、海马回、海马旁回等。

②类似的异常神经递质，如5-羟色胺、多巴胺、乙酰胆碱、γ-氨基丁酸、谷氨酸等。

③一致的遗传学背景，有研究表明，抽动障碍与强迫行为具有相同的表达基因，而强迫行为及精神分裂症有高度相关性。

此外，抽动障碍的神经和行为发育异常也可能是发生精神分裂症的高危因素，或者是它的病理学基础。在西药治疗方面，抗精神病药物氟哌啶醇、利培酮等均可改善抽动障碍的症状。然而，对于二者共存的确切机制尚有待进一步研究。

11. 抽动障碍患儿长大后适合什么职业

大多数人一提起多发性抽动症，经常会想到这个疾病对学习的负面影响，甚至多数人认为这样的孩子长大后将很难找到工作，即使找到工作，也会经常更换，在工作中不会有什么成就。临床数据显示，确实有很多患多发性抽动症的孩子在长大后在工作上可能出现一些问题。但是，抽动障碍的孩子长大后还是具有其擅长之处的，因为他们有旺盛的精力、奇特的想象力和好动的特性，因此，他们更适合销售、软件设计、股票经营、手工创作和绘画、作曲或某些体育项目等职业。这就是抽动障碍患儿的优势所在。另外，家长要在日常生活中仔细观察抽动障碍患儿对什么感兴趣、热衷于什么，给他们创造一个能施展其兴趣和能力的环境。

12. 抽动障碍患儿语言障碍的预后如何

抽动障碍患儿的语言功能障碍多是由于喉部肌肉及发音肌群的不自主抽动造成。表现为语音单调生硬，正常语音节律遭到破坏，有时突然变成难以听清的耳语声，甚至只见口型听不到声音。多发性抽动症患儿一般语言障碍预后良好，随着年龄的增长，多数可随着抽动障碍的好转而好转，极少见有永久性语言功能障碍。但多发性抽动症患儿由于发声抽动症状干扰同学学习和课堂秩序，容易受嘲笑、歧视，以致性格孤僻、行为偏激，从而影响患儿语言功能预后，所以家长需重视对患儿的心理精神方面的治疗。

多发性抽动症的患儿在幼年阶段的不良因素都可能影响语言功能。如家庭环境及教育不良、社会心理发育缺陷等。对患儿采取正确抚养与教育方法，培养良好且健全的性格和行为习惯是其改善语言功能障碍预后的关键。

13. 抽动障碍患儿最终学业成绩如何

25% ~ 50% 的多发性抽动障碍患儿会出现学习困难症状。学习困难是指儿童在适当的学习机会时，学业一方面或几方面的成就严重低于智力潜能的期望水平，抽动障碍患儿的学习困难部分是受抽动本身的影响。例如：不能控制的抽动和发声，影响注意力的集中；严重肢体抽动使患儿的眼睛很难盯在书本上；老师和同学的鄙视和嘲笑；厌学情绪等。但是，多发性抽动障碍患儿的学习困难是可逆的，随着病情的好转，学习成绩也会随之提高。

14. 多发性抽动障碍患儿身体其他器官功能有变化吗

抽动障碍患儿并无直接的身体其他器官功能的损伤，然而多发性抽动障碍往往继发或伴发于其他器质性疾病，如反复上呼吸道感染、鼻窦炎、结膜炎、脑炎、脑外伤、染色体异常、先天性代谢缺陷等，患者可能因其伴发疾病或继发疾病影响身体其他器官功能。

另外，障碍患儿易存在自伤行为，也可能间接造成身体损伤。因此，对多发性抽动障碍患儿的心理疏导及其基础疾病的治疗是避免多发性抽动障碍患儿身体其他器官受损的关键。

15. 抽动障碍患儿神经系统永久功能怎样

现无确切证据证明抽动障碍可导致永久性神经系统功能障碍。但抽动障碍是否会对神经系统造成一过性或部分性神经功能损伤仍存在争议。Shapiro 等于 1978 年发现，57% 的多发性抽动症患儿有精细运动神经方面缺损。而近年来，采用与正常人群相比较的研究方法，结果发现大多数多发性抽动障碍患儿神经系统检查正常，仅少部分多发性抽动障碍患儿表现为姿势异常、反射不对称、运动不协调、轮替运动障碍、肌张力异常、斜颈和发音困难等。

大多数国外研究认为，多发性抽动障碍患儿的智力在平均水平。近年来我国学者对 39 例 7 ~ 14 岁多发性抽动障碍患儿的智力功能进行测查，结果显示患儿的语言智商、操作智商和总智商在正常范围，智商平均约 99，与对照组相比差异无显著意义，表明多发性抽动障碍患儿总的智力水平正常，与国外的研究结果基本一致。

16. 抽动障碍预后影响患儿适应社会生活的能力吗

适应社会生活的能力也可称为社会适应力，是指在自然环境下，个人实际应用自己的认知功能及表现自己社会功能水平的能力。简单地说，就是个人对周围的自然环境和社会需要的适应能力，包括独立生活能力、运动能力、作业能力、交往能力、参加集体活动能力和自我管理能力等。

多发性抽动障碍患儿由于抽动症状以及抽动相关的一系列并发症，经常导致社会适应能力下降。在学校不遵守纪律，学业成绩差，与同龄人的关系差和自尊心下降。在家中与父母有矛盾，家长觉得难以照顾。在社交活动中行为鲁莽、违反游戏规则和社会准则，容易与人争吵、斗殴，这些行为都是社会适应困难的表现。

为此，要注意对多发性抽动患儿的社会适应能力进行训练和培养，提高他们的社会适应能力，提高自信心，促进康复，避免病情加重。

17. 难治性 Tourette 综合征患儿的预后如何

慢性抽动障碍和 Tourette 综合征患儿提倡早期诊断、早期治疗。大多数患儿通过药物治疗取得较理想的治疗效果，但在治疗期间应按时复诊，确保及时根据病情调整用药。但临床上有不到 20% 的 Tourette 综合征患儿会发展成药物难以控制的重症，又称为难治性 Tourette 综合征或顽固性 Tourette 综合征。这类患儿还可以通过手术来控制。但手术是有一定的风险，有可能会导致极严重的自伤行为，所以只有在充分的药物治疗无效时方可考虑。

第九篇　预防抽动障碍

1. 为什么要对抽动障碍进行预防和早期干预

中国古语有云，“上医治未病，中医治欲病，下医治已病。”这句话出自《素问·四气调神大论》。在疾病的治疗过程中，除治疗已经发生的疾病，还要预防疾病的发生和进展。所以这包括治未病的两个方面，即未病先防和既病防变。

同样，对于抽动障碍也是同样道理，未病先防是指在抽动障碍没有出现之前，通过调理生活方式、饮食结构、运动习惯等方法预防抽动障碍的发生。既病防变，是指已经出现抽动障碍疾病，在早期预防干预过程中，要注意防止抽动障碍出现进一步发展和变化。随着人们对抽动障碍疾病意识的增强，儿童抽动障碍的治疗已逐渐被人们所了解。实际上，对于抽动障碍的预防往往比治疗更重要。

抽动障碍是儿童最常见的行为问题，儿童抽动障碍已经被公认是神经发育障碍，与遗传、围生期的损伤、养育环境及教育密切相关。因此，儿童抽动障碍的预防和早期干预十分重要。

抽动障碍对家庭生活、形象、学习及社会功能产生广泛的影响。根据我国 1992 年至 2010 年的 13 项流行病学研究分析显示，中国短暂性 TD、慢性 TD 和 Tourette 综合征（Tourette syndrome，TS）的患病率分别为 1.7%、1.2% 和 0.3%。目前我国有 20% 以上的人群处于 0 ~ 18 岁年龄段，估算近 1000 万儿童和青少年患有抽动障碍，其中患 TS 者高达 200 万。儿童抽动障碍属于神经发育障碍，由生物、心理和社会诸多因素相互影响所致，有一部分患儿的症状会持续到成年甚至终生，这种情况称为慢性化。通常共患各种精神和（或）行为障碍，如注意缺陷多动障碍（ADHD）、强迫行为 / 障碍（OCB/OCD）、焦虑障碍、抑郁障碍和睡眠障碍等。严重的甚至导致精神上的终身致残。因此，采取的预防措施绝不应是单一的。

我国医学界对该病认识仍很混乱。据调查，治疗延误或诊疗混乱者占 75%，诊断延误时间平均为 3 年。抽动障碍诊断通常被延误多年，多数患者在症状出现几年后才被诊断，抽动障碍从发病到正确诊断之间平均推迟 5.0 ~ 11.7 年。尤其是目前能治疗抽动障碍的专科医生很少，医师对此病不熟悉，家长对此病不认同，患者对抽动症状有一定的抑制能力。医疗资源远远不足，不但延误了治疗，还给儿童心身带来严重伤害。因此，更新观念是当务之急。目前儿童抽动障碍防治领域形势十分严峻，早期干预预防十分必要。

2. 抽动障碍的综合防治原则

首先对高危易感人群的预防：抽动障碍高危易感人群包括具有遗传易感性的高危儿童和具有环境易感性的高危儿童。具有遗传易感性的高危儿童包括有患抽动障碍的父母、兄弟姐妹或其他亲属。其次对具有环境易感性的高危儿童的预防：包括母孕期直接和间接吸烟、饮酒、感染、中毒、营养不良、产前应激，胎儿宫内窘迫，出生时脑损伤、出生窒息、低出生体重等；饮食中长期摄入辛辣刺激性食物或者含咖啡因高的兴奋性食物等；家庭中父母关系不良、父母情绪不稳定及教育方式不当（如消极、挑剔和过度严厉）等。诊疗工作中需要对抽动障碍高危易感儿童予以关注。面对儿童抽动障碍这一重大公共卫生问题和我国抽动障碍专业防治人员相对十分匮乏的现实，要努力整合社会资源，加强对儿童抽动障碍的防治，提高我国人口素质。我国有较好的三级预防网络，各省、市、县（区）三级妇幼保健院（所、站）。从妊娠期、新生儿期便建立保健卡，按时（定期）追踪孕妇及儿童健康状况。同时要进行心理发育方面的筛查，尤其是对疑似早期抽动障碍的儿童要推荐到上一级保健机构直至市（省）保健院进一步评定、诊断，或者转介到专业医院进行诊治。2013 年国家卫生和计划生育委员会颁布了“儿童心理保健技术规范”制定了一套儿童心理健康问题的“预警征”转诊指南。

3. 如何对抽动障碍进行综合预防干预

有效整合医学、教育、社会和家庭各方面力量，增加对儿童精神卫生事业中抽动障碍的投入，并建立儿童抽动障碍治疗联盟（现有的抽动障碍协会），包括医师、父母、老师与患者本人。学生有健康教育课程，在具有一定规模的学校配备心理教师，开设心理咨询室，由政府主管卫生预防的职能部门定期或不定期对学校校医、心理老师进行培训，并在学校开展促进健康教育、儿童行为指导、情绪和社交技巧指导、青春期心理咨询、学习指导、生活技能指导、休闲指导、消费指导、择业指导等。

学校健康教育对提高学生的心理素质，提高其主动应对各种危机和压力的能力，维护身心健康起到了积极作用。除了学校发挥积极核心作用以外，目前提倡建立的“医院－家庭－学校－社会”综合干预模式，是促进青少年心理健康，预防心理疾病最有效的保障模式。该模式采取以医疗机构为少儿心理卫生核心单位，将医院、社区、学校、家庭四者结合起来，建立“抽动障碍群体心理保健模式”。其中核心医疗卫生单位负责发挥其业务指导和技术核心职能，对基层单位进行业务培训并进行分级管理。

4. 如何在学校教育机构进行抽动障碍的预防干预

重视教师和同学提供的在校信息，结合儿童临床评估和辅助检查结果综合判断。大力在中、小学校教师中进行抽动障碍健康教育与继续教育，这对儿童抽动障碍的早期识别和早期干预非常重要，学校环境与儿童的心理健康密切相关，校园中的学业成绩、同伴关系是儿童少年精神、情绪、行为障碍的重要影响因素。学校是发展儿童少年心理健康的独特场所，应早期干预及多种方法结合。基于学校的干预措施可分为以下两类：

（1）普遍性抽动障碍干预措施主要面向全体在校学生，是学校采取的常见预防干预措施。其中较为著名的是英国于2003年实施的“社会情感学习”项目。是系统实施、推进的社会情感学习教育实践，旨在促进学生调节个体情绪，提高学业成绩，促进学生社会情感能力的发展，培养学生的自我意识、情绪管理、社会技能及社会意识，能有效促进学生心理健康，可用于预防学生在校的行为问题风险因素。被各国广泛采纳，虽然其干预效果较弱，但仍可产生较大的影响。

（2）指向性干预措施主要面向有精神、情绪、行为问题风险的学生，更具有针对性。例如基于学校的认知行为疗法、学校心理危机干预等。重点在于教授技能和发展能力。在预防抽动障碍的焦虑、抑郁障碍、外向性行为问题等方面效果较好。

5. 抽动障碍的早期干预治疗原则是什么

早期识别主要在幼儿园进行，也可以从小学开始识别早期抽动症状等。对抽动障碍早期的儿童在学习和生活过程中的行为观察，主要注重以下几个方面，早期以面部症状为主不自主的眨眼、挤眼、眼球转动、翻白眼、缩鼻、吸鼻、“做鬼脸”、清嗓等现象。首诊医院耳鼻咽喉科多诊断为：结膜炎、鼻炎、咽炎，内科医生多诊断为气管炎等。如果孩子在相当一段时间（几个月或半年以上）反复出现上述某些行为，则提示可能存在儿童抽动障碍，应进一步进行儿童抽动障碍的早期确诊。

发现有早期儿童抽动障碍症状的儿童后，要转介到医院进行诊断和积极进行干预，一方面可以降低治疗的难度和成本，提高治疗的效果。另一方面能够减少儿童抽动障碍问题对儿童其他方面的负面影响（如行为问题、学习困难、人际交往问题等）。要认识到抽动障碍是可治的，经过治疗后的抽动障碍患儿可正常生活和学习。在药物治疗基础上进行心理和行为干预是最合适的治疗方案。抽动障碍常伴发焦虑情绪、抑郁、强迫行为、对立违抗、冲动攻击行为等，父母面对患儿这些伴发心理行为问题应采用行为管理的办法来处理，并须积极配合医生进行相应的治疗，不要一味认为患儿不听话，企图使用单纯教育或粗暴教育方式令其改掉伴发的“坏毛病”。家长更不能在患儿面前表现出焦躁、愤怒的情绪。父母对抽动不恐惧、不过度担心、不手足无措，患儿也能从父母身上得到战胜疾病的信心。有部分家长担心药物副作用会影响学习，从而自行终止药物治疗，使疾病反复发作而影响预后。因此，需进行药物治疗相关信息的教育工作，纠正家长对治疗的偏见，提高治疗依从性。使家长认识到部分抽动障碍如 Tourette 综合征需要药物治疗，作为慢性疾病必须早期坚持规范化治疗，遵从医嘱定期复诊，症状消失时须继续坚持用药。

综合早期干预的概念：正确的早期治疗信息和治疗的合理选择是非常重要的。特别是如何有效地根据症状的严重程度合理选择综合治疗措施。在制订一项早期干预计划时，需要牢记一个重要的事实：没有任何一项早期预防方案是一成不变的。因为儿童抽动障碍的症状可能会随着时间发生变化，患儿在不同阶段有不同的治疗目标，因此需要不同的治疗形式和治疗方法。同时，患儿可能会对治疗产生不同的反应，医师在选择最佳治疗方案前可能会尝试不同的干预方法，而一种方法对于某些患儿有效，对另一些患儿则可能无效。因此，需要运用多种方法对患儿进行早期干预，这就形成了早期综合干预的概念，即根据患儿的病情和具体需要，合理选择并综合运用非药物治疗、心理行为治疗或个体化教育项目等。

6. 抽动障碍如何在母亲围生期有效预防

抽动症的治疗有时是比较困难的，而远离它最好的方法则是提早预防。有抽动障碍家族史的人应注意以下几点：

（1）适龄结婚：勿早婚、早孕，也勿过于晚婚、晚孕，避免婴儿先天不足。育龄期妇女应注意围生期保健。

（2）预防从母孕期因素开始：高龄，罹患精神障碍、肥胖、妊娠期糖尿病、宫内病毒感染，孕期营养不良，孕期压力，或母孕期抽烟、酗酒，摄入含汞、铅等污染的食品，以及暴露于 X 线照射或高浓度的铅环境、有机磷等农药环境等均为危险因素。妈妈怀孕期间要预防严重孕吐、发热、服药过多、先兆流产，避免情绪激动，以免上呼吸道感染等情况。除此之外，孕期要避免滥用药物。禁止近亲婚配，预防胎儿宫内窘迫、产力不足、难产、早产、过期产，低出生体重儿、新生儿溶血病、新生儿呼吸暂停等，加强优生优育宣传教育。

（3）围生期因素产前检查：研究表明，抽动障碍可能是遗传因素、神经生理、神经生化及环境因素等相互作用的结果，与遗传因素关系很明显，研究发现在一些家庭中，抽动障碍和强迫症之间存在一定的联系。因此，抽动障碍、强迫症可能为共同的遗传易感性的不同表达，但是鉴于抽动障碍的可治性，抽动障碍患者适宜怀孕，但母亲患有抽动障碍对怀孕可能存在一定的影响，尤其是孕妇同时伴有剧烈呕吐、精神紧张、睡眠障碍等精神疾病时对胎儿与抽动障碍有相当关系。建议孕妇定期到医院随访。并在怀孕 3 个多月时做 B 超检查以进一步了解胎儿的发育情况。必要时，在怀孕 16 ~ 20 周时做羊水穿刺检查，进一步明确诊断。在怀孕 8 ~ 9 个月时做胎儿头部磁共振检查脑发育状况，如果孩子出现问题，应及早采取措施，进行早期干预，在胎儿期也可以开始营养神经药物治疗，有效改善预后。此外在选择配偶时，要尽量注意对方有无癫痫、精神分裂症等精神疾患，同时避免近亲结婚。对于有抽动障碍病家族史的人群，预防措施包括：避免近亲结婚，推行遗传咨询、携带者基因检测、产前诊断、选择性人工流产等，防止患儿出生。

（4）陶冶性情：孕妇应注意保持心情愉快，精神安宁，谨避寒暑，预防疾病，慎用药物。避免情绪激动、上呼吸道感染等情况。

（5）尽量选择顺产：为了避免产伤，减少脑损伤的可能，应尽量选择自然生产。因为临床中发现，抽动障碍患儿中通过剖腹生产的比例较高。

7. 如何从注重儿童心理素质的培养来预防抽动障碍

童年期创伤，不和谐的家庭环境：如父母争吵、低情感表达、给予孩子的关心不够、父母行为反常、不合理的教养方式如管教方法粗暴或放纵，单亲家庭，贫困家庭，父母文化水平低等不同程度都会增加患儿抽动障碍障碍的风险。需要努力做到以下几点：

（1）注重孩子的性格培养：专家在临床中发现，抽动障碍患儿大多性格内向、胆小，所以培养孩子活泼开朗、积极向上的性格对抽动症的预防和治疗都非常重要。

（2）注重孩子心理因素的培养：平时要注意孩子的心理因素培养。注意在给孩子减压的同时，家长也要减压。家长不要太紧张，要努力给孩子创造一个健康、有利于成长的环境。

（3）培养良好的生活习惯，保持规律的作息时间，注意集中注意力的训练，培养小儿正确的学习态度，培养他们的学习兴趣。

（4）小孩子长时间地使用电子产品是不健康的，它会影响孩子的视力及注意力，时间长了可能诱发抽动，临床发现，一些患儿有长时间的玩电子产品、手机、玩电脑、玩游戏等经历。对此情况家长要制订可行方案给予约束。此外，还应避免让孩子接触刺激性的影视作品和书籍。家长不要过分对儿童施加精神压力，少责罚多鼓励；家长也不应有攀比心理，对孩子期望值不要过高。

（5）营造和谐的家庭氛围要从父母开始：主要是通过提高父母的心理健康教育来优化家庭教育方式，要培养孩子活泼开朗、积极向上的性格，多给孩子关爱，多和孩子沟通，发现有心理问题及时解决，避免孩子长期存在心理压力、情绪不良。给予孩子更多的鼓励，培养孩子建立自信心，缓解压力。避免家庭纷争、家庭暴力，父母对孩子不宜一味指责、谩骂甚至殴打，避免给孩子带来沉重的心理负担，诱发儿童抽动症状。避免粗暴强制的教育方法和过度溺爱、过度保护，事事关心和干涉都可能使孩子长期处于紧张状态，造成任性、脾气暴躁、注意力差的不良习惯。

（6）要注意学校和老师对孩子的影响，尤其是不恰当的教育方法，可能引起儿童的逆反心理，从而诱发小儿抽动障碍的发生。另外学校应采取丰富多彩的教学内容，培养孩子的能力和兴趣，防止因功课负担过重而造成孩子身心疲劳。学习要采取减压方式，避免长时间学习。家长要和老师及时沟通，不要对患儿进行敏感性的语言批评式教育。

（7）提供温馨的生活：给患儿制定一个合理的作息时间，避免过度疲劳，确保患儿睡眠充足；避免让孩子参加军训、长跑等剧烈性体育运动以及重体力劳动，以免诱发抽动障碍。

8. 如何从饮食上预防抽动障碍的发生

饮食也能对抽动障碍产生一定的影响，许多与抽动障碍相关的症状都能经由改变饮食来达到治疗效果。国外目前也推崇“自然疗法”或“替代疗法”，探索用食疗或植物药物治疗疾病。美国越来越多的“自然疗法医师”被批准注册。许多专家还推出中医药膳，中医学认为儿童多动症主要由于阴阳失调，心肾两脏不足，神志失常所致。可以通过中药和药膳调节阴阳，改善心肾不足，平肝治抽健脑以康复抽动障碍。

尽管抽动障碍的病因尚不清楚，但学者普遍认同食用色素、食品添加剂、合成甘味剂及加工食品可造成大脑异常，导致抽动障碍及行为不受控制。现在主流医学终于开始认同饮食对于改善儿童抽动障碍患者行为和心理承受能力有重要的作用。特别是减少或避免摄取含精制糖分及任何含有甘味剂、防腐剂及色素的食物后，确实能够显著减轻儿童抽动障碍症状。

重视对父母及儿童进行健康饮食观念的教育或许是治疗儿童抽动障碍最有效且实际的替代疗法，因为饮食引发的炎症及神经毒素被认为是儿童抽动障碍症状的主要成因，去除饮食中的毒素并使用健康饮食代替俨然是能够帮助许多人治疗或减轻甚至逆转儿童抽动障碍的最佳方式。

因此，有学者提出，改善儿童抽动障碍，可以从饮食开始。注意力缺陷多动障碍患儿的大脑与神经系统的发育其实都依赖着健康的饮食，不少营养学家也都同意"营养大脑的食物能够减轻儿童抽动障碍症状"这一观点。所以保证孩子的神经发育，给孩子提供一个合理健康的饮食，对儿童抽动障碍的孩子来说多少还是有帮助的。

该给抽动障碍儿童吃什么？

（1）高蛋白食物，蛋白质是构成神经细胞的重要成分，而一些优质蛋白质，如鸡蛋、瘦肉、牛奶、豆类都是不错的选择。

（2）多不饱和脂肪酸对脑细胞的发育很重要，而鱼类中有含量较高的多不饱和脂肪酸，所以要让多动症的孩子常吃鱼。

（3）坚果，如花生仁、西瓜子、南瓜子、松子仁等含有油酸酯和亚油酸酯，对促进脑部发育有较好的作用。不过坚果富含油脂和热量，要适量摄入。

（4）适宜吃含钙高的食物：当血清钙较低时，肌肉、神经兴奋性增强时，孩子就会出现手脚抽动现象。除此之外，还会出现夜间磨牙、易惊等症状。因此，在生活中宜多吃富含钙质的食物，如牛奶、豆浆、豆类、瘦肉、鸡蛋、绿叶蔬菜等，同时补充维生素 D。

（5）适宜多吃含铁的食物：身体缺铁是造成孩子贫血的关键原因，也是抽动障碍的原因之一。在临床中表现为：皮肤苍白、嘴唇红、精神不集中、头晕、不想吃东西、不爱笑等。在日常生活中，应给孩子多吃富含铁质的食物，如蛋黄、动物肝、海产品等。

（6）适宜多吃含锌的食物：抽动障碍缺锌患儿可能会食欲缺乏、厌食、生长发育缓慢，智力发育受到影响，有的患儿还会出现异食癖。应多吃一些含锌量较多的食物，如坚果类、豆类、动物肝、瘦肉、谷类等。

（7）不宜食用过咸的食物：食用过咸食物可导致体内钾、钠盐积蓄，出现反应迟钝、嗜睡等症状。

（8）预防患儿营养不良：预防铅、锰、锌、铜、铁、钙等缺乏，预防维生素缺乏或其他营养缺乏等。也有说法“铅中毒”“摄入过多的糖”“缺乏维生素”“食物添加剂和人工色素”会导致小儿抽动障碍，少碰为妙。含铅较多的食物，如爆米花、皮蛋、贝类，尽管这些说法并没有实质证据，但还是让孩子少食用色素多的食物，如可乐、橘子水、蜜饯、奶油蛋糕、各式糖果、饮料、冷饮等，其中尤其要注意红色、黄色色素食物。另外，油条、味精、胡椒之类也尽可能少吃，番茄、苹果、橘子、杏等含水杨酸盐过多的食物也请适量，一些过敏的食物要避开。

饮食要均衡，合理营养，使孩子养成良好的饮食习惯，避免偏食和挑食，不合理的饮食生活习惯可以导致多种疾病的发生，包括抽动障碍。总体来说，在现代科学诊断治疗的基础上，如果在饮食上做出一些调整，争取更加健康的饮食，无疑对孩子的抽动障碍行为的康复有一定的促进作用。

9. 提高免疫力有益于抽动障碍的预防

抽动障碍的病因、病理机制有很多说法，如脑结构发育异常、遗传、多巴胺受体系统功能的障碍及微量元素失衡等。另一个重要的病因学说即免疫病因学。国外学者 Leckman 等在一项前瞻性纵向调查中，检测 46 例 TS 或 OCD 患者及 31 例对照者血清的 IL–2、IL–4、IL–5、IL–6、IL–10、IL–12 以及脑源性神经营养因子等 10 种细胞因子浓度，发现病例组中 IL–12 和 TNF–α 浓度较对照组增高，且在症状加重期间这两种细胞因子的浓度均进一步增高，提示抽动障碍患儿存在免疫学方面的改变。国内学者对 46 例抽动秽语综合征儿童进行免疫功能观察，用免疫荧光法检测 T 淋巴细胞亚群 CD_3、CD_4、CD_8，以单向免疫扩散法测定 IgA、IgG 和 IgM，结果是 43 例（93.48%）患儿在治疗前 T 淋巴细胞亚群均不同程度地低于正常值，治疗后则有显著升高。43 例患儿 Ig 指标在治疗前均不同程度降低，治疗后其指标均有显著性升高，提示 TS 的发病可能与细胞免疫功能低下有关。临床工作中，家长和医生也发现抽动障碍患儿继感冒之后抽动症状加重。大量研究报道认为发病与感染后自身免疫病理损害有关，其中以研究继发于 A 组溶血性链球菌感染者多见，也有研究报道认为与肺炎支原体感染、巨细胞病毒感染有关。肺炎支原体对中枢神经系统的损害表现为神经节病变，而且可能是肺炎支原体感染后引起的自身免疫性疾病。可能的机制为肺炎支原体的隐性感染引起非特异性的多克隆 B 细胞激活，诱导其自身神经节苷脂抗体的产生，引起神经节的损害。以上结果提示抽动障碍发病可能与肺炎支原体的肺外长期的隐性感染有关。另外结果证实，在肺炎支原体感染和无肺炎支原体感染的抽动障碍患儿间 YGTSS 评分比较，并无明显的差异性。说明肺炎支原体感染与抽动障碍的发病严重程度无关。由此说明，肺炎支原体可能参与抽动障碍的发病过程，但可能仅为抽动障碍发病的一个触发因素。

综上所述，免疫状态、机体内感染因素以及健康水平与抽动障碍发病有一定关系，定期检测或治疗免疫功能紊乱、清除体内感染因子对于抽动障碍的防治有益处。

10. 预防感冒对抽动障碍重要吗

感冒是抽动障碍发生的常见诱因之一，当服药使大部分症状得到控制后，再次感冒有可能使症状加重。因此，预防感冒可以减少抽动障碍的发作。

抽动障碍患儿应适当运动提高机体免疫力，及时加减衣服以避免着凉、受热，流感流行期间抽动障碍儿童应不到或尽量少到公共场所。

①儿童应增强体质，保持规律地生活，预防感冒。从小培养良好的生活、学习习惯，给孩子制定一个合理的作息时间，避免过度疲劳，确保睡眠充足。多带孩子进行户外活动，注意保暖，预防感冒，注意做好保暖措施减少孩子发烧、感冒的次数，提高孩子的机体抵抗力。②平时还要保护好孩子，避免孩子受到脑外伤；预防和及时治疗脑炎、脑膜炎等多种疾病，以免诱发儿童抽动症。③儿童有感冒症状也不要着急，尽快用药物控制症状。目前用抗病毒药物以中药汤剂效果最好。若有其他刺激症状，服用相应药物控制，例如滴眼药水预防结膜充血，预防诱发眼部症状，含片药物含化以减轻或防止病毒血症，保护脑组织，防止儿童抽动症的再发或加重。减轻咽部刺激症状，同时应用抗病毒等感冒药物，防止抽动障碍的再发或加重。

11. 抽动障碍还有哪些病因需要注意或预防

（1）遗传因素：抽动障碍家族的集聚性。

（2）中枢神经递质的失衡：主要是基底节纹状体多巴胺受体超敏感（患儿脑组织第二信使环磷酸腺苷浓度普遍降低）。

（3）生化代谢微量元素失调与药物诱发：例如，中枢神经兴奋剂、抗精神病药等。

（4）继发于其他疾病，如：癫痫、脑发育不良、脑瘫、中毒性消化不良，过敏等。

参考文献

［1］艾小文，马传红，王立华．抽动－秽语综合征从脾论治［J］．山东中医杂志，1999，18（15）：208.

［2］白海兰，张洁．药物与精神心理结合疗法治疗儿童多发性抽动症［J］．山西医药杂志，2008，16（37）：17.

［3］卞菊，郑波，孙小迪．耳穴压豆治疗儿童多发性抽动症的临床疗效观察［J］．中国中医药科技，2019，26（3）：434–435.

［4］蔡江，徐荣谦．柴芩温胆汤治疗多发性抽动症疗效分析［J］．山西医药杂志，2018，47（22）：2722–2723.

［5］蔡晓楠，何学莲，吴革菲，等．阿立哌唑治疗儿童 Tourette 综合征的疗效及安全性 Meta 分析［J］．中华实用儿科临床杂志，2016，31（18）：1426–1431.

［6］陈列红，孙经纬，杜斌．多发性抽动症中医处方之综合分析．中医药临床杂志，2010，22（6）：61–63.

［7］陈伟斌，陈燕萍，徐钢．从“肝”论治小儿抽动症 12 例［J］．上海中医药杂志，1999，（4）：30–31.

［8］陈艳杰．柴枣止抽颗粒治疗多发性抽动障碍心肝火旺型临床疗效观察［D］．唐山：华北理工大学，2019.

［9］陈宇，钟燕，丁大为，等．氟哌啶醇结合心理行为疗法治疗儿童抽动障碍疗效观察［J］．临床医学工程，2016，23（4）：489–490.

［10］崔翠芬，邓玫，郑草花．观察埋针结合中药治疗小儿多发性抽动症的效果［J］．中医临床研究，2017，28（15）：35–36.

［11］崔永华，郑毅，刘寰忠．难治性抽动秽语综合征的临床特点［J］．上海精神医学，2005，17（1）：13–17.

［12］崔永华，郑毅，仲崇丽．抽动障碍流行病学研究进展［J］．中国心理卫生杂志，2008，7（22）：505–507.

［13］翟倩，丰雷，张国富．儿童抽动障碍病因及治疗进展［J］．中国实用儿科杂志，2020，35（1）：66–72.

［14］樊晓阳．息风止动方治疗小儿抽动障碍（外风引动型）的临床疗效观察［D］．山西中医药大学，2020.

[15] 方思远 . 从虚风痰论治小儿抽动 – 秽语综合征 [J]. 新中医，2002，34（12）：68.
[16] 高汉媛 . 史正刚教授治疗小儿多发性抽动症经验介绍 [J]. 中医儿科杂志，2017，13（1）：11–14.
[17] 葛明，马明，张凯，等 . 脑深部电刺激术的手术并发症及防治 . 中华神经外科杂志，2010，26（9）：794–796.
[18] 顾国祥，杨丽霞，李志武，等 . 李乃庚教授治疗小儿多发性抽动症验案举隅 [J]. 中医儿科杂志，2018，14（5）：17–18.
[19] 管子娇，徐建涛，李军艳 . 四逆散加减治疗小儿抽动障碍临床研究 [J]. 世界中西医结合杂志，2020，15（2）：310–313.
[20] 郭雅明，汪金涛，李文芳 . 中西医结合治疗精神疾病发展和现状 [A]. 第二届全国焦虑症中西医结合论坛、中国中西医结合学会精神疾病专业委员会第 18 次全国年会暨第三届京津冀中西医结合精神病学年会论文集 [C]. 中国中西医结合学会，2019：3.
[21] 洪涛，原晓风 . 原晓风教授“三因为纲、五脏为目”辨治小儿多发性抽动症 [J]. 吉林中医药，2018，38（7）：775–778.
[22] 胡亚美，江载芳 . 诸福棠实用儿科学 [M].7 版 . 北京：人民卫生出版社 .
[23] 胡怡佳，黄任秀，覃中华，等 . 针刺结合耳穴压豆治疗儿童注意缺陷多动障碍临床观察 [J]. 针灸临床杂志，2014（4）：15–17.
[24] 胡钰颖 . 中医辨证论治结合情志疗法治疗抽动障碍的临床探索 [D]. 广州：广州中医药大学，2010.
[25] 黄育志，李一民 . 从肝论治结合挑四缝穴治疗小儿多发性抽动症 30 例 [J]. 中医外治杂志，2007，16（5）：15–16.
[26] 贾竑晓，张宏耕 . 神志病中西医诊断学 [M]. 北京：中国中医药出版社，2016.
[27] 金星明，静进 . 发育与行为儿科学 [M].2 版 . 北京：人民卫生出版社 .
[28] 康蓓蓓，白晓红 . 小儿多发性抽动症中医证型分布规律的现代文献研究 . 西部中医药，2015，28（4）：93–95.
[29] 柯钟灵，陈燕惠，等 . 可乐定透皮贴治疗儿童抽动障碍疗效与安全性的系统评价和 Meta 分析 [J]. 中国循证儿科杂志，2016；11（6）：426–430.
[30] 孔群，张骠 . 滋肾平肝、熄风化痰法治疗小儿多发性抽动症 20 例 . 新中医，2006，38（1）：83–84.
[31] 郎俊风，王龙龙 . 揿针联合涤痰汤加减治疗多发性抽动障碍脾虚痰聚证 47 例疗效观察 [J]. 云南中医中药杂志，2019，40（8）：59–61.
[32] 李霁，韩斐 . 258 例抽动障碍与慢性鼻炎共存的发病机制探讨 [J]. 世界科学技术 – 中医药现代化，2013，15（6）：1364–1369.
[33] 李静，盛梦娟 . 白术芍药散加减合小儿推拿治疗脾虚肝亢型小儿多发性抽动症临床研究 [J]. 中国社区医师，2019，35（35）：100–103.
[34] 李兰，廖福建 . 加味黄连温胆汤治疗小儿抽动障碍痰热动风证临床价值评价 [J]. 健康前沿，

2018，27（12）：194.

［35］李楠，白晓红．中西医治疗儿童抽动障碍研究概况［J］．中国中西医结合儿科学，2019，11（1）：36-40.

［36］李荣平，从肝辨治小儿抽动秽语综合征 50 例［J］．河南中医，2008，28（5）：77.

［37］李婉婉，罗强，和宁辛，等．阿立哌唑联合心理疗法治疗儿童抽动障碍研究［J］．中国实用神经疾病杂志，2017，20（9）：29-32.

［38］李雯，汪东东，马丙祥．马丙祥从肝脾论治小儿多发性抽动症经验［J］．中医药临床杂志，2017，29（8）：1220-1222.

［39］李一民．中医药治疗小儿多发性抽动症综述［J］．中医儿科杂志，2012，8（6）：70-72.

［40］林镝．耳鼻咽喉科首诊小儿抽动障碍 127 例分析［J］．南京医科大学学报（自然科学版），2004，（4）：434.

［41］刘斌，林晓洁．安神定志汤治疗儿童多发性抽动症的疗效观察［J］．广州中医药大学学报，2019，5（5）：635-639.

［42］刘初生，王俊宏，刘弼臣．熄风静宁汤对抽动－秽语综合征患儿血浆多巴胺和兴奋性氨基酸的影响［J］．中国中医药信息杂志，2002，9（5）：19.

［43］刘芳，唐芝娟．甘麦大枣健脾汤合肌苷及复合维生素 B 片治疗小儿多发性抽动症 56 例疗效观察［J］．中国中西医结合儿科学，2020，12（1）：1-3.

［44］刘芳，叶静萍，姚宝珍，等．儿童抽动障碍与链球菌感染关系的 Meta 分析［J］．医学研究杂志，2019，48（3）：124-129，176.

［45］刘康香，钟燕，刘筱娴．多发性抽动症儿童的家庭环境因素分析［J］．医学临床研究，2008，25（2）：3.

［46］刘茂昌，刘智胜．儿童抽动障碍药物治疗研究现状［J］．中华实用儿科临床杂志，2020，35（12）：948-951.

［47］刘振寰．实用儿童针灸学图谱［M］．北京：北京大学医学出版社，2019.

［48］刘智胜，秦炯，王家勤，等．儿童抽动障碍诊断与治疗专家共识（2017 实用版）［J］．中华实用儿科临床杂志，2017，32（15）：1137-1140.

［49］刘智胜．儿童抽动障碍［M］.2 版．北京：人民卫生出版社，2015.

［50］刘智胜．儿童抽动障碍诊断要点［J］．中国实用儿科杂志，2012，27（7）：481-485.

［51］罗秋燕，袁青．靳三针治疗注意缺陷多动障碍临床疗效观察．世界中医药，2011，6（3）：230-232.

［52］吕冰聪，刘郴州，郭青云，等．心理行为疗法联合小剂量药物治疗儿童抽动障碍的效果分析［J］．右江民族医学院学报，2006（3）：423-424.

［53］阮铭，吴敏．抽动障碍古代文献研究［J］．上海中医药大学学报，2012，26（2）：24-26.

［54］森永良子．儿童学习障碍及其相关问题［J］．中国循证儿科杂志，2006，1（2）：81-85.

［55］施慎逊，吴文源．中国焦虑障碍防治指南（第二版）［M］．北京：中华医学电子音像出版社，2015.

［56］舒明跃．抽动障碍的分类诊断和治疗进展［J］．国外医学精神病学分册，1999，26（2）：76–79.
［57］宋淑萍．参赭镇气汤治疗小儿多发性抽动症临床疗效观察［J］．中国中西医结合儿科学，2018，4（4）：304–330.
［58］孙锦华，杜亚松．儿童抽动障碍预防及预后［J］．中国实用儿科杂志，2012，27（7）：506–508.
［59］孙中运，衣明纪，冉霓．Tourette 综合征患儿家长知识、信念、行为现状及影响因素［J］．实用儿科临床杂志，2011，26（24）：3.
［60］唐洪丽．抽动障碍儿童家庭社会适应能力及行为研究［J］．临床儿科杂志，2001，4：240–242.
［61］陶国泰．儿童少年精神医学［M］．2 版．南京：江苏科学技术出版社．
［62］滕倩康，阎兆君．阎兆君从志意辨证论治多发性抽动症［J］．国医论坛，2018，33（5）：23–25.
［63］王晨瑶．穴位埋线治疗脾虚肝旺型抽动症 21 例［J］．浙江中医杂志，2015，50（5）：365–366.
［64］王华．儿童抽动障碍鉴别诊断［J］．中国实用儿科杂志，2012，27（7）：487–491.
［65］王欢，李贵平．从营卫论治儿童多发性抽动症［J］．临床合理用药，2017，11（115）：162–163.
［66］王清，樊晋萍，倪新强，等．加味黄连温胆汤治疗小儿抽动障碍痰热动风证临床研究［J］．中国中医药信息杂志，2018，25（1）：10–14.
［67］王文光，张亚君，陈彩萍．小剂量氟哌啶醇结合心理干预治疗 Tourette 综合征疗效观察［J］．临床儿科杂志，2002（2）：82–83.
［68］魏晶晶．儿童多发性抽动症早期参与式健康教育干预探讨［J］．基层医学论坛，2012，16（27）：3618–3619.
［69］吴家骅．DSM- 关于抽动障碍的分类与诊断标准．中华儿科杂志，1996，34（5）：352.
［70］吴莉城，何嘉莹．中医推拿结合耳尖放血治疗肝亢风动型儿童抽动障碍临床疗效观察［J］．浙江临床医学，2017，19（9）：1643–1644，1647.
［71］吴起，张振华，李朝晖．儿童抽动 58 例临床分析及行为弱化治疗［J］．中华行为医学与脑科学杂志，2003，2：175.
［72］吴媛，匡桂芳，邹华，等．抽动障碍儿童生活质量和家庭环境状况的研究［J］．中华行为医学与脑科学杂志，2010，（3）：2.
［73］辛莹莹，孙丹，刘智胜．Tourette 综合征及其他抽动障碍心理干预的欧洲临床指南（2021 版）解读［J］．中华实用儿科临床杂志，2022，37（8）：5.DOI：10.3760/cma.j.cn101070–20211210–01450.
［74］徐桂萍．健脾平肝法治疗儿童多发性抽动症疗效分析［J］．实用中医杂志，2010，26（1）：5–7.
［75］徐书珍，解玉梅，赵玉升．抽动秽语综合征临床表现及诊断标准探讨［J］．临床医学，1997，17（2）：9–10.
［76］徐雅茹．钩藤饮子加减治疗小儿外风引动型抽动障碍的临床观察［D］．哈尔滨：黑龙江中医药大学，2020.
［77］许杨．加味黄连温胆汤治疗小儿抽动障碍痰热动风证临床效果分析［J］．中医临床研究，2019，11（35）：58–59，62.
［78］薛小娜，卫利，刘奕．从痰瘀论治小儿多发性抽动症［J］．环球中医药，2019，5（20）：739–

742.
［79］杨德爽，孟州令．柴胡加龙骨牡蛎汤对多发性抽动症模型大鼠行为学和多巴胺系统的影响［J］．中国中西医结合杂志，2018，38（1）：76-79.
［80］杨小存，毛昭怡．头针加体针治疗儿童多动症 20 例．实用中医药杂志，2012，28（3）：201.
［81］于作洋，刘弼臣．从肺论治小儿抽动－秽语综合征经验［J］．中国中医药信息杂志，2006，13（4）：81.
［82］余平波，孙克，周莎．针刺风池穴治疗多发性抽动症疗效观察［J］．上海针灸杂志，2019，38（5）：497-500.
［83］曾盛锦．刁本恕老师治疗小儿多发性抽动症经验［J］．中医儿科杂志，2018，2（4）：15-17.
［84］展玉萍．从肝辨治儿童抽动秽语综合征 15 例［J］．新中医，2003，35（5）：56.
［85］张弛，班慧慧，琚伟．中西医治疗 ADHD 研究进展［J］．河南中医，2013，33（4）：628-632.
［86］张聪聪，吴振起，刘光华．从“和解少阳”论治小儿多发性抽动症［J］．海南医学院学报，2020，26（6）：467-471.
［87］张聪聪．从“和解少阳枢机”论治儿童抽动障碍的临床观察［D］．沈阳：辽宁中医药大学，2020.
［88］张帆，顾明达，朱盛国．培土生金抑木法治疗小儿抽动症 30 例［J］．四川中医，2006，24（6）：69-70.
［89］张平．对抽动障碍住院患儿家长健康教育需求的调查分析［J］．中国现代临床医学，2007，7：97-98.
［90］张霞，史英杰，刘鑫．涤痰化瘀法治疗小儿多发性抽动症 32 例临床观察［J］．四川中医，2009，27（3）：87-88.
［91］张学东，张魏，汪晓鲜．儿童多发性抽动症的发病机制与治疗研究进展［J］．中外妇儿健康，2011，19（6）：106-107.
［92］张艳琴，夏桂选．白术芍药散加味治疗抽动－秽语综合征［J］．北京中医药，2008，27（11）：875-876.
［93］张莹莹，等．抽动秽语综合征从肝论治疗效观察［J］．中国中医急症，2008，17（12）：1690.
［94］张永明，龚树辉．中医药治疗儿童抽动障碍的研究进展［J］．陕西中医药大学学报，2019，42（4）：133-137.
［95］赵鹏．祛风安神推拿法治疗慢性运动或发声性抽动障碍的临床观察［D］．山东中医药大学，2011.
［96］赵欣，吴敏，张欣，等．抽动障碍药物治疗现状分析［J］．国际精神病学杂志，2016，43（4）：617-619.
［97］郑毅，柯晓燕．陶国泰儿童少年精神医学［M］．南京：江苏凤凰科学技术出版社，2023.
［98］郑毅．抽动障碍新概念及诊疗进展［J］．中国儿童保健杂志，2006，14（2）：111-113.
［99］郑毅．儿童难治性抽动障碍研究进展［J］．中华实用儿科临床杂志，2021，8（26）：561-565.
［100］中华医学会儿科学分会神经学组．儿童抽动障碍的诊断与治疗专家共识（2017 实用版）［J］．中华实用儿科临床杂志，2017，32（15）：1137-1140.
［101］中华医学会儿科学分会神经学组抽动障碍协作组，《中华实用儿科临床杂志》编辑委员会．儿童

抽动障碍规范化门诊建设专家共识［J］. 中华实用儿科临床杂志，2024，2：211–213.
［102］中华医学会精神科学会，南京医科大学脑科医院 . 中国精神疾病分类方案与诊断标准（CCMD–2–R）. 南京：东南大学出版社，1995.
［103］中华中医药学会 . 中医儿科常见病诊疗指南［M］. 北京：中国中医药出版社，2012.
［104］周光涛，杨翊 . “通督静脑”针刺法治疗儿童多动症 51 例 . 针灸临床杂志，2015，31（1）：17–19.
［105］朱先康，韩新民，王敏华，等 . “定抽颗粒”治疗小儿多发性抽动症 30 例临床观察［J］. 江苏中医药，2009，41（2）：37–38.
［106］朱先康，韩新民，张永春 . 熄风豁痰法治疗小儿多发性抽动症 30 例［J］. 河北中医，2005，27（2）：96–97.
［107］邹治文，文胜 . 从肝论治多发性抽动症 400 例［J］. 中华中医药杂志，2006，21（1）：38–39.